H.-R. Casser ∎ R. Forst ∎ (Hrsg.) ∎ **Neuroorthopädie**

H.-R. Casser R. Forst (Hrsg.)

Neuroorthopädie

Rückenschmerz interdisziplinär

Mit 41 Abbildungen und 17 Tabellen

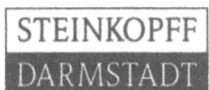
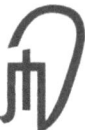

Prof. Dr. med. HANS-RAIMUND CASSER
Chefarzt der Orthopädischen Klinik
Klinikum Staffelstein
Am Kurpark 11, 96231 Staffelstein
Ab. 1.1.2004
DRK Schmerz-Zentrum
Ärztlicher Direktor
Auf der Steig 14–16, 55131 Mainz

Prof. Dr. med. RAIMUND FORST
Direktor der Klinik
Orthopädie mit Orthopädischer Chirurgie
Friedrich-Alexander-Universität
Erlangen-Nürnberg
Rathsberger Str. 57, 91054 Erlangen

ISBN 978-3-7985-1443-0   ISBN 978-3-7985-1949-7 (eBook)
DOI 10.1007/978-3-7985-1949-7

Bibliografische Information Der Deutschen Bibliothek
Die Deutsche Bibliothek verzeichnet diese Publikation in der
Deutschen Nationalbibliografie; detaillierte bibliografische Daten
sind im Internet über <http://dnb.ddb.de> abrufbar.

Dieses Werk ist urheberrechtlich geschützt. Die dadurch begründeten Rechte, insbesondere die der Übersetzung, des Nachdrucks, des Vortrags, der Entnahme von Abbildungen und Tabellen, der Funksendung, der Mikroverfilmung oder der Vervielfältigung auf anderen Wegen und der Speicherung in Datenverarbeitungsanlagen, bleiben, auch bei nur auszugsweiser Verwertung, vorbehalten. Eine Vervielfältigung dieses Werkes oder von Teilen dieses Werkes ist auch im Einzelfall nur in den Grenzen der gesetzlichen Bestimmungen des Urheberrechtsgesetzes der Bundesrepublik Deutschland vom 9. September 1965 in der jeweils geltenden Fassung zulässig. Sie ist grundsätzlich vergütungspflichtig. Zuwiderhandlungen unterliegen den Strafbestimmungen des Urheberrechtsgesetzes.

http://www.steinkopff.springer.de

© Springer-Verlag Berlin Heidelberg 2004
Ursprünglich erschienen bei Steinkopff Verlag Darmstadt 2004

Die Wiedergabe von Gebrauchsnamen, Handelsnamen, Warenbezeichnungen usw. in diesem Werk berechtigt auch ohne besondere Kennzeichnung nicht zu der Annahme, dass solche Namen im Sinne der Warenzeichen- und Markenschutz-Gesetzgebung als frei zu betrachten wären und daher von jedermann benutzt werden dürften.

Produkthaftung: Für Angaben über Dosierungsanweisungen und Applikationsformen kann vom Verlag keine Gewähr übernommen werden. Derartige Angaben müssen vom jeweiligen Anwender im Einzelfall anhand anderer Literaturstellen auf ihre Richtigkeit überprüft werden.

Umschlaggestaltung: Erich Kirchner, Heidelberg
Herstellung: Klemens Schwind
Satz: K+V Fotosatz GmbH, Beerfelden

SPIN 10960363   105/7231-5 4 3 2 1 0 – Gedruckt auf säurefreiem Papier

Vorwort

▪ „Wandel in der Behandlung des Wirbelsäulenpatienten"

Die gravierenden medizinischen wie auch wirtschaftlichen Folgeerscheinungen eines chronifizierenden Rückenschmerzes erfordern schon beim Erstauftreten von Rückenschmerz ein professionelles und konsequentes Vorgehen von Seiten des Erstbehandlers. Eine zuverlässige Differenzierung unkomplizierter Rückenschmerzen von solchen mit traumatischer, entzündlicher, neurologischer oder neoplastischer Genese ist dringend erforderlich. Dabei sind auch psychosoziale Risikofaktoren bei der Behandlung von Anfang an zu berücksichtigen, da sie an der Chronifizierung von Rückenschmerzen entscheidend beteiligt sind.

Das Buch, das auf den Beiträgen und Diskussionen des Neuroorthopädiesymposiums in Banz beruhen, wendet sich nach Darstellung der aktuellen neurophysiologischen und klinischen Erkenntnisse der Behandlungsstrategie zur Vermeidung einer Schmerzchronifizierung zu. Fortschritte auf dem Gebiet der medikamentösen, trainingstherapeutischen, interventionellen und auch psychotherapeutischen Behandlung sind bei rechtzeitigem Einsatz und richtiger Indikationstellung durchaus schon heute in der Lage, Chronifizierungsmechanismen zu stoppen. Auch der sehr schwer zu definierende myofasziale Schmerz bietet heute erfolgversprechende interdisziplinäre Behandlungsansätze.

Die Zusammenstellung der aktuellen praxisorientierten Behandlungsstrategien soll dazu beitragen, dass den neuesten Erkenntnissen auch ihre Umsetzung in die Praxis gelingt.

Staffelstein, Erlangen, im Oktober 2003   H.-R. Casser
R. Forst

Inhaltsverzeichnis

Einführung – Was bedeutet Neuroorthopädie? 1
D. Hohmann

Aktuelle Entwicklungen in Forschung und Klinik

1 Plastizität des nozizeptiven Systems
und Chronifizierung von Schmerzen 9
H. O. Handwerker

2 Rückenschmerzen:
Der Chronifizierung frühzeitig entgegenwirken 13
M. Hasenbring

Neue Wege in der Therapie

3 Halten die COX-2-Hemmer was sie versprechen? 25
H. U. Zeilhofer

4 Opioidtherapie bei chronischen
nicht-tumorbedingten Schmerzen 31
W. Böswald, R. Sittl, N. Griessinger

5 Schmerztherapie bei Failed-Back-Patienten
(Postdiskotomiesyndrom):
Erfolgreiche Langzeitbehandlung mit Fentanyl-TTS .. 37
T. Theodoridis, S. Schwalen, J. Krämer

6 Botulinumtoxin – neuer Therapieansatz bei
Muskelverspannungen und myofaszialen Beschwerden 41
H. Hefter, A. Chalkiadaki, G. Gerats, S. Kelm

| 7 | Analysegestützte medizinische Trainingstherapie oder Aerobics? .... | 54 |

W. H. Harter

Vernetzung in der Schmerztherapie

| 8 | Strategisches Vorgehen beim Rückenschmerz .... | 71 |

H.-R. Casser

| 9 | Effektivität der ambulanten Versorgung beim Rückenschmerz .... | 81 |

E. Lang

| 10 | Neues Verständnis von Patienten mit chronischen Rückenschmerzen in der Allgemeinpraxis .... | 94 |

W. Sohn

Minimal invasive Verfahren beim chronischen WS-Schmerz

| 11 | Radiofrequenz-Therapie an der LWS: Indikation und Stellenwert .... | 109 |

R. J. Stolker, G. J. Groen

| 12 | Diskogener Rückenschmerz und IDET-Katheter ..... | 122 |

A. Kirgis

| 13 | Die minimal invasive epidurale Wirbelsäulenkathetertechnik nach Prof. Racz .... | 130 |

R. Schneiderhan

| 14 | Sind konventionelle epidurale Techniken unzureichend? | 144 |

J. Krämer

| 15 | Chemonukleolyse und andere intradiskale Therapieformen – Ist ihre Anwendung noch berechtigt? ..... | 150 |

A. Hedtmann

| 16 | „Ligamentose" und Proliferationstherapie .... | 165 |

H. P. Bischoff

17 Chronischer Wirbelsäulenschmerz:
letzter Ausweg Spinal Cord Stimulation (SCS),
spinale Opioidapplikation? 169
R. THOMA

18 Grenzen der minimal invasiven Techniken
an der Wirbelsäule aus neurochirurgischer Sicht 183
U. NISSEN, R. FAHLBUSCH

Muskelschmerz interdisziplinär

19 Muskelschmerz interdisziplinär 189
D. PONGRATZ

20 Entzündliche Muskelkrankheiten
aus der Sicht des Neurologen 192
D. PONGRATZ

21 Myofasziales Syndrom –
Klinik, Diagnose und Therapie 201
A. INGENHORST, R. FORST

22 Fibromyalgie 210
M. SPÄTH, D. PONGRATZ

Autorenverzeichnis

Dr. med. H.-P. BISCHOFF
Am Moos 63
88316 Isny

Dr. med. W. BÖSWALD
Klinik für Anästhesiologie
Friedrich-Alexander-Universität
Erlangen-Nürnberg
Krankenhausstraße 12
91054 Erlangen

Prof. Dr. med. H.-R. CASSER
Orthopädische Klinik
Klinikum Staffelstein
Am Kurpark 11
96231 Staffelstein

A. CHALKIADAKI
Neurologische Universitätsklinik
Moorenstraße 5
40225 Düsseldorf

Prof. Dr. med. R. FAHLBUSCH
Neurochirurgische Klinik der
Universität Erlangen-Nürnberg
Schwabachanlage 6
91054 Erlangen

Prof. Dr. med. R. FORST
Orthopädische Klinik mit Poliklinik
der Friedrich-Alexander-Universität
Erlangen-Nürnberg
Rathsberger Straße 57
91054 Erlangen

G. GERATS
Neurologische Universitätsklinik
Moorenstraße 5
40225 Düsseldorf

Dr. med. N. GRIESSINGER
Klinik für Anästhesiologie
Friedrich-Alexander-Universität
Erlangen-Nürnberg
Krankenhausstraße 12
91054 Erlangen

Dr. G. J. GROEN
Abteilung für Perioperative Medizin,
Anästhesiologie und Schmerz-
ambulanz
University Medical Center Utrecht
Postfach 85 500
3508 TA Utrecht
Niederlande

Prof. Dr. med. Dr. h.c.
H. O. HANDWERKER
Institut für Physiologie und
Experimentelle Pathophysiologie
Universitätsstraße 17
91054 Erlangen

Dr. W. H. HARTER
Forschungs- und Präventions-
zentrum GmbH
Auf der Ruhr 2
50667 Köln

Prof. Dr. med. Dipl. psych.
MONIKA HASENBRING
Institut für Medizinische Psychologie
und Geschichte der Medizin
Universitätsstraße 150
44801 Bochum

Priv.-Doz. Dr. med. A. HEDTMANN
Klinik Fleetinsel Hamburg
Admiralitätstraße 3
20459 Hamburg

Prof. Dr. Dr. med. H. HEFTER
Neurologische Universitätsklinik
Moorenstraße 5
40225 Düsseldorf

Prof. Dr. med. D. HOHMANN
Jungstraße 19
90154 Erlangen

Dr. med. ANNE INGENHORST
Orthopädische Klinik mit Poliklinik
der Friedrich-Alexander-Universität
Erlangen-Nürnberg
Rathsberger Straße 57
91054 Erlangen

Dr. med. ST. KELM
Neurologische Universitätsklinik
Moorenstraße 5
40225 Düsseldorf

Dr. med. A. KIRGIS
Orthopädische Gemeinschaftspraxis
Sana-Klinik München-Sending
Plinganserstraße 122
81369 München

Prof. Dr. med. J. KRÄMER
Orthopädische Universitätsklinik
im St. Josef-Hospital
Gudrunstraße 56
44791 Bochum

Prof. Dr. med. E. LANG
Neurologische Klinik mit Poliklinik
der Friedrich-Alexander-Universität
Erlangen-Nürnberg
Schwabachanlage 6
91054 Erlangen

Dr. med. U. NISSEN
Neurochirurgische Klinik der
Universität Erlangen-Nürnberg
Schwabachanlage 6
91054 Erlangen

Prof. Dr. med. D. PONGRATZ
Friedrich-Baur-Institut
Klinikum der Universität
München-Innenstadt
Ziemssenstraße 1a
80336 München

Dr. med. R. SCHNEIDERHAN
Facharzt für Orthopädie
Praxisklinik
Eschenstraße 2
82024 Taufkirchen/München

Priv.-Doz. Dr. S. SCHWALEN
Janssen-Cilag GmbH
Medizin & Forschung
Raiffeisenstraße 8
41470 Neuss

Dr. med. R. SITTL
Klinik für Anästhesiologie
Friedrich-Alexander-Universität
Erlangen-Nürnberg
Krankenhausstraße 12
91054 Erlangen

Dr. med. W. SOHN
Arzt für Allgemeinmedizin,
Psychotherapie und Schmerztherapie
Dorfstraße 5–7
41366 Schwalmtal

Dr. med. M. SPÄTH
Internist/Rheumatologe
Friedrich-Baur-Institut der Medizinischen Fakultät an der Neurologischen Klinik und Poliklinik
der Ludwig Maximilians Universität
München
Ziemssenstraße 1a
80336 München

Dr. med. R.J. STOLKER
Abteilung für Anästhesiologie,
Intensivmedizin und Schmerzambulanz
Catharina-ziekenhuis
Postbus 1350
5602 ZA Eindhofen
Niederlande

Dr. med. T. THEODORIDIS
Orthopädische Universitätsklinik
im St. Josef-Hospital
Gudrunstraße 56
44791 Bochum

Dr. med. R. THOMA
Krankenhaus der
Missions-Benediktinerinnen
von Tutzing e.V.
Schmerzzentrum
Bahnhofstraße 5
82327 Tutzing

Prof. Dr. med. H. U. ZEILHOFER
Institut für Experimentelle und
Klinische Pharmakologie
und Toxikologie
Fahrstraße 17
91054 Erlangen

Einführung –
Was bedeutet Neuroorthopädie?

D. HOHMANN

Dem griffigen Schlagwort „Neuroorthopädie" fehlt eine allgemeinverbindliche Definition. Anfang der 70er Jahre haben wir in der Orthopädischen Universitätsklinik im Waldkrankenhaus Erlangen plakative Schautafeln zur besseren Information für Kollegen und Patienten angefertigt, auf denen gewissermaßen die „Speisekarte" der noch jungen Klinik dargestellt war von Zehendeformitäten, über Knie- und Hüftgelenkarthrose bis zur Halswirbelsäule, von Kopf bis Fuß gewissermaßen.

Die Tafel „HWS" war mit Neuroorthopädie überschrieben und stellte unsere operativen Bemühungen bei traumatischen, degenerativen und tumorösen Schäden der HWS mit Beteiligung des Nervensystems dar. Anfang der 70er Jahre wurden in dieser Region noch kaum Operationen an der HWS durchgeführt. Wir waren jung und risikofreudig und nicht wenig stolz auf unsere operativen Errungenschaften und so blieb das Schlagwort „Neuroorthopädie" im klinischen Gebrauch.

Als wir dann Neuroorthopädie-Tagungen initiierten, haben wir erfahren, dass der Begriff gleichzeitig oder schon früher von dem Orthopäden K.F. Schlegel in Essen gebraucht wurde und auch die orthopädische Ambulanz von Hans Tilscher in Wien einmal diesen Namen trug.

Die Befassung unterschiedlicher Disziplinen, vor allem auch der Neurofächer mit Erkrankungen der Bewegungsorgane mit Beteiligung des Nervensystems ergibt vielfältige Blickwinkel. Das kaleidoskopartige Bild dessen, was wir simplifizierend „Neuroorthopädie" nennen wird keineswegs übersichtlicher, wenn wir etwa die Breite unseres Faches „Orthopädie" bedenken, das von orthopädischer Chirurgie über Traumatologie bis zu Rheumatologie und manueller Medizin und Rehabilitation reicht. Schon früh entwickelte sich eine fruchtbare Kooperation zwischen Neurologen und Orthopäden. 1900, ein Jahr vor Gründung der Deutschen Gesellschaft für Orthopädische Chirurgie, schrieb Albert Hoffa in Würzburg ein Buch mit dem Titel: „Die Orthopädie im Dienste der Nervenheilkunde." Er meinte: „Wir befinden uns hier auf einem Feld unserer Tätigkeit, das bisher nur wenig bekannt war, dessen Ausbau jedoch die schönsten Früchte verspricht!"

Aber nicht nur der Orthopäde stand im Dienste der Nervenheilkunde, auch umgekehrt hat die Orthopädie seit jeher von den Neurofächern profitiert. Ich denke nur an Otfrid Foerster, den bedeutenden Neurologen aus

Breslau, der in den 20er Jahren als Neurologe und Operateur auf das befruchtenste mit der Orthopädie kooperierte und seinerzeit ein fast ständiger Gastredner auf Orthopädenkongressen war.

Der große Neurochirurg Henk Verbiest, der sicher vielen noch in lebhafter Erinnerung ist, hat darauf hingewiesen, dass schon vor dem Beginn einer modernen Medizin im 19.Jahrhundert Vorläufer auf dem Gebiete der Orthopädie und der Wissenschaft von der Funktion des Nervensystems bemerkenswerte Beiträge geliefert haben, die letztlich auch Teil einer „Neuroorthopädie" sind.

Imhotep, der Wesir des Pharaoh Djoser aus dem alten Reich (2600 v. Ch.) ist eine der ersten überlieferten Arztpersönlichkeiten. Imhotep war schlechthin ein Universalgenie: Politiker, Architekt der Stufenpyramide von Sakkara, Astronom, Magier und Priesterarzt. Seine diagnostischen Beobachtungen und Vorschriften sind in einer späteren Fassung, dem Edwin Smith Papyrus, überliefert. Komplette und inkomplette Querschnittlähmungen werden beschrieben bei Verletzungen der HWS. Je nach Schwere entscheidet Imhotep: Eine Erkrankung die ich behandeln werde, eine Erkrankung gegen die ich ankämpfen werde, eine Erkrankung, die man nicht behandeln kann.

Hippokrates beschreibt in seinem Werke „Peri Arthron" 460 v. Ch., dass WS-Verletzungen Querschnittlähmungen verursachen können, die Funktion des Rückenmarkes ist ihm aber noch unbekannt.

Galen von Pergamon (129–200 n. Ch.) studierte in Alexandria, der damaligen Hochburg der Wissenschaften, Anatomie, wo Erisistratos und Herophilos die Nervenfunktion erkannt hatten. Mit Nerven- und Rückenmarkdurchschneidungen bei Vivisektionen begründete Galen die Höhenlokalisationsdiagnostik. Bekanntermaßen konnte er bei einem HWS-Verletzten die Läsion der Segmente C7/Th1 aus den Sensibilitätsstörungen des 4. und 5. Fingers diagnostizieren. Der Wissensstand des Mittelalters beschränkte sich auch in den hochentwickelten Zentren arabischer Kultur in Andalusien auf die Tradierung der Studien und Erkenntnisse Galens.

Das Jahr 1543 stellt mit dem Erscheinen der Schrift „De Revolutionibus Orbium Celestum" des Nikolaus Kopernikus in Nürnberg und dem Werk „De Humani Corporis Fabrica" von Andreas Vesalius einen Wendepunkt zwischen mittelalterlicher Scholastik und moderner Wissenschaft dar. Nach Aufhebung des Sektionsverbotes deckten anatomische Studien am Menschen eine Fülle von tradierten Galen'schen Irrtümern auf, die aus Tierpräparationen entstanden waren. Er beendet die Jahrhunderte alte Dominanz der galenischen Medizin, die sich in 1000 Jahren nicht weiter entwickelt hatte.

Die Geburtsstunde der Biomechanik der Wirbelsäule und der Kinematik des Gehens schlug Mitte des 17. Jahrhunderts in Pisa. Das Werk „De Motu Animalium" des Mathematikers und Physikers Borelli und des Professors für theoretische Medizin Marcello Malpighi ist ein herausragendes Beispiel interdisziplinärer Zusammenarbeit.

1764 publiziert Domenico Cotugno in Neapel sein Hauptwerk: „De Ischiade Nervosa Commentarius" in dem erstmals der Zusammenhang der Ischialgie mit dem Nervus Ischiadicus aufgezeigt wurde.

Das ausgehende 18. und das 19. Jahrhundert sind gekennzeichnet von einer raschen Entwicklung der Nerven- und Muskelphysiologie beginnend mit Galvani's Experimenten bis zur Entwicklung der Neuroanatomie des Gehirns und des Rückenmarkes.

Seit ihrer Entstehung war die Orthopädie neben den vielfältigen angeborenen Deformitäten, der Knochen- und Gelenk-Tbc in hohem Maße mit Folgen der Poliomyelitis und auch mit spastischen Lähmungen befasst. Hoffa's Definition der Aufgaben des Faches „Orthopädie" (1901) war: Deformitäten des menschlichen Körpers zu erkennen und zu behandeln. Funktionsstörungen werden nicht erwähnt.

Ende des 19. Jahrhunderts begründet Chipault in Frankreich die Neurologie Chirurgicale bzw. die Chirurgie nerveuse als Vorläufer de Neurochirurgie. Chipault war ein wichtiger Protagonist dessen, was wir Neuroorthopädie nennen würden, denn er forderte neben der Anatomie der WS auch die Physiologie der Haltung in Krankheit und Gesundheit.

Patrik Haglund führte 1923 den Begriff der funktionellen Orthopädie ein.

1925 beschreiben Gocht und Hoffa die Aufgaben der Orthopädie mit: Verhütung, Erkennung und Behandlung von Deformitäten und – als Aspekt einer Neuroorthopädie – auch der Bewegungsstörungen des menschlichen Körpers.

Die Narkose, wie Dieffenbach 1847 ausruft: „Der schöne Traum, daß der Schmerz von uns genommen ist, ist zur Wirklichkeit geworden!", aber auch Bakteriologie, Antisepsis, Asepsis und die Entdeckung der Röntgenstrahlen haben die Wirbelsäulenchirurgie als einen Teil der Neuroorthopädie in der 2. Hälfte des 19. Jahrhunderts zum Durchbruch verholfen.

Waren die Operationsindikationen zunächst WS-Verletzungen und die damals so häufige Spondylitis-Tbc, so wurden immer häufiger auch Kompressionssyndrome mit neuralem Defizit erkannt und operiert.

Feodor Krause operierte 1908 in Berlin den ersten Bandscheibenprolaps als „Chondrom". Seine wahre Natur wurde schließlich 1934 von dem Neurochirurgen Mixter und dem Orthopäden Barr geklärt. In den 20er und 30er Jahren stand ganz im Vordergrund des Interesses der bis dahin internistisch-neurologisch behandelte Ischiasschmerz.

Harvey Cushing operierte deswegen einen offensichtlich engen Spinalkanal.

Vittorio Putti entdeckte das Entrapment der Wurzel unter dem arthrotisch deformierten Gelenkfortsatz.

Henk Verbiest schließlich beschrieb das zunächst verwirrende Krankheitsbild der lumbalen Stenose in der französischen Literatur 1948.

Joseph Epstein und Russel Brain erkannten als erste die Entität „cervicale spondylogene Myelopathie" 1951.

Der Orthopäde Robinson entwickelte mit dem Neurochirurgen Smith die antero-laterale Bandscheibenoperation an der HWS.

In Japan hat Oyama 1973 mit der Laminoplastik neue Wege zur Dekompression polysegmentaler zervikaler Stenosen eröffnet. Die Erkennung und

Behandlung dieses wahrhaft neuroorthopädischen Krankheitsbildes fordert in gleicher Weise Neurologen, Neurochirurgen und Orthopäden heraus.

Biomechanik und Kinematik erfuhren in den 30er Jahren durch Magnus und Rademacker eine entscheidende neurophysiologische Ergänzung. Haltungs-, Stütz- und Gleichgewichtsreflexe wurden als wichtige Steuerung der Körperhaltung erkannt. Störungen dieser Systeme sind nicht nur bei hirnorganischen Läsionen zu finden, sondern gelegentlich auch bei Instabilitäten der HWS, wie das Verbiest als den Einfluss der degenerativ instabilen Bandscheibe auf Steuer- und Regelsysteme beschreibt.

Herbert Junghanns' Bewegungssegment ist die Basis für eine funktionelle Biomechanik der WS, wobei allerdings der Bezug zur dynamischen, segmentübergreifenden Muskulatur nicht vollzogen wird. In den Augen von H. Verbiest enthüllt das eine Kluft zwischen orthopädischem und neurophysiologischem Denken.

In seinen äußerst lesenswerten Betrachtungen zu: „Ersten Schritten und Perspektiven der Neurorthopädie" hier in Erlangen 1984 hat Verbiest die wichtigen Prinzipien der Kybernetik normaler und gestörter Haltung und Bewegung herausgestellt und eine Brücke zu Alf Breigs Untersuchungen zur Biomechanik des Rückenmarkes geschlagen.

Karel Lewit, der bekannte Prager Manualtherapeut hat in seinem Vortrag auf der 4. Neurooorthopädie-Tagung 1986 die Frage gestellt: Ist Neurologie + Orthopädie = Neuroorthopädie? Er glaubt, dass schwere Erkrankungen in Kliniken von einem gut eingespielten Team von Spezialisten gut versorgt seien.

Für die große Masse der Patienten mit eher unklaren Beschwerden der Bewegungsorgane, häufig ohne fassbaren pathomorphologischen Befund schlägt er den „Neuroorthopäden" vor.

Das Leitmotiv „Schmerz und Funktionsstörung" führe auf der Grundlage der Neurophysiologie, der funktionellen Anatomie und der Biomechanik zu dieser Synthese, die das Neu- und Niemandsland dieser Funktionsstörungen erschließen solle.

So wichtig und überraschend wirksam die manuelle Analyse und Behandlung von derartigen Funktionsstörungen ist, so kann ich mich doch nicht für eine neue Fachrichtung „Neuroorthopädie" im Sinne Lewits erwärmen.

Ich glaube auch heute „Neuroorthopädie" als das zu verstehen, was schon im Vorwort zu Neuroorthopädie 1 ausgedrückt wurde: Die Neuroorthopädie umfasst alles was die kooperierenden Fachgebiete Neurologie, Neurochirurgie, Orthopädie, Unfallchirurgie, Psychiatrie, Otorhinolaryngologie, Radiologie, Anatomie, Neurophysiologie, Manualmedizin u.a. mehr zur Verbesserung der Kenntnisse, Erkennung und Behandlung von Erkrankungen der Bewegungsorgane mit Beteiligung des Nervensystems beitragen können.

Die Voraussetzung einer gemeinsamen Sprache und der Versuch Klüfte im Denken zwischen den jeweiligen Spezialisten zu überbrücken, das sind die wesentlichen Aufgaben der Neuroorthopädie und nicht die Schaffung einer neuen Superdisziplin. Das Arbeitsfeld des neuroorthopädisch tätigen Arztes war schon vor 100 Jahren zu Zeiten Hoffas erstaunlich weit und ist mit wachsenden Kenntnissen immer komplexer geworden.

Neuroorthopädie ist nicht einfach zu definieren. Eine Definition wird es wohl auch nicht geben können, denn: Alles ist im Fluss!

**Aktuelle Entwicklungen
in Forschung und Klinik**

1 Plastizität des nozizeptiven Systems und Chronifizierung von Schmerzen

H. O. Handwerker

■ **Zusammenfassung** Der Chronifizierung von Schmerzen liegen plastische Veränderungen im peripheren Nervensystem, an den synaptischen Schaltstellen im Rückenmark und auch im Gehirn zugrunde, wobei die peripher nervösen Veränderungen die zentralnervösen induzieren. Auf molekularer Ebene werden chronisch plastische Veränderungen durch Umstellungen des genetischen Programms der Nervenzellen hervorgerufen. Moderne Untersuchungsmethoden erlauben die Analyse dieser Prozesse beim Schmerzpatienten.

Pathophysiologisch kann man chronische Schmerzen in zwei große Gruppe einteilen, solche die durch die Erregung und Sensibilisierung von Nozizeptoren hervorgerufen werden („Nozizeptorschmerz") und andere, die durch eine Schädigung der erregungsleitenden neuronalen Strukturen zustande kommen („neurogene Schmerzen"). Nicht immer lassen sich diese beiden Ursachen klar trennen. Vielen Schmerzarten, gerade auch chronischen Rückenschmerzen kann eine Mischung beider Ursachen zugrunde liegen. Auch bei malignen Prozessen liegen den Schmerzen häufig Nozizeptorsensibilisierung und eine neuropathische Komponente zugrunde. Nicht jede akute Aktivierung der schmerzvermittelnden Nerven und des zentralnervösen nozizeptiven Systems führt zur Chronifizierung. Zu deren Voraussetzung gehören chronische pathologische Prozesse und individuelle Dispositionen, deren genetische Ursachen noch aufzuklären sind.

Für die tierexperimentelle Grundlagenforschung hat man verschiedene chronische Entzündungs- und Neuropathiemodelle entwickelt. Zu ersteren gehört z. B. die Adjuvansarthritis der Ratte. Neuropathiemodelle basieren meist auf einer partiellen Nervenläsion, die offenbar zu einem ausgeprägteren Schmerzverhalten führt, als eine komplette Durchtrennung. Schon daraus lässt sich schließen, dass neuropathische Schmerzen nicht nur durch Defizitsymptome zustande kommen, also den Verlust von Axonterminalen an den Schaltstellen im Rückenmark, sondern auch durch Positivsymptome: Nervenschädigung führt nicht nur zur Degeneration von Axonen sondern auch zu Regenerationserscheinungen und zum Umbau. Auch die nichtgeschädigten „überlebenden" Neurone eines geschädigten Nerven verändern dabei ihre Eigenschaften.

Tabelle 1. Zusammenfassung wichtiger pathophysiologischer Prozesse, der sich daraus ergebenden Symptome und der Zielstrukturen für die Entwicklung neuer Pharmaka bei chronischen Entzündungen. Für Details und weiterführende Literaturangaben siehe [1]

Mechanismus	Symptome	Angriffspunkte für Pharmaka
Sensibilisierung polymodaler Nozizeptoren	Spontanschmerz, Haut: Hitzehyperalgesie	NGF Membranrezeptoren für Entzündungsmediatoren PH-sensitive Kanäle Second-messenger-Systeme
Aktivierung mechano-insensitiver „schlafender" Nozizeptoren	Mechanische Hyperalgesie Druckschmerz Spontanschmerz	COX TTX-insensitive Na^+-Kanäle „sensorische" Neuropeptide
Spinale Reorganisation	Sekundäre Hyperalgesie, z.B. Berührungshyperalgesie	NMDA-Kanäle AMPA-Kanäle COX II, NOS

Chronische Entzündungen induzieren Nozizeptorsensibilisierung. Diese besteht zunächst in der Aktivierung von Rezeptorproteinen in der Membran der Nervenendigungen. Die daraus folgenden „second messenger"-Prozesse verändern dann das intrazelluläre Milieu. Für die Chronifizierung ist erforderlich, dass die Information zu den Zellkörpern in den Hinterwurzelganglien zurückgemeldet wird. Dazu trägt die Aufnahme von Nervenwachstumsfaktoren durch die Nervenendigungen bei, z.B. von NGF (nerve growth factor). Dort kann dann eine Umstellung des genetischen Programmes der Zelle ablaufen. Tabelle 1 fasst die zellulären Veränderungen, die sich daraus vermutlich ergebenden Symptome und die möglichen Angriffspunkte für die Entwicklung neuer pharmakologischer Strategien zusammen.

In ähnlicher Weise kommt es bei primär sensorischen Neuronen, deren Axone geschädigt wurden und bei den „überlebenden" Axonen eines partiell geschädigten Nerven zu einer umfassenden Umstellung des genetischen Programms im Zellkern der primär afferenten, nozizeptiven und auch der nichtnozizeptiven Neurone. Es werden neue Signal- und Strukturproteine produziert, die zu einem veränderten Verhalten dieser afferenten Neurone führen, vor allem zu einer veränderten Produktion von Transmittersubstanzen. Dabei gibt es bei neuropathischen und bei chronisch entzündlichen Veränderungen aber gewichtige Unterschiede: Bei Neuropathien steht die Umstellung des genetischen Programms auf die Produktion andersartiger „pathologischer" Membranproteine im Vordergrund, bei entzündlichen Prozessen die vermehrte Produktion von Neuropeptiden, aber auch von Cyclooxygenase und NO-Synthase. Tabelle 2 fasst die pathophysiologischen Prozesse, Symptome und Zielstrukturen zusammen, die an Neuropathiemodellen beschrieben wurden.

Tabelle 2. Zusammenfassung wichtiger pathophysiologischer Prozesse, der sich daraus ergebenden Symptome und der Zielstrukturen für die Entwicklung neuer Pharmaka bei experimentellen chronischen Nervenläsionen. Für die Erklärung von Details und weiterführende Literaturangaben siehe [1]

Mechanismus	Symptome	Zielstrukturen
Akkummulation von Natriumkanälen in geschädigten Axonen	Spontanschmerz	TTX-sensitive Na$^+$-Kanäle
Veränderte Na$^+$-Kanalexpression in geschädigten Axonen	Spontanschmerz, Parästhesien	TTX-insensitive Kanäle
Expression von α-Adrenozeptoren in Nozizeptoren, Veränderte Regulation von Transmittersubstanzen	Spontanschmerz	NGF, α-Rezeptorblockade, CCK, NO etc.
Spinale Reorganisation	Berührungshyperalgesie	Aussprossung von terminalen Mechanoafferenzen in Lamina II des Rückenmarks
Aussprossen sympathischer Axone ins Hinterwurzelganglion	?	?

Der veränderte periphere Einstrom aus den primär afferenten Nervenfasern bei peripher entzündlichen und bei neuropathischen Prozessen führt nicht nur zur Veränderungen in den peripheren Neuonen, den Nozizeptoren und ihren Zellkörpern in den Hinterwurzelganglien, sondern auch zu einer profunden Veränderung der synaptischen Prozesse im Zentralnervensystem. Zur Chronifizierung von neuropathischen Schmerzen trägt die zentralnervöse Plastizität ganz wesentlich bei. Wichtige Pathomechanismen sind die Herunterregulierung von hemmenden synaptischen Prozessen und die Veränderungen der freigesetzten Transmittersubstanzen.

Über die supraspinalen plastischen Veränderungen, die der Schmerzchronifizierung zugrunde liegen, ist noch nicht viel bekannt. Sie sind aber sicherlich für die Entstehung chronischer Schmerzen besonders wichtig, da Schmerz ja im Hirn entsteht. Gut erforscht sind die plastischen Veränderungen der somatotopen Organisation im somatosensorischen Projektionsfeld der Hirnrinde, die z.B. nach Amputation einer Extremität nachgewiesen werden können. Sie sind wahrscheinlich eine wesentliche Ursache von Phantomschmerzen, da gezeigt werden konnte, dass das Ausmaß der kortikalen Reorganisation mit dem Schweregrad der Phantomschmerzen korreliert. Die Arbeitsgruppe von Flor und Birbaumer konnte nachweisen, dass solche Veränderungen der kortikalen Projektionen auch bei chronischen Rückenschmerzen zu beobachten sind und dass sich diese plastischen Veränderungen der Hirnrinde nach erfolgreicher Therapie zurückbilden können. Sicherlich sind an der Schmerzchronifizierung noch viele andere Hirnareale neben den kortikalen Projektionsfeldern beteiligt. Die dabei ablaufenden Prozesse sind aber noch weitgehend unerforscht. Die neu entwickelten funktionellen Bildgebungsverfahren (fMRI und PET) werden in den nächsten Jahren erheblich zur Aufklärung dieser Vorgänge beitragen.

Für die Entwicklung effektiverer Therapieformen gilt es herauszufinden, welche pathophysiologischen Mechanismen dem Schmerz zugrunde liegen. Da die entscheidenden pathophysiologischen Prozesse auch innerhalb einer klinischen Entität (z. B. „Lumbago", „low back pain" usw.) unterschiedlich sein können, sollte für eine gezielte Therapie eine bessere Differenzierung der Ursachen angestrebt werden („mechanism based therapy"). Auf diesem Gebiet stehen wir erst ganz am Anfang. Erst in jüngster Zeit wurden verschiedene Methoden entwickelt, mit denen die Funktionen der dünnen afferenten Nervenfasern evaluiert werden können, die für die Schmerzentstehung entscheidend sind. Dazu gehören die Messung des „Axonreflex flare", die Messung der Freisetzung von Neuropeptiden bei Erregung von Nozizeptoren mittels Mikrodialyse und immunzytochemische Methoden. Diese Methoden werden zusammen mit der funktionellen Bildgebung kortikaler Prozesse zunächst zur Erforschung der Pathophysiologie der Schmerzchronifizierung und vielleicht auf längere Sicht auch zur Differenzierung individueller Krankheitsbilder und damit zur Entwicklung einer „mechanism based therapy" beitragen.

■ Literatur

1. Handwerker HO (1999) Einführung in der Pathophysiologie des Schmerzes. Springer, Heidelberg Berlin
2. Melzack R, Wall PW (2000) Textbook of Pain. Livingstone, New York, 2nd ed

2 Rückenschmerzen: Der Chronifizierung frühzeitig entgegenwirken

M. HASENBRING

Rückenschmerzen zählen weltweit in den Industrienationen zu den häufigsten Beschwerden, wegen derer eine ärztliche Behandlung in Anspruch genommen wird. Epidemiologen in den USA, Skandinavien und Europa zeigen, dass ca. 80% der Bevölkerung mindestens einmal in ihrem Leben unter akuten Rückenschmerzen leiden. Bei den meisten Menschen gehen diese mit einfachen Mitteln wie kurzzeitige Ruhe, leichte Schmerzmittel innerhalb von Tagen wieder zurück, ähnlich einem grippalen Infekt. Bis zu 35% der Betroffenen entwickeln jedoch langfristig chronische Beschwerden, bei einem Teil bleiben sie von Beginn an bestehen, andere leiden wiederholt unter Rückenschmerzattacken, wobei die Zwischenräume immer kürzer werden.

Gemäß internationalen Konventionen spricht man von einem chronischen Schmerz, wenn er länger als 3 Monate andauert, ohne angemessen auf medizinische Behandlungsmaßnahmen anzusprechen. Menschen mit chronischen Rückenschmerzen leiden vor allem unter einer stetig zunehmenden Immobilität im Alltag, unter depressiver Stimmung, Schlafstörungen und Störungen der Aufmerksamkeits- und Konzentrationsfähigkeit. Die Folgen sind auch für das Gesundheitssystem unübersehbar: chronische Rückenschmerzen bilden seit Jahren den häufigsten Grund für eine Frühberentung, sie gehören zu den häufigsten Indikationen für stationäre medizinische Rehabilitationsmaßnahmen. Erste Schätzungen der tatsächlichen Kosten, die durch Rückenschmerzen in Deutschland verursacht werden, betragen 34 Mrd. DM/Jahr (Bolten et al. 1998). Dabei entfallen ca. 10 Mrd. DM/Jahr auf sog. direkte, behandlungsbedingte Kosten. Die indirekten, durch Arbeitszeitausfall bedingten Kosten machen hinsichtlich der Gesamtkosten mit 70% den weitaus überwiegenden Anteil aus.

Epidemiologische Studien zum Verlauf akuter Rückenschmerzen zeigen, dass bereits bei einer Arbeitsunfähigkeitsdauer von 6 Monaten die Wahrscheinlichkeit der Rückkehr zum Arbeitsplatz unter 40% liegt (Waddell 1998, s. Abb. 1). Neuere Studien belegen darüber hinaus, dass bereits nach 2 Monaten erkennbar ist, ob sich eine Chronifizierung entwickeln wird oder nicht. Eine sinnvolle Prävention chronischer Rückenschmerzen sollte daher innerhalb der ersten 4–12 Wochen erfolgen, um einen langfristig wirksamen Effekt zu erzielen. Das heißt, die Behandlungsstrategien akuter

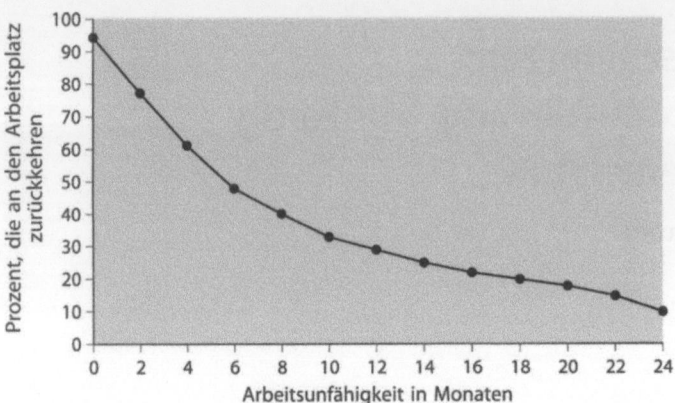

Abb. 1. Je länger ein Patient wegen Rückenschmerzen krankgeschrieben ist, desto unwahrscheinlicher wird es, dass er jemals an seinen Arbeitsplatz zurückkehrt (n. Waddell 1998)

Rückenschmerzen müssen optimiert werden, um vor allem die explodierenden Kosten durch Arbeitszeitausfall zu senken.

Akute Rückenschmerzen gehen in den meisten Fällen auf degenerative Veränderungen an der Wirbelsäule zurück. Sie beginnen schon im Alter von 20 bis 25 Jahren. Vor allem einseitige ungünstige Körperhaltungen wie langes Stehen, langes Sitzen oder Arbeiten in gebückter Haltung gehören zu den Faktoren, die degenerative Veränderungen wesentlich begünstigen. Unter diesen biomechanischen Belastungen kommt es zu einem erheblichen Belastungsdruck der Bandscheiben und zu einer starken Anspannung der Rückenmuskulatur. Ein hoher Belastungsdruck führt überdies zu einer Flüssigkeitsabgabe aus den Bandscheiben in das umliegende Gewebe. Bei einem geringen Belastungsdruck unter entlastenden Körperhaltungen kommt es dagegen zu einer Flüssigkeitsaufnahme. Werden biomechanische Belastungshaltungen ohne Pausen über lange Zeit des Tages eingenommen, bewirkt dies eine vorzeitige Austrocknung und Degeneration der Bandscheiben. Diese Vorgänge beginnen an dem äußeren Faserring (Anulus fibrosus), der den Bandscheibenkern mit seinem hohen Ausdehnungsdruck seitlich begrenzt. Wird dieser Ring trocken und porös erhöht sich die Wahrscheinlichkeit, dass unter einseitiger Druckbelastung der Gallertkern den Ring zerreißt: es kommt zu einem Bandscheibenprolaps. Sollen Bandscheiben langfristig ihre Elastizität bewahren und die Muskulatur belastbar bleiben, ist ein rhythmischer Wechsel zwischen biomechanischen Belastungs- und Entlastungshaltungen im Alltag außerordentlich wichtig.

Vor allem der untere Abschnitt der Wirbelsäule reagiert sensibel auf längeranhaltende ungünstige Körperhaltungen. Denn hier findet ein kompliziertes Wechselspiel von Muskeln, Bändern, Wirbeln und Gelenken sowie einer Vielzahl von schmerzempfindlichen Strukturen statt. Akute, blitzartig auftretende Schmerzen („Hexenschuss") werden meist durch die Verlagerung einer Bandscheiben ausgelöst, die durch Druck auf Nervenbahnen zum Schmerz führt. In anderen Fällen kommt es durch eine Fehlstellung der kleinen Wirbelgelenke oder Überdehnung von Gelenkkapseln zu akuten Rückenbeschwerden.

Da die meisten Patienten mit akuten Rückenschmerzen problemlos mit einfachen Maßnahmen wieder genesen, muss sich die Aufmerksamkeit des Arztes auf die frühzeitige Erkennung von Patienten richten, die ein hohes Risiko zur Chronifizierung aufweisen. Diese benötigen eine spezifische, auf ihr Risikoprofil ausgerichtete Beratung und Behandlung. In den letzten 15 Jahren haben sich weltweit umfangreiche Forschungsaktivitäten auf die Frage der Identifizierung von Risikofaktoren für die Entwicklung chronischer Rückenschmerzen konzentriert. Die umfangreichsten Erkenntnisse wurden dabei an einer Teilpopulation von Patienten mit Rücken- und Beinschmerzen bei Bandscheibenvorfall gewonnen. Unabhängig davon, ob ein Bandscheibenvorfall konservativ (z.B. kurzzeitige Bettruhe, schmerzlindernde Medikation, muskelrelaxierende und später -aktivierende physikalische Maßnahmen) oder operativ behandelt wird, entwickeln bis zu 40% der Betroffenen langfristig chronische Beschwerden. Gut kontrollierte Langzeitstudien zeigen, dass vielfältige Faktoren an der Chronifizierung beteiligt sind, wobei biomedizinische, psychologische und soziale Aspekte voneinander unterschieden werden müssen.

Neuroorthopädische Befunde, die im Rahmen einer klinischen Untersuchung erhoben werden können, tragen zur Früherkennung chronifizierungsgefährdeter Patienten bei. Hierzu zählen unter anderem die Schwere der körperlichen Beeinträchtigung. Nur geringgradige Ausprägungen eines Bandscheibenvorfalls, wie sie in den bildgebenden Verfahren (CT, Kernspin) feststellbar sind, zählen ebenfalls zu den biomedizinischen Risikofaktoren. Übereinstimmendes Ergebnis aller Studien ist jedoch, dass anhand dieser Indikatoren nur ein relativ kleiner Prozentsatz der Patienten, die chronische Beschwerden entwickeln, erkennbar ist.

Die beste Vorhersage ist überraschenderweise anhand psychologischer Risikofaktoren möglich. Mehr als 80% der Patienten, die chronische Schmerzen entwickeln und nicht mehr an ihren Arbeitsplatz zurückkehren, sind auf diesem Wege frühzeitig identifizierbar (Hasenbring et al. 1994). Zu diesen Risikofaktoren zählen eine depressive Stimmungslage, chronisch anhaltende Alltagsbelastungen in Beruf, Familie oder Freundeskreis sowie ungünstige Formen der individuellen Schmerzbewältigung. Zeigen Patienten, bei denen ein Bandscheibenvorfall eindeutig nachgewiesen wurde, zusätzlich eine erhöhte depressive Stimmung, neigen sie eindeutig zur Entwicklung chronischer Schmerzen und kehren seltener an ihren Arbeitsplatz zurück. Wichtig ist hier zunächst festzuhalten, dass diese Patienten in der Regel nicht im psychiatrischen Sinne depressiv erkrankt sind. Sie haben in standardisierten psychologischen Testverfahren erhöhte Werte, die jedoch im Rahmen „milder Auffälligkeiten" liegen. Was bedeutet dies aber? Eine erhöhte depressive Stimmung kann einerseits schlicht eine Folge der anhaltenden Schmerzen sein, die besonders bei Patienten mit einer ungünstigen Schmerzbewältigung auftritt. Sie kann andererseits Folge einschneidender negativer Lebensereignisse (z.B. Verlust oder Trennung von nahen Angehörigen) oder Folge chronisch anhaltender Belastungen im Alltag sein (z. B. anhaltende Konflikte in Beruf oder Familie). Die pathogenetischen Bindeglieder zwischen Depressivität und Schmerz sind vielfältig und noch nicht vollständig erforscht. Zum einen geht eine depressive Stimmung mit Veränderungen kognitiver Bewertungsvorgänge und attentionaler Prozesse einher: Schmerzen werden stärker bewertet als unter positiver Stimmung und die Aufmerksamkeit ist einseitig und übersteigert auf die Schmerzwahrnehmung ausgerichtet, d. h. Schmerzen werden ängstlich-depressiv erwartet und beobachtet. Andererseits kommt es unter depressiver Stimmung zu einer Reihe neuroendokriner Veränderungen, wie zum Beispiel zu einer verringerten Freisetzung körpereigener Opiate (z. B. Endorphine). Dies führt zu einer leichteren Erregbarkeit von Nozizeptoren, welche die Schmerzinformationen im Organismus aufnehmen und weiterleiten. Die Folge: wir werden unter depressiver Stimmung schmerzempfindlicher.

Chronisch anhaltende Alltagsbelastungen stellen für sich genommen ebenfalls einen Risikofaktor für die Entwicklung chronischer Schmerzen nach Bandscheibenvorfall dar. In unserer eigenen Arbeitsgruppe konnten wir im Rahmen von Laborexperimenten einen Zusammenhang zwischen Alltagsbelastungen, erhöhter Muskelaktivität in der lumbalen Rückenstreckermuskulatur und chronischen Schmerzen nachweisen. Personen mit chronischen Rückenschmerzen 3 Jahre nach einer Bandscheibenoperation wurden mit einer zweiten Gruppe verglichen, die im gleichen Zeitraum schmerzfrei geworden waren. Jede/r Patient/in wurde gebeten, nach einer Entspannungsphase eine Minute lang von einer persönlich belastenden Situation im privaten oder beruflichen Alltag zu berichten. Zeitgleich wurde die muskuläre Aktivität mit dem Oberflächen-EMG gemessen. Die chronischen Schmerzpatienten zeigten unter der einminütigen Belastungssituation einen signifikanten Anstieg der Muskelaktivität, die schmerzfreien Personen nicht. Vergleichende Messungen an Muskeln, die nichts mit der Symptomatik zu tun haben (z. B. M. frontalis/Stirnmuskel), zeigten, dass die Erhöhungen der Muskelaktivität nur in den symptomrelevanten Abschnitten im unteren Rücken auftraten (s. Abb. 2). Anhaltende Alltagsbelastungen vor allem im beruflichen Bereich konnten darüber hinaus schon im akuten Schmerzstadium als Risikofaktor für eine spätere Chronifizierung der Schmerzen nachgewiesen werden, ebenso waren sie Risikofaktor für die Frühberentung 6 Monate nach stationärer Behandlung. Allein anhand der Faktoren Depressivität und Belastungen im Beruf konnte in 85% der Fälle richtig vorhergesagt werden, ob es zu einem Antrag auf Frühberentung kommen würde oder nicht. Im Vordergrund standen dabei belastende Situationen mit Kollegen oder Vorgesetzten. Die Patienten sahen sich über einen langen Zeitraum hinweg Angriffen der anderen ausgesetzt, die immer öfter unter dem Begriff „Mobbing" zusammengefasst werden. Entscheidend ist, dass die Betroffenen keine geeigneten Bewältigungsformen erlernt haben, um sich diesen Angriffen zu erwehren bzw. ihrerseits konstruktiv auf eine Konfliktlösung hinzuwirken.

Das individuelle *Bewältigungsverhalten* spielt auch *im Umgang mit den Schmerzen* für die Chronifizierung eine zentrale Rolle. Zu den Hochrisiko-

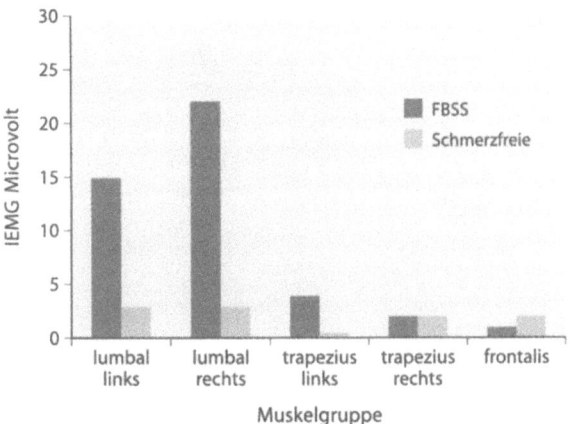

Abb. 2. Der einminütige Bericht über eine Belastungssituation im Alltag führt bei Patienten mit einem Failed back surgery syndrome (FBSS) zu einem hochsignifikanten Anstieg der lumbalen Rückenstreckermuskulatur im Oberflächen-EMG (IEMG: Integriertes EMG). Diese muskuläre Reagibilität zeigt sich nicht in anderen Muskelgruppen und nicht bei Patienten, die 3 Jahre nach einer Bandscheibenoperation schmerzfrei geworden waren

faktoren zählt zum einen ein ausgeprägtes ängstliches Schon- und Vermeidungsverhalten, andererseits ein extrem entgegengesetztes Durchhalteverhalten bzw. Kognitionen des Durchhaltens (s. Abb. 3). Das Schon- und Vermeidungsverhalten ist dabei eine in zahlreichen internationalen Studien nachgewiesene ungünstige Form der Schmerzbewältigung. Die Betroffenen versuchen, den Schmerz nicht zu stark werden zu lassen, indem sie möglichst alle körperlichen und sozialen Aktivitäten meiden, die zu Schmerzen führen könnten. Patienten mit anhaltend chronischen Schmerzen haben oftmals ganz aufgehört, Freunde zu besuchen oder selbst zu bewirten, ihren Hobbies nachzugehen oder irgendeine Art von Sport zu treiben. Die Entwicklung in die Chronifizierung geschieht auf zwei Wegen:

- Einerseits kann vor allem der soziale Rückzug depressives Erleben dadurch begünstigen und verstärken, dass es, wie man in der Psychologie sagt, zu einem Verstärkerverlust kommt, das heißt, es kommt zu einem Verlust potenziell schöner Empfindungen, zu einem Verlust an Freude und Spaß, die durch das Zusammensein mit anderen Menschen ausgelöst werden kann.
- Das Vermeiden körperlicher Aktivitäten kann über die Minderbeanspruchung der Muskulatur zu einer Muskelinsuffizienz führen, die aufgrund neurophysiologischer Sensibilisierungsprozesse bei normaler Belastung vorschnell schmerzhaft reagiert.

Im Rahmen standardisierter Interviewstudien fiel uns darüber hinaus bereits vor einigen Jahren auf, dass eine Vielzahl von Patienten eine völlig entgegengesetzte Bewältigungsform zeigten, die wir mittlerweile in Längs-

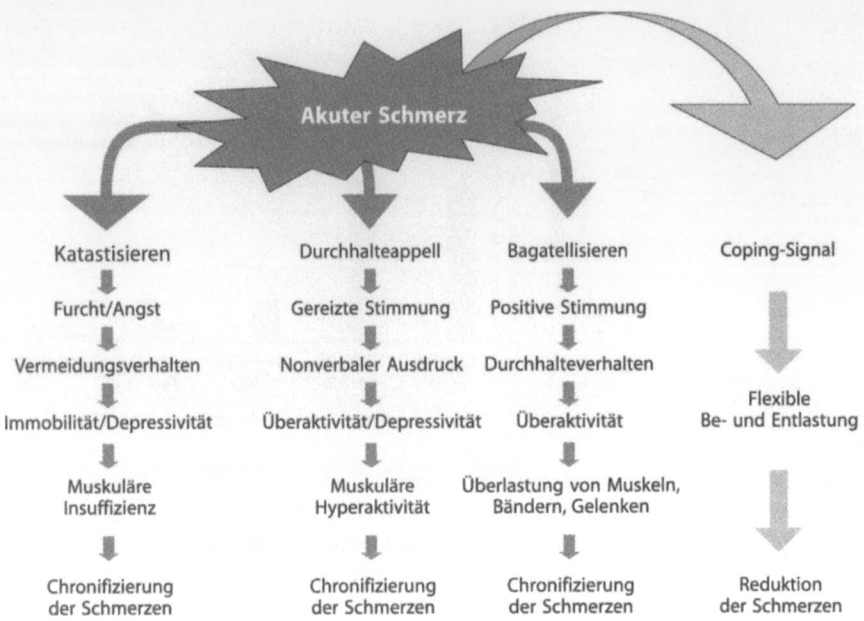

Abb. 3. Individuelle Bewältigungsformen spielen bei der Entstehung chronischer Schmerzen eine zentrale Rolle. Zu den Risikofaktoren zählen ein ängstliches Schon- und Vermeidungsverhalten sowie auch Formen extremer Durchhaltestrategien trotz starker Schmerzen

schnittstudien ebenfalls als Risikofaktor für die Chronifizierung identifizierten konnten: das Unterdrücken der Schmerzen in Gedanken („kognitive Suppression") und im Verhalten („behaviorale Suppression"), meist, um gerade begonnene Aktivitäten um jeden Preis zu einem Ende zu bringen. Gleichzeitig sind die Betroffenen nicht in der Lage, entspannungsfördernde Pausen in ihren Alltag zu integrieren. Sie haben dies nie gelernt („Verhaltensdefizit") oder zeigen ausgeprägte kognitiv-affektive Barrieren, die bereits in früher Kindheit erlernt wurden („faul herumliegen ist unanständig und verboten"). Patienten mit diesen suppressiven Bewältigungsformen zeigten in den Verlaufsstudien unserer Arbeitsgruppe ebenso verstärkt chronische Schmerzen nach einem ersten Bandscheibenvorfall wie solche mit Furcht-Vermeidungsverhalten. Pathogenetische Bindeglieder sind bis heute hypothetisch. Wir nehmen an, dass suppressive Strategien zu einer erhöhten muskulären Aktivität führen, die bei langanhaltender Einwirkung schmerzverstärkend wirken. Eine aktuelle weiterführende Hypothese ist, dass Formen kognitiver Suppression Prozesse der kortikalen Plastizität anstoßen, die zu einer zentralen Sensivierung der Schmerzempfindung führen (Hasenbring 1999).

Einen weiteren psychologischen Risikofaktor stellt das *Kommunikationsverhalten* im Umgang mit Schmerzen dar. Als Hochrisikofaktor wurde einerseits das nichtverbale Ausdrucksverhalten nachgewiesen, andererseits ein Fehlen der Fähigkeit, direkt um Hilfe und Unterstützung zu bitten. Patienten mit ausgeprägtem nichtverbalen Kommunikationsverhalten neigen dazu, ihre Schmerzen über ihre Mimik (schmerzverzerrtes Gesicht), Gestik (Reiben der schmerzenden Stelle) oder Körperhaltung auszudrücken (schiefe Körperhaltung). Diese nichtverbalen Verhaltensäußerungen werden anfangs oft als nichtkontrollierbarer Reflex auf ein plötzliches Einschießen der Schmerzen hin gezeigt. Sie werden ihrerseits chronisch, wenn Angehörige mit besonderer Zuwendung oder dem Angebot von Hilfe und Unterstützung darauf reagieren. Dies vor allem dann, wenn die Schmerzbetroffenen selbst nicht gelernt haben, direkt und verbal um entsprechende Hilfe bitten zu können. Diese, im Rahmen des operanten Modells beschriebenen Zusammenhänge zwischen Schmerzverhalten, Reaktion der Angehörigen und Verstärkung des Schmerzes sind den Betroffenen meist nicht bewusst.

Unter den *sozialen* und *arbeitsplatzbezogenen Faktoren* gehören eine niedrige soziale Schicht sowie ein Arbeitsplatz, der eine einseitig konstante Körperhaltung mit sich bringt, zu den primären Risikofaktoren für eine spätere Chronifizierung. Die Vorhersagegüte dieser Merkmale ist jedoch ähnlich wie die der biomedizinischen Faktoren eher gering, d. h. nicht jeder Patient der unteren sozialen Schichten bzw. mit einem entsprechenden Arbeitsplatz neigt zur Chronifizierung der Schmerzen. Aussagekräftiger war hier wieder die *subjektive Zufriedenheit* mit dem Arbeitsplatz.

Eine Vielzahl internationaler Verlaufsstudien hat mittlerweile gezeigt, dass den psychologischen Risikofaktoren im Vergleich zu biomedizinischen und sozialen/arbeitsplatzbezogenen Faktoren die weitaus höchste Vorhersagekraft zukommt (Hasenbring 1998, Turk 1996). Unsere Bochumer Arbeitsgruppe beschäftigt sich nun mit der Entwicklung einer Screening-Diagnostik zur Erfassung der oben beschriebenen Risikofaktoren. Ausschließlich standardisierte psychologische Testverfahren sind in Verbindung mit einer neuroorthopädischen Untersuchung in der Lage, eine zuverlässige und trennscharfe Vorhersage für den einzelnen Patienten zu treffen. Da allein die psychologische Risikofaktorendiagnostik mit ca. 45 Minuten Durchführungszeit das Zeitbudget eines Arztes in niedergelassener Praxis bei weitem überschreitet, ist die Entwicklung von Alternativen dringend geboten. Ein Lösungsansatz, den unsere Gruppe augenblicklich verfolgt, ist die Entwicklung einer PC-gesteuerten Screening-Diagnostik mit dem „*Telemedizinisches Patienten-Diagnose-System*" (*TPDS*, s. Abb. 4). Das TPDS basiert auf der Entwicklung spezifischer Expertensysteme (u. a. künstlich neuronales Netzwerk KNN). Mittels einer sehr einfach gestalteten speziellen Patienten-Tastatur können auch Personen, die keinerlei Erfahrung im Umgang mit einem PC haben, die Items zuverlässig beantworten. Der behandelnde Arzt erhält in kürzester Zeit ein Risikoprofil seines Patienten mit entsprechenden Empfehlungen für weitere diagnostische und therapeutische Maßnahmen.

Unter Verwendung dieser Risiko-Diagnostik hat unsere Arbeitsgruppe mit Unterstützung des Bundesministeriums für Bildung und Forschung (BMBF) eine mehrjährige Pilotstudie durchgeführt, in der erste therapeuti-

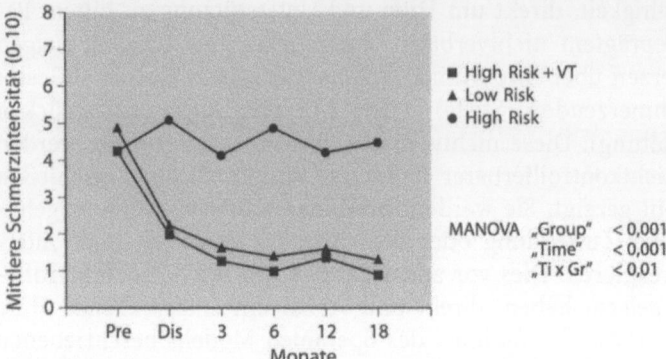

Abb. 4. „Screening Psychologischer Risikofaktoren PC-gestützt in der Arztpraxis": Der Patient beantwortet alle Fragen am PC. Der Arzt erhält in kürzester Zeit ein Risikoprofil seines Patienten mit entsprechenden Empfehlungen für weitere diagnostische und therapeutische Maßnahmen

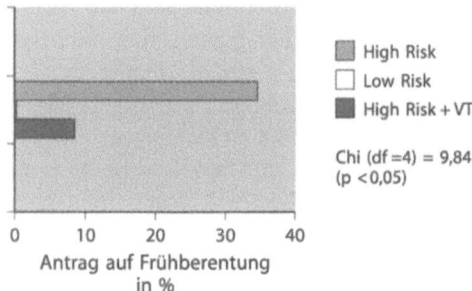

Abb. 5. Studie zur Vorbeugung chronischer Schmerzen nach Bandscheibenvorfall: chronischen Schmerzen und Frühberentung konnte mit kognitiv-verhaltenstherapeutischen Maßnahmen, die zusätzlich zur konservativen medizinischen Therapie durchgeführt werden, entgegengewirkt werden. *Links*: Schmerzintensität in den Gruppen HighRisk+VT versus HighRisk und LowRisk. *Unten*: Antrag auf Frühberentung 1 Jahr nach akuten Bandscheibenvorfall in diesen Gruppen

sche Konsequenzen bei einer Gruppe von Bandscheibenpatienten gezogen wurden (Hasenbring et al. 1999). Alle Patienten einer neurologischen und orthopädischen Universitätsklinik, die im Rahmen dieser Screening-Diagnostik als Hochrisikopatienten beurteilt wurden, wurde ein verhaltenstherapeutisches Behandlungsangebot (VT) gemacht, welches die jeweiligen medizinischen Maßnahmen ergänzte (HighRisk+VT). Wir verglichen den Genesungsverlauf der Patienten über 18 Monate hinweg mit solchen Hochrisikopatienten, denen kein entsprechendes Behandlungsangebot gemacht wurde (HighRisk) sowie mit Niedrigrisikopatienten (LowRisk). Die Ergebnisse zeigten eindeutig, dass es möglich ist, mit einem individuell auf den einzelnen Patienten zugeschnittenen verhaltenstherapeutischen Angebot die hohe Chronifizierungsrate der Patienten zu senken. In der Gruppe HighRisk+VT hatten 91% der Patienten langfristig eine hochsignifikante Schmerzreduktion erreicht (75% hatten keine oder gelegentlich sehr leichte Schmerzen), in der Gruppe HighRisk ohne zusätzliche psychologische Therapie zeigten 33% langfristig eine hochsignifikante Schmerzreduktion. Die Gruppe HighRisk+VT zeigte einen ebenso günstigen Genesungsverlauf wie die Niedrigrisikopatienten. Ähnliche Unterschiede zeigten sich für die Kriterien „Immobilität im Alltag", „Körperlicher Funktionszustand" und „Depressivität". Von Bedeutung für die Kosteneinsparung ist vor allem die Wiederherstellung der Arbeitsfähigkeit. Während in der Gruppe HighRisk langfristig 34% einen Antrag auf Frühberentung gestellt hatten, waren es 8% in der Gruppe HighRisk+VT und niemand in der LowRisk-Gruppe (s. Abb. 5). Unsere Arbeitsgruppe wird nun in Zusammenarbeit mit anderen Schmerzforschern an der Ruhr-Universität Bochum (Prof. Dr. M. Zenz, Klinik für Anaesthesiologie, Intensiv- und Schmerztherapie, BG-Kliniken Bergmannsheil, Prof. Dr. J. Krämer, Universitätsklinik für Orthopädie, St Josef Hospital Bochum) interdisziplinäre Konzepte entwickeln, die hohe Rate chronischer Schmerzen und Frühberentung nach Bandscheibenoperation zu senken.

■ Literatur

Bolten W, Kempel-Waibel A, Pforringer W (1998) Analyse der Krankheitskosten bei Rückenschmerzen. Med Klin 93 (6):388–393

Hasenbring M, Marienfeld G, Kuhlendahl D, Soyka, D (1994) Risk factors of chronicity in lumbar disc patients, Spine 19:2759–2765

Hasenbring M (1998) Predictors of efficacy in treatment of chronic low back pain. Current Opinion in Anaesthesiology 11:553–558

Hasenbring M (1999) Prozesse der Chronifizierung von Schmerzen. In: Basler HD, Franz C, Kröner-Herwig B, Rehfisch HP, Seemann H: Psychologische Schmerztherapie. 4. Überarb. Aufl., Springer, Heidelberg, S 161–176

Hasenbring M, Ulrich HW, Hartmann M, Soyka D (1999) The efficacy of a risk factor based cognitive behavioral intervention and EMG-biofeedback in patients with acute sciatic pain: an attempt to prevent chronicity. Spine 24 (23):2525–2535

Turk DC (1996) The role of demographic and psychosocial factors in transition from acute to chronic pain. In: Jensen TS, Turner JA, Wiesenfeld-Hallin Z (eds.) Proceedings of the 8th World congress on pain. IASP Press, Seattle, pp 185–214

Waddell G (1998) The back pain revolution. Churchill Livingstone, Edinburgh

Neue Wege in der Therapie

3 Halten die COX-2-Hemmer was sie versprechen?

H. U. ZEILHOFER

■ Einleitung

Vor gut zwölf Jahren hat die Entdeckung, dass Cyclooxygenasefunktionen von zwei verschiedenen Enzymen vermittelt werden, die Hoffnung auf wesentlich besser verträgliche Antiphlogistika und Analgetika geweckt. In den letzten Jahren kamen mit Celecoxib und Rofecoxib zwei selektive COX-2-Hemmstoffe auch in Deutschland zur Zulassung. Klinische Studien bestätigen nun, dass die selektiven COX-2-Inhibitoren eine deutlich reduzierte gastrointestinale Toxizität bei vergleichbarer analgetischer Wirkung aufweisen. Andere unerwünschte Wirkungen wie die Ödembildung und eine leichte Erhöhung des systolischen Blutdrucks scheinen dagegen bei den selektiven COX-2-Inhibitoren und klassischen NSAIDs in etwa vergleichbarem Umfang aufzutreten. Ob die bessere gastrointestinale Verträglichkeit auch mit neuen Risiken etwa erhöhter Thrombose und Myokardinfarktraten, verbunden ist, wird gegenwärtig diskutiert.

■ Grundlagen der Wirkung nichtsteroidaler Antiphlogistika

Nichtsteroidale Antiphlogistika (englisch non-steroidal anti-inflammatory drugs, abgekürzt, NSAIDs) gehören zu den am häufigsten eingesetzten Medikamenten. Sie bilden die Basis der medikamentösen Behandlung von entzündlichen Schmerzsyndromen, werden aber auch häufig mit Erfolg bei nichtentzündlichen Schmerzen eingesetzt. Gemeinsamer Wirkmechanismus der NSAIDs ist die Hemmung der Prostaglandinsynthese. Für analgetische Wirkung ist vermutlich die Prostaglandinsynthesehemmung im entzündeten Gewebe und, wie Forschungsergebnisse der letzten Jahre gezeigt haben, auch im zentralen Nervensystem, insbesondere im Rückenmark, relevant. Die Prostglandinsynthesehemmung erfolgt über die Blockade der Cyclooxygenasen, der Schlüsselenzyme der Prostaglandinsynthese. Diese Blockade der Cyclooxygenasen liegt aber auch den meisten unerwünschten Wirkungen der klassischen NSAIDs zugrunde. In der Magenschleimhaut führt das Fehlen von Prostaglandinen zu Schleimhauterosionen, Ulzerationen und letztlich zu unter Umständen lebensbedrohlichen Blutungen. Andere Organfunktionen, die durch die Verminderung der Prostaglandine beeinträchtigt werden, sind zum Beispiel die Nierenfunktion und die Thrombozytenfunktion. Neben diesen klinisch auffälligen Wirkungen spielen Prostaglandine in praktisch allen Organsystemen und vielen Entwicklungsprozessen eine physiologische (und pathophysiologische) Rolle, etwa so im Gefäßendothel, bei Umbauprozessen des Knochens, für die Orthopädie von besonderer Bedeutung, und bei der Wundheilung [1].

■ Die Idee der selektiven COX-2-Hemmung

Vor gut zwölf Jahren hat die Entdeckung, dass Cyclooxygenasefunktionen von zwei unterschiedlichen Enzymen vermittelt werden, die Hoffnung auf wesentlich besser verträgliche Antiphlogistika und Analgetika geweckt. Während die Cyclooxygenase 1 (COX-1) in vielen Geweben konstitutiv exprimiert wird, ist die Cyclooygenase 2 (COX-2) häufig erst nach entsprechender Stimulation etwa im Rahmen von Gewebsschädigungen und Entzündungen nachweisbar (Abb. 1). Eine selektive Hemmung der COX-2 sollte also eine ebenso gute antiphlogistische und analgetische Wirkung erwarten lassen wie klassische NSAIDs bei fehlender oder zu mindest deutlich reduzierter gastrointestinaler Toxizität. Die strikte Unterteilung in eine konstitutiv exprimierte COX-1 und eine erst im Rahmen von Entzündungsreaktionen exprimierte COX-2 ist heute so sicher nicht mehr in allen Organsystemen haltbar. So findet sich beispielsweise COX-2 auch unter physiologischen Bedingungen im Rückenmark und in der Niere. Dennoch gilt es heute als weitgehend gesichert, dass die COX-2 gegenüber der COX-1 im Rahmen von Entzündungen und im Schmerzgeschehen die weitaus größere

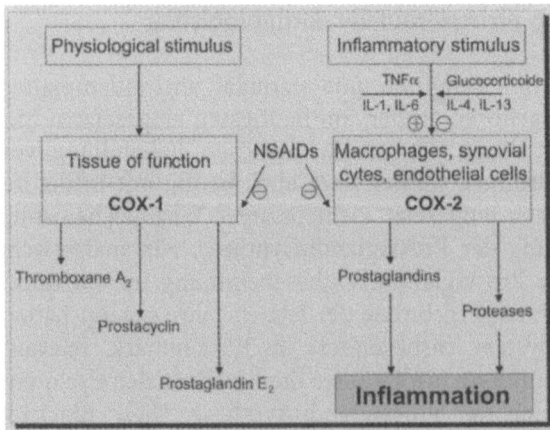

Abb. 1. Schematische Darstellung einiger Funktionen und der Regulation der COX-1 und COX-2 im Organismus

Tabelle 1. Relative Potenz einiger analgetisch/antipyretisch/antiphlogistischer Wirkstoffe hinsichtlich ihrer COX-1- und COX-2-Hemmungen in vitro im humanen Vollblutassay

Substanz	COX-1-/COX-2-IC$_{50}$-Ratio
Ibuprofen	0,50
Naproxen	0,56
S-Ketoprofen	0,61
Flurbiprofen	1,00
Indometacin	1,90
Piroxicam	3,10
Meloxicam	11,16 [a]
Nimesulid	17,70 [a]
Diclofenac	18,90 [a]
Celecoxib	>30 [b]
Rofecoxib	>200 [b]

[a] Stärkere (präferentielle) Hemmung der COX-2
[b] Selektive (spezifische) Hemmung der COX-2

Rolle spielt. Ihre selektive Hemmung sollte daher den Weg ebnen für eine antiphlogistisch-analgetisch Therapie ohne die sonst in der Langzeittherapie mit klassischen NSAIDs beobachtete gastrointestinale Toxizität [2].

Die bis vor zwei Jahren auf dem deutschen Markt befindlichen nichtsteroidalen Antiphlogistika weisen größtenteils entweder keine Selektivität auf oder hemmen die COX-1 sogar potenter als die COX-2 (Tabelle 1). Keiner der damals auf dem Markt befindlichen Wirkstoffe ließ die COX-1 in therapeutsch antiphlogistisch wirksamer Dosierung unbeeinflusst. Einige wenige Substanzen, etwa Diclofenac und Meloxicam, zeigen eine so genannte präferrentielle COX-2 Hemmung. Ob das Ausmaß dieser Selektivität von klinischer Relevanz ist und Vorteile hinsichtlich einer Verminderung der Rate von unerwünschten Arzneimittelwirkungen zeigt, ist zumindest nicht gesichert.

Strukturanalysen der beiden Cyclooxygenasen haben gezeigt, dass die Isoenzyme ausreichend unterschiedliche Strukturen haben, so dass die Entwicklung von tatsächlich COX-2 selektiven Wirkstoffen möglich erschien. Insbesondere weißt der „Kanal", durch den Arachidonsäure, das Substrat der Cyclooxygenasen, das katalytische Zentrum des Enzyms erreicht, wesentliche strukturelle Unterschiede auf, die eine selektive Blockade der COX-2 möglich erscheinen ließen [3, 4].

In den letzten Jahren kamen mit Celecoxib (Celebrex®), Rofecoxib (Vioxx®) und Valdecoxib (Bextra®) selektive Hemmstoffe der COX-2 auch in Deutschland zur Zulassung (Abb. 2). Mittlerweile liegen zu diesen Substanzen eine Reihe von klinischen Studien vor, die die deutliche Reduzierung schwerer gastrointestinaler Nebenwirkungen bei vergleichbarer analgetischer Wirkung bestätigen.

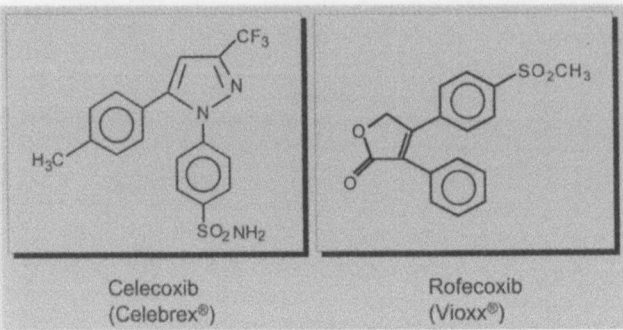

Abb. 2. Chemische Struktur der beiden in Deutschland zugelassenen selektiven COX-2-Hemmer

■ Ergebnisse klinischer Studien

In klinischen Studien haben sich sowohl Celecoxib als auch Rofecoxib als wirksame Analgetika und Antiphlogistika erwiesen. Nach Zahnextraktion erwies sich Rofecoxib (50 mg) als ebenso stark und länger wirksam als 400 mg Ibuprofen [5]. Auch in einer Studie, die Celecoxib (100 mg und 400 mg) gegen 650 mg ASS verglich, zeigte sich eine ähnlich gut analgetische Wirksamkeit [6].

In der VIGOR-Studie [7] wurde das Auftreten eines klinischen Ereignisses im oberen Gastrointestinaltrakts (gastroduodenale Perforation oder Obstruktion, obere gastrointestinale Blutung und symptomatische gastrointestinale Ulzera) bei insgesamt 8076 Patienten mit rheumatoider Arthritis untersucht. Verglichen wurde die Behandlung entweder mit 50 mg Rofecoxib 1× tägl. oder mit 500 mg Naproxen 2× täglich. Es zeigte sich, dass in der Rofecoxib behandelten Gruppe sowohl klinische Ereignisse im oberen Gastrointestinaltrakt, wie auch klinisch bestätigte Komplikationen deutlich signifikant ($p \leq 0,001$ und $p \leq 0,005$) seltener als in der Naproxen behandelten Kontrollgruppe auftraten (relatives Risiko 60 bzw 40%). Hinsichtlich des Auftretens sonstiger Erkrankungen und Komplikationen außerhalb des Gastrointestinaltrakts war auffällig, dass Myokardinfarkte in der Rofecoxib behandelten Gruppe häufiger auftraten als in der Naproxen-Gruppe. Die allgemeinen und kardialen Todesfälle waren jedoch in beiden Gruppen ähnlich. In diesem Zusammenhang erscheint von Bedeutung, dass in der VIGOR-Studie nur Patienten im Alter von mindestens 50 Jahren (oder mindestens 40 Jahren und gleichzeitiger Langzeit-Glukokortikoidbehandlung) aufgenommen wurden, so dass die Patienten allein schon aufgrund ihres Alters ein erhöhtes Myokardinfarktrisiko aufwiesen. Eine post hoc durchgeführte Analyse der Patientendaten hat demnach auch ergeben, dass bei 4% der Studienpatienten die Kriterien für eine Myokardinfarktprophylaxe mit niedrig dosiertem Aspirin erfüllt hätten. Gleichzeitige Aspirineinnahme war jedoch ein Ausschlusskriterium der Studie.

In der zweiten Studie, der CLASS-Studie (Celecoxib Long-term Arthritis Safety Study) [8] wurden das Auftreten unerwünschter Arzneimittelwirkungen insbesondere von symptomatischen Ulzera des oberen Gastrointestinaltrakts und Ulkuskomplikationen bei insgesamt 8059 Patienten mit Arthrose oder rheumatoider Arthritis erfasst. Verglichen wurde dabei eine Behandlung entweder mit 2× tägl. 400 mg Celecoxib oder mit einem klassischen NSAID (3× tägl. 800 mg Ibuprofen oder 2× tägl. 75 mg Diclofenac). Anzumerken ist hierbei, dass die Celecoxibdosis der 2- bzw. 4-fachen Dosis der in der Arthrose bzw. Arthritisbehandlung üblichen Dosierung entsprach. In dieser Studie zeigte sich zwar, dass die Celecoxib behandelte Gruppe gegenüber der mit klassischen NSAIDs behandelten Patienten ein verringertes Risiko (2,08 gegenüber 3,53%) ein symptomatisches Ulkus zu entwickeln aufwies, hinsichtlich des alleinigen Auftretens von Ulkuskomplikationen verfehlte die Studie jedoch die statistische Signifikanz. Erst als die Patienten, die keine begleitende Medikation mit ASS (bis 325 mg tägl.) einnahmen, separat analysiert wurden, ergab sich eine statistisch signifikante Reduktion auch für das Auftreten von Ulkuskomplikationen (0,44 gegenüber 1,27%). Es zeigte sich aber auch, dass durch die zusätzlich Einnahme von ASS (in dieser für europäische Verhältniss recht hohen Dosis) die Vorteile hinsichtlich der gastrointestinalen Toxizität verloren gingen. Überraschenderweise war in dieser Studie das Risiko kardiovasculärer Ereignisse in der Celecoxib behandelten Gruppe und der Kontrollgruppe gleich, und zwar unabhängig von der Einnahme von ASS.

Ob die höhere Myokardinfarktrate, die bei den mit Rofecoxib behandelten Patienten gegenüber den mit Naproxen behandelten Patienten beobachtet wurde, auf eine Erhöhung des Infarkt/Thromboserisikos zum Beispiel durch Hemmung des antithrombotisch wirkenden Prostacyclins in Endothelzellen der arteriellen Strombahn zurückzuführen ist, oder auf eine positive protektive Wirkung des Naproxen muss gegenwärtig offen bleiben.

■ Konsequenzen für die Therapie

Beide Studien belegen, dass die selektive Hemmung der COX-2 zu einer deutlichen therapeutisch relevanten Senkung des Risikos von unerwünschten Arzneimittelwirkungen im oberen Gastrointestinaltrakt gegenüber klassischen NSAIDs führt. Komplikationen, die unter der Therapie mit klassischen NSAIDs auftreten verursachen auch erhebliche sozio-ökonomische Kosten. Die höheren Kosten der neuen selektiven COX-2-Hemmer werden somit vermutlich mehr als ausgeglichen. Zum Einsatz kommen sollten sie vor allem bei Patienten mit einem erhöhten Risiko für gastrointestinale Komplikationen, insbesondere also bei Patienten im Alter über 60 Jahren und bei Patienten mit Ulkusanamnese oder mit begleitender Komedikation mit Glukokortikoiden. Nicht angewendet werden sollten sie bei Patienten, die bereits an einem Ulkus leiden. Die Abheilung des Ulkus würde vermutlich durch die Hemmung der COX-2 verzögert. Bei allen Patienten ist, wie auch unter klassischen NSAID mit Wasserretention und Blutdruckerhöhungen zu rechnen [9].

Besondere Überlegungen verlangt die Therapie von Patienten, die niedrig dosierte ASS zur Myokardprophylaxe einnehmen. Für diese Patienten wird gegenwärtig die kombinierte Therapie mit niedrig dosierter ASS und einem COX-2 selektiven Arzneistoff empfohlen. Allerdings erhöht die gleichzeitige Einnahme von ASS mit selektiven COX-2-Hemmern die Ulkusinzidenz. Wie die CLASS-Studie zeigt, geht dabei der Vorteil des verringerten gastointestinalen Risikos verloren. Ob die Anwendung klassischer NSAIDs zusammen mit ASS und einem Protonenpumpenhemmer die bessere Lösung darstellt, muss zukünftig untersucht werden.

Literatur

1. Brune, K, Kalden, J, Zacher, J, Zeilhofer, HU (2000) Selektive Inhibitoren der Zyklooxygenase 2. Evolution oder Revolution. Dt Ärztbl 97:A-1818–1825
2. Vane JR, Bakhle YS, Botting RM (1998) Cyclooxygenases 1 and 2. Annu Rev Pharmacol Toxicol 38:7–120
3. Luong C, Miller A, Barnett J, Chow J, Ramesha C, Browner MF (1996) Flexibility of the NSAID binding site in the structure of human cyclooxygenase-2. Nat Struct Biol 3:927–933
4. Kurumbail RG, Stevens AM, Gierse JK, McDonald JJ, Stegeman RA, Pak JY, Gildehaus D, Miyashiro JM, Penning TD, Seibert K, Isakson PC, Stallings WC (1996) Structural basis for selective inhibition of cyclooxygenase-2 by anti-inflammatory agents. Nature 384:644–648
5. Ehrich EW, Dallob A, De Lepeleire I, Van Hecken A, Riendeau D, Yuan W, Porras A, Wittreich J, Seibold JR, De Schepper P, Mehlisch DR, Gertz BJ (1999) Characterization of rofecoxib as a cyclooxygenase-2 isoform inhibitor and demonstration of analgesia in the dental pain model. Clin Pharmacol Ther 65:336–347
6. Geis GS (2000). Update on clinical developments with celecoxib, a new specific COX-2 inhibitor: What can we expect? Scand J Rheumatol 28:31–37
7. Bombardier C, Laine L, Reicin A, Shapiro D, Burgos-Vargas R, Davis B, Day R, Ferraz MB, Hawkey CJ, Hochberg MC, Kvien TK, Schnitzer TJ (2000). Comparison of upper gastrointestinal toxicity of rofecoxib and naproxen in patients with rheumatoid arthritis. VIGOR Study Group. N Engl J Med. 343:1520–1528, 2 p following 1528
8. Silverstein FE, Faich G, Goldstein JL, Simon LS, Pincus T, Whelton A, Makuch R, Eisen G, Agrawal NM, Stenson WF, Burr AM, Zhao WW, Kent JD, Lefkowith JB, Verburg KM, Geis GS (2000) Gastrointestinal toxicity with celecoxib vs nonsteroidal anti-inflammatory drugs for osteoarthritis and rheumatoid arthritis: the CLASS study: A randomized controlled trial. Celecoxib Long-term Arthritis Safety Study. JAMA 284:1247–1255
9. Schwartz JI, Vandormael K, Malice MP, Kalyani RN, Lasseter KC, Holmes GB, Gertz BJ, Gottesdiener KM, Laurenzi M, Redfern K-J, Brune K (2002) Vergleichende Untersuchung zum Einfluss von Rofecoxib, Celecoxib und Naproxen auf die Nierenfunktion bei älteren Probanden mit normaler kochsalzhaltiger Diät. Übersetzung der englischen Originalpublikation Schwartz JI et al., „Comparison of rofecoxib, celecoxib, and naproxen on renal function in elderly subjects receiving a normalsalt diet", Clin Pharmcol Ther 72:50–61

4 Opioidtherapie bei chronischen nicht-tumorbedingten Schmerzen

W. BÖSWALD, R. SITTL, N. GRIESSINGER

Die Therapie von nichttumorbedingten Schmerzen oder so genannten chronisch gutartigen Schmerzen stellt nach wie vor eine große Herausforderung in der Schmerztherapie dar. Während die Opioidtherapie inzwischen einen festen Platz im Behandlungsregime von Tumorschmerzen einnimmt, wird bei Schmerzen nicht malignen Ursprungs der Einsatz von starken Opioiden kontrovers diskutiert.

Im Gegensatz zu akuten bzw. tumorbedingten Schmerzen umfasst die Behandlung von chronisch gutartigen Schmerzen unter Umständen sehr lange Zeiträume wobei hier besonders die Langzeitwirkungen von Opioiden von Interesse sind. Bei chronischen Schmerzen handelt es sich um eine sehr inhomogene Gruppe, deren Subpopulationen nicht ohne weiteres gleich zu behandeln und deren spezielle Eigenheiten zu berücksichtigen sind [1–4].

Lange Zeit galt die weitgehend einhellige Meinung, nichttumorbedingte Schmerzen stellen keine Indikation für den Einsatz von Opioiden dar. Die Zurückhaltung wurde mit Begriffen wie erhöhte Gefahr von Toleranzentwicklung, Zunahme der Nebenwirkungen, zusätzliche geistige und körperliche Einschränkung, Sucht und fehlende Effektivität begründet [5]. Nach klinischer Erfahrung erleben jedoch immer wieder Patienten mit eben diesen Schmerzsyndromen eine eindeutige opioidinduzierte Schmerzlinderung, während andere wiederum über anhaltende Nebenwirkungen ohne anhaltenden analgetischen Effekt berichten. Anwendungsberichte bzw. Fallserienstudien lassen den vorsichtigen Schluss zu, dass bei Einhaltung bestimmter Regeln und Vorsichtsmaßnahmen Opioide auch zu einem langfristigen Einsatz geeignet sein können. Unter Berücksichtigung von randomisierten kontrollierten Studien (RCT) ist zwar die kurzfristige Wirksamkeit bei einer speziellen Subpopulation von nichttumorbedingten Schmerzensyndromen nachgewiesen, eine wissenschaftliche gesicherte Aussage zur längeren Brauchbarkeit von Opioiden kann davon jedoch nicht abgeleitet werden [5]. Einigkeit besteht darüber, dass es unter dem Einfluss von Opioiden zu einer signifikanten Schmerzreduktion (nach standardisierten Schmerzscores) kommt und dass Toleranz und Abhängigkeit nur eine untergeordnete Rolle spielen [6]. Der eindeutige Nachweis einer verbesserten Lebensqualität im Sinne einer Funktionsverbesserung oder einer erhöhten Wiedereingliederungsrate in das Berufsleben bzw. soziale Umfeld gelang bisher jedoch nicht [7].

Aufgrund dieser Ergebnisse lassen sich folgende, für die Praxis relevanten Punkte formulieren:

■ Ziele einer Opioidtherapie

Eine reine Schmerzlinderung, im Sinne einer Reduktion der Schmerzwerte anhand von visuellen bzw. numerischen Skalen ist nicht das einzige Ziel einer Opioidtherapie. Die komplette Schmerzfreiheit als realistisches Therapieziel ist ohnehin nur selten zu erreichen. Vielmehr sollte die Therapie von Kriterien wie Verbesserung der Lebensqualität und Funktionsniveaus, Steigerung der psychosozialen Aktivität und Kostenreduktion im Gesundheitswesen geleitet werden (Pain, Clinical Updates). Da die Schmerzempfindung bei chronischen Schmerzpatienten in einem Gesamtkontext von sozialen, psychologischen und funktionellen Faktoren zu sehen ist, kann dieser Komplexität auch nur ein multimodales Therapiekonzept gerecht werden. Eine Monotherapie mit Opioiden ist nach bisherigen Erkenntnissen in Frage zu stellen [8].

■ Eingangskriterien

Da bisher eindeutige Daten zu einer diagnosebezogenen Opioidsensitivität fehlen, sind die Angaben des Patienten zu Wirksamkeit bzw. unerwünschten Nebenwirkungen die einzige Entscheidungsgrundlage zur Fortführung einer Opioidtherapie. Prospektive Studien über Responder/Nonresponder oder eines spezifischen und prädiktiven Opioidtests existieren bisher nicht. Von einer geringen Opioidsensitivität ist auszugehen, wenn während einer adäquaten Titrationsphase keine oder nur eine unzureichende Schmerzlinderung erzielt wird oder intolerable Nebenwirkungen ein Fortführen der Therapie unmöglich machen [9].

Überlegungen im Vorfeld einer Opioidlangzeitbehandlung:
- Sind alle kausalen Behandlungsmöglichkeiten ausgeschöpft?
- Wurden alle psychologischen, physikalischen, medikamentösen und interventionellen Therapieverfahren berücksichtigt (erweitertes Stufenschema)?
- Fand eine interdisziplinäre Beurteilung statt?
- Wurden die relevanten Merkmale einer chronischen Schmerzerkrankung mit validierten Methoden und Instrumenten erhoben?

Mögliche Ausschlusskriterien:
- Psychische Komorbidität (primär psychiatrische Krankheitsbilder)
- Abhängigkeit bzw. Missbrauch von psychotropen Substanzen

- Laufende Rentenverfahren o.ä. (Problematik des sekundären Krankheitsgewinns)

Die oben genannten Kriterien stellen keine absolute Kontraindikation für eine Opioidlangzeitbehandlung dar, sondern sollten an ein interdisziplinäres Therapiekonzept denken lassen.

Vorerkrankungen, die mit einer eingeschränkten Organfunktion einhergehen (Obstipation, Leber-, Niereninsuffizienz) oder das Alter des Patienten stellen per se keine Kontraindikation dar. Eine entsprechende Dosisanpassung, Opioidwechsel oder spezifische Behandlung der Nebenwirkungen können Abhilfe schaffen und sind vor einem Ausschluss in Erwägung zu ziehen [11].

Indikationen

Wie bereits erwähnt gibt es bisher keine nachgewiesene syndromspezifische Opioidsensitivität, d.h. allein die Zuordnung zu neuropathischen oder nozizeptiven Schmerzen lässt noch keinen Rückschluss auf die Ansprechbarkeit von Opioiden zu, wenngleich es Hinweise darauf gibt, dass im Gegensatz zu den o.g. Schmerzursachen bei sog. idiopathischen Schmerzsyndromen der positive Effekt deutlich weniger ausgeprägt ist [5, 9]. Eine genetische Variabilität von Opioidrezeptoren mag zusätzlich zu einer unterschiedlichen „Opioid-Responsiveness" beitragen [6].

Für folgende Schmerzsyndrome kann eine erfolgversprechende Opioidtherapie vermutet werden [11]:
- Rückenschmerzen bei erheblichen morphologischen Veränderungen
- Schmerzen bei schweren chronisch-entzündlichen und degenerativen Gelenkerkrankungen sowie Stoffwechselerkrankungen mit schmerzhaften ossären Veränderungen
- Schmerzen bei fortgeschrittenen Knochen- und Gelenkerkrankungen metabolischer, endokriner und degenerativer Genese
- Schmerzen infolge von Erkrankungen des Gehirns, des Rückenmarks oder des peripheren Nervensystems
- Schmerzhafte Endstadien organischer Erkrankungen

Kontraindikationen für eine Opioidlangzeitanwendung ergeben sich bei folgenden Krankheitsbildern:
- Primäre Kopfschmerzen (z.B. Migräne, Spannungskopfschmerz)
- Schmerzhafte funktionelle Störungen des Gastrointestinaltrakts
- Kardiale, urologische oder gynäkologische funktionelle Schmerzen
- Somatoforme Schmerzstörung, hypochondrische Störung, posttraumatische Belastungsstörung, coenästhetische Psychose, hypochondrischer Wahn

- Neuropathische Schmerzen, wenn ausschließlich Schmerzattacken vorliegen (z. B. Trigeminusneuralgie)

Bei anderen in Frage kommenden Schmerzsyndromen (wie z. B. unkomplizierte Rückenschmerzen, atypischer Gesichtsschmerz, Fibromyalgie, posttraumatischer Kopfschmerz, CRPS uvm.) ist in jedem Fall eine interdisziplinäre Absprache empfohlen.

Behandlungsmanagement

Information und Aufklärung bilden die elementaren Bestandteile in jedem Behandlungskonzept eines chronischen Schmerzpatienten. Gerade dieser Grundsatz sollte auch bei einer geplanten Opioidtherapie berücksichtigt werden.

Realistische Therapieziele sind zu definieren, Wirkungen und Nebenwirkungen klar und verständlich mitzuteilen, Verhaltensgrundsätze und Abbruchkriterien sind im voraus festzulegen und schriftlich in Vertragsform zu fixieren. Entsprechende Aufklärungsbögen existieren bereits [8, 12].

Daraus ergibt sich ein zeitlich begrenztes und inhaltlich strukturiertes Behandlungsintervall, das durch entsprechende Verlaufskontrollen mit standardisierten Messverfahren immer wieder evaluiert wird. Grundsätzlich wird keine lebenslange Dauertherapie mit Opioiden angestrebt.

Die Behandlung sollte von *einem* Arzt koordiniert werden. Einnahmeunregelmäßigkeiten und Parallelverschreibungen müssen rechtzeitig erkannt und vermieden werden. Der Hinweis auf Fahruntüchtigkeit vor allem in Zusammenhang mit Medikamentenumstellungen sollte auch unter medikolegalen Gesichtspunkten nicht fehlen. Auf mögliche unerwünschte Arzneimittelwirkungen, besonders in Verbindung mit anderen psychotropen Substanzen muss eingegangen werden. Ebenso ist der Patient auf die Wahrscheinlichkeit einer physischen Abhängigkeit mit der Gefahr einer Entzugssymptomatik bei plötzlichem Absetzten des Opioids sowie auf die theoretische Möglichkeit einer Suchtentwicklung hinzuweisen.

Behandlungsgrundregeln

Die Behandlungsgrundregeln von chronischen nichttumorbedingten Schmerzen leiten sich von den in der Tumorschmerztherapie geltenden Richtlinien ab. Es muss insbesondere auf eine individuelle und ausreichende Dosisanpassung geachtet werden, da gerade bei bestimmten neuropathischen Schmerzsyndromen vermutlich erst bei höheren Dosierungen ein Effekt zu erwarten ist. Eine Unterdosierung könnte zu dem Phänomen der Pseudoabhängigkeit führen [10].

In Anlehnung an das WHO-Stufenschema gilt:
- Zuerst Stufe II dann Stufe III
- Verwendung von retardierten Präparaten
- Bevorzugung von oraler Medikation
- Einnahme nach einem festen tageszeitlichen Schema
- Keine zusätzlichen parenteralen Bolusgaben
- Individuelle Dosistitration in einer angemessenen Testphase (ca. 4 Wochen)
- Adäquate Therapie der Nebenwirkungen
- Exakt festgelegte Notfallmedikation für sog. Durchbruchschmerzen
- Führen eines Schmerztagebuchs ggf. unter Einbeziehung von Angehörigen

Darüber hinaus kann mit dem Patienten ein in festen Zeitabständen durchgeführtes, u.U. auch ein nicht angemeldetes Drogenscreening vereinbart werden. Abbruchkriterien für die Beendigung einer Opioidtherapie werden bereits vor Beginn definiert. Folgende Situationen können Anlass geben, die Fortführung der Opioidtherapie zu überdenken und gegebenenfalls einzustellen.
- Fehlendes Ansprechen der Opioide während der Testphase (Non-Responder)
- Unzureichende dauerhafte Schmerzreduktion
- Unkontrollierte Dosissteigerung
- Einnahmeunregelmäßigkeiten
- Einnahme nicht verschriebener Medikamente
- Fehlende Aktivitätssteigerung
- Eindeutiges Suchtverhalten

Die Beendigung einer Opioidtherapie erfolgt immer ausschleichend um von vorn herein Entzugssymptome zu vermeiden. Sollten dennoch entsprechende Anzeichen auftreten, sind sie mit geeigneten Medikamenten (Clonidin) oder einer Wiederaufnahme der Opioidtherapie zu behandeln [11].

Zusammenfassung

Nach bisherigen Erfahrungen und Erkenntnissen sind Opioide durchaus als mögliche medikamentöse Option in der Langzeitbehandlung von chronischen nichttumorbedingten Schmerzen anzusehen. Als Voraussetzung sollte allerdings gelten, dass sowohl die Erfassung (Assessment) als auch die Indikationstellung interdisziplinär erfolgen und eine konsequente Verlaufskontrolle gewährleistet ist. In jedem Fall ist die Einbindung einer Opioidtherapie in ein schmerztherapeutisches Gesamtkonzept unter Berücksichtigung multimodaler Behandlungsverfahren wünschenswert.

Literatur

1. Dertwinkel R, Wieblack A, Zenz M, Strumpf M (1996) Orale Opioide zur Langzeittherapie chronischer Nicht-Tumorschmerzen, Anaesthesist (1996) 45:495–505
2. Ashburn A, Staats PS (1999) Management of Chronic Pain, Lancet 353:1865–1869
3. Portenoy RK (1990) Chronic Opioid Therapy in Nonmalignant Pain, Journal of Pain and Symptom Management 5:46–62
4. Schofferman J (1993) Long-Term Use of Opioid Analgesics for the Treatment of Chronic Pain of Nonmalignant Origin, Journal of Pain and Symptom Management 8:279–288
5. Graven S, de Vet HCW, van Kleef M, Weber WEJ (2000) Opioids in Chronic Nonmalignant Pain:A Criteria-Based Review of the Literature. In: Proceedings of the 9th World Congress on Pain 16:965–972
6. Dellemijn P (1999) Are Opioids Effective in Relieving Neuropathic Pain?, Pain 80:453–462
7. Stein C (2000) What is Wrong With Opioids in Chronic Pain?, Current Opinion in Anaesthesiology 13:557–559
8. Schug SA (1995) Opioids for Chronic Noncancer Pain, Pain Clinical Updates, IASP Vol III, Issue 3
9. Diener HCh, Maier Ch (Hrsg) (1997) Das Schmerztherapiebuch, Urban & Schwarzenberg, München, Wien, Baltimore
10. Dertwinkel R, Zenz M, Strumpf M, Donner B (1999) Clinical Status of Opioid Tolerance in Long-Term Therapy of Chronic Noncancer Pain, In: Opioid Sensitivity of Chronic Noncancer Pain, Progress in Pain Research and Management (Hrsg) Kalso E, McQuay HJ, Wiesenfeld-Hallin Z, IASP Press, Seattle
11. KONTS (Konsensus zur Langzeitanwendung von Opioiden bei Nicht-Tumorschmerzen, DGSS-Konsensuskonferenz, 2001 (nicht veröffentlicht)
12. Fishman SM, Bandman TB, Edwards A, Borsock D (1999) The Opioid Contract in the Management of Chronic Pain, Journal of Pain and Symptom Management 18:27–37

5 Schmerztherapie bei Failed-Back-Patienten (Postdiskotomiesyndrom): Erfolgreiche Langzeitbehandlung mit Fentanyl-TTS

T. Theodoridis, S. Schwalen, J. Krämer

■ Einleitung

Als Postdiskotomiesyndrom bezeichnet man anhaltend starke Beschwerden nach einer Operation an einer lumbosakralen Bandscheibe. Diese treten nach Krämer in mindestens 10% der Fälle postoperativ auf [1]. Die Erfolgschancen der Reoperation liegen zwischen 30 und 75% [2–4]. Das pathologisch-anatomische Substrat für chronische Schmerzen beim rückenoperierten Problempatienten stellen neuropathisch veränderte Nerven und sensibilisierte Nozirezeptoren dar, die durch Narbenzug wiederholten Reizen ausgesetzt werden [5]. Klinisch steht die Unfähigkeit der Patienten, sich vornüber zu neigen im Vordergrund, weil die Narben zwischen Nervenwurzel, Dura und dorsaler Wirbelkanalwand eine Verschiebung nicht möglich machen. Der Schweregrad des Postdiskotomiesyndroms wird einerseits nach den subjektiven Schmerzen im Hinblick auf Ruhe- und Belastungsschmerz und andererseits durch das Vorhandensein und die Ausprägung eines Lasègue-Zeichens definiert. Im Rahmen der Schmerztherapie werden kausal Krankengymnastik, Rückenschule, vorübergehender Einsatz von Orthesen und symptomatisch Analgetika, Wirbelsäulennahe Injektionen mit Lokalanästhetika und Steroiden sowie die Bewegungstherapie eingesetzt. Stark wirksame Opioide werden zur Zeit noch nicht generell zur Therapie von chronischen Rückenschmerzen vorgeschlagen. In einer von Simpson et al. durchgeführten Studie konnte die Wirksamkeit von Fentanyl-TTS (*Transdermal Therapeutisches System*) in diesem Patientengut im Hinblick auf die Schmerzreduktion und eine Verminderung der schmerzbedingten Beeinträchtigungen nachgewiesen werden [6].

■ Fragestellung

Dokumentation der Langzeitwirksamkeit und -sicherheit einer Therapie mit Fentanyl-TTS bei Patienten, die sich mindestens einer operativen Intervention aufgrund chronischer Rückenschmerzen unterzogen haben und die weiterhin unter starken Rückenschmerzen leiden.

Methodik

Subgruppenanalyse einer offenen, internationalen, multizentrischen Studie (FEN-INT-13), in der Patienten mit chronischen Nichttumorschmerzen bis zu 12 Monate Fentanyl-TTS erhielten. 85 Patienten (mittleres Alter 50 Jahre: 46 Frauen; mittlere Dauer der Schmerzen 9 Jahre) mit „failed back surgery syndrome" erhielten Fentantyl-TTS in einer zu Beginn äquianalgetischen Dosierung zu der vergangenen Opioidtherapie. Danach wurde die Dosis für adäquate Schmerztherapie optimiert.

Zielparameter waren:
- subjektive Schmerzkontrolle, [kategorial sehr gut, gut, mäßig, schlecht, sehr schlecht, bezogen auf die vorangegangene Woche; Responder: sehr gute, gute oder mäßige Schmerzkontrolle; Non-Responder: schlechte oder sehr schlechte Schmerzkontrolle]
- Behandlungspräferenz [Vergleich zur vorangegangenen Opioidtherapie nach einem Monat]
- Lebensqualitätsbewertung (SF-36).

Als Sicherheitsparameter wurden unerwünschte Ereignisse und Vitalparameter dokumentiert.

Ergebnisse

Der primäre Zielparameter „subjektive" Schmerzkontrolle zeigte bei wöchentlicher Einschätzung einen gleichbleibenden Anteil der Patienten mit sehr guter bis mäßiger Schmerzkontrolle von 50–80%.

77% zogen die Therapie mit Fentanyl-TTS der vorangegangenen Opioidtherapie vor. Als Grund für die Präferenz von Fentanyl-TTS nannten 47% der Patienten eine bessere Schmerzreduktion und 33% eine bequeme Handhabung.

Im SF-36 (Lebensqualität) fand sich eine signifikante Verbesserung nach 12 Monaten Therapie gegenüber Studienbeginn für Körperschmerz, physische Gesundheit, durchschnittliche Schmerzintensität und Häufigkeit des Schmerzes.

Diskussion

Patienten mit einem Postdiskotomiesyndrom waren das Selektionskriterium der Post-hoc-Analyse einer internationalen, multizentrischen Studie zum Einsatz von Fentanyl-TTS bei chronischen Nichttumorschmerzen (FEN-INT-13). Das Kollektiv ist dem Postdiskotomieschweregrad II bis III nach Krämer zuzuordnen. Aufgrund der langen Dauer der Schmerzen und der zeitlichen

Schmerzcharakteristika und einer vorangegangenen Opioidmedikation kann überwiegend von einem Chronifizierungsgrad Stadium III nach Gershagen ausgegangen werden. Bei diesem Patientenkollektiv, dessen Symptomatik auch allgemein als therapieresistent angesehen wird, zeigten sich in der Analyse ausgesprochen positive Ergebnisse: die Schmerzkontrolle war über 12 Monate konstant, die Responderrate lag bei 50 bis 80%, es zeigten sich in einzelnen Domänen der Lebensqualität signifikante Verbesserungen innerhalb der 12-monatigen Beobachtungszeit (körperliche Gesundheit mit den Schwerpunkten Mobilität und Alltagsaktivitäten sowie schmerzbedingte Beeinträchtigungen). Die Patienten präferierten die Therapie mit Fentanyl-TTS gegenüber der vorangegangenen Schmerztherapie, in etwa der Hälfte der Fälle aufgrund einer besseren Schmerzreduktion. Bei guter Verträglichkeit konnte die Dosis von Fentanyl-TTS nach der Eintitrierungsphase ab Monat 3 über die folgenden 9 Monate konstant gehalten werden. Diese Untersuchung belegt, dass stark wirksame Opioide, hier am Beispiel von Fentanyl-TTS, auch bei chronischen Rückenschmerzpatienten mit hohem Chronifizierungsgrad erfolgreich und ohne eine Tendenz der Dosissteigerung langfristig eingesetzt werden können. Dies unterstützt die Aussage von Brown et al. (1996), dass eine chronische Opioidanalgesie bei Patienten mit als therapieresistent angesehenen chronischen Rückenschmerzen sicher und effektiv eingesetzt werden kann [7]. Dabei sollten einerseits der Schmerz und andererseits die Funktion und die Lebensqualität der Patienten als Verlaufsparameter für die Therapiekontrolle herangezogen werden. Eine adäquate Schmerzreduktion durch pharmakologische Maßnahmen kann eine Bewegungstherapie solcher Patienten sowie krankengymnastische Maßnahmen und damit eine kausale Therapie zum Teil erst ermöglichen.

Fazit

Bei Patienten mit „failed-back" führt die Gabe von Fentanyl-TTS zu einer stabilen Schmerzkontrolle und zu einer verbesserten Lebensqualität. Fentanyl-TTS ist sicher und wird gut toleriert. Aufgrund der Ergebnisse der hier vorgelegten Studie sollte eine Schmerzreduktion mit stark wirksamen Opioiden auch bei Postdiskotomiesyndrom höheren Schweregrades und chronifizierten Schmerzen im Rahmen einer multimodalen Therapie dieser Patienten zur Besserung der Funktionalität und Lebensqualität eingesetzt werden.

Literatur

1. Krämer J (1987) Das Postdiskotomiesyndrom PDS. Z Orthop 125:622–625
2. Nachemson A (1978) Low back pain. Paper at the Congr Soc Int Chir orthop Traumatol, Kyoto (Japan)
3. Schulter P, Clemens D, Rossak K (1983) Nachuntersuchungsergebnisse nach lumbalen Renukleotomien. Z Orthop 121:33–36
4. Wadell G, Kummel EG, Lotto WN, Graham JD, Hall H, McCulloch JA (1979) Failed lumbar disk surgery and repeated surgery following industrial injuries. J Bone Joint Surg 61-A:201–207
5. Krämer J, Nentwig CG (1999) Orthopädische Schmerztherapie. Enke, Stuttgart
6. Simpson RK et al (1997) Transdermal Fentanyl as Treatment for Chronic Low Back Pain. Journal of Pain and Symptom Management 14(4):218–224
7. Brown RL, Fleming MF, Patterson JJ (1996) Chronic Opioid Analgesic Therapy for Chronic Low Back Pain. JABFP 9(3):191–204

6 Botulinumtoxin – neuer Therapieansatz bei Muskelverspannungen und myofaszialen Beschwerden

H. Hefter, A. Chalkiadaki, G. Gerats, S. Kelm

■ Einleitung

Nachdem A. Scott Botulinumtoxin A (BoNT-A) zur Kompensation muskulärer Überaktivität beim Schielen erstmals klinisch erfolgreich eingesetzt hatte [35], wurde in den folgenden Jahren BoNT-A mit großem therapeutischen Erfolg zur Behandlung von fokalen Dystonien im Gesichts- und Kopfbereich eingesetzt [3, 19, 23]. Auch zur Korrektur von Gesichtsfalten wurde BoNT-A bald eingesetzt [2, 5]. Mittlerweile ist BoNT-A Mittel der ersten Wahl in der Behandlung des Blepharospasmus, der oromandibulären Dystonie und der fokalen zervikalen Dystonien [25, 26].

Sowohl bei der Behandlung der Gesichtsfalten [2] als auch der fokalen Dystonien im Gesichts- und Halsbereich [8, 22] fiel den Anwendern auf, dass sich bei einigen Patienten zusätzlich bestehende Gesichts- und Kopfschmerzen deutlich besserten [14]. Diese Beobachtungen wurde Ende der 90er Jahre aufgegriffen [29] und in einigen Studien (s. unten) systematisch analysiert. Mittlerweile lässt sich auf Grund der bestehenden Datenlage feststellen, dass BoNT-A nach den Kriterien für „evidence based medicine" Schmerzen reduziert [15], wobei die mit muskulärer Überaktivität assoziierten Schmerzen besonders gut auf die BoNT-A-Therapie ansprechen.

Wie schon die klinische Anwendung von BoNT-A zur Reduzierung von muskulärer Überaktivität so eilt auch die Schmerzbehandlung mit BoNT-A dem pathophysiologischen Verständnis der Wirkungsweise von BoNT-A weit voraus. Erst in den letzten Jahren konnte geklärt werden, wie BoNT-A in der quergestreiften Muskulatur sowohl auf die extra- wie intrafusalen Fasern wirkt [9, 12, 33]. Es stellt sich nun die experimentell schwierig anzugehende Frage, wie BoNT-A auf Nozirezeptoren wirkt und Schmerzen reduzieren kann. Auf diese Frage gibt es zur Zeit keine befriedigende Antwort. Allenfalls einige, z.T. vage Spekulationen [16, 17, 21] sind bisher zu diesem Problemkreis vorgestellt worden.

Die Studienlage zur Frage, ob BoNT-A Schmerzen reduzieren kann

Anekdotische Schilderungen von Schmerzreduktion durch Botulinumtoxin-A-Injektionen sind seit 1994 häufiger veröffentlicht worden [7, 13, 14, 22, 46]. Die erste systematische Studie wurde dann im Jahre 1997 veröffentlicht [29]. Die Fallzahl dieser offenen Studie (n = 10) war klein, die Ergebnisse aber waren so klar, dass trotz der kleinen Fallzahl eine signifikante Schmerzreduktion durch BoNT-A nachgewiesen werden konnte. Dieser Studie zum Spannungskopfschmerz folgten weitere größere, randomisierte, plazebokontrollierte Studien zum Spannungskopfschmerz [32, 38], zur Migränebehandlung [4, 36], zur Behandlung von myofaszialem Schmerz [44] und zum assoziierten Schmerz bei kindlicher Zerebralparese [1]. In allen diesen plazebokontrollierten Studien konnte eine signifikante Reduktion des Schmerzes durch die Injektionsbehandlung von Botulinumtoxin A im Vergleich zu Placebo-Injektionen nachgewiesen werden, so dass *von der Studienlage her an einer analgetischen Wirkung von BoNT-A kein Zweifel* mehr besteht.

Die Klärung der Frage, ob BoNT-A auch auf andere Schmerzen (Cluster-Kopfschmerz [11, 13], paroxysmale Hemikranie, neuralgische Schmerzen wie z. B. bei der Trigeminusneuralgie, Tennisellenbogen, Tumorschmerz usw.) eine signifikante Wirkung hat, bleibt weiteren Studien vorbehalten, die teilweise bereits begonnen worden sind.

Schmerzreduktion durch BoNT-A

Erfahrungen bei zervikalen Dystonien

Bei zervikalen Dystonien weisen ca. 90% der Patienten [21, 40] starke assoziierte Muskelschmerzen auf. Nicht nur die hypertrophierte überaktive Halsmuskulatur schmerzt, sondern häufig auch die primär nicht betroffene, aber zur Kompensation willkürlich eingesetzte antagonistische Muskulatur sowie die Schulter- und Rückenmuskulatur. Bei länger bestehenden zervikalen Dystonien kommt es zu sekundären Veränderungen der HWS und oberen BWS und damit zu weiteren Ursachen von Schmerzen.

Unter der Injektionsbehandlung mit Botulinumtoxin A bessern sich in mehr als 95% der Patienten die mit der zervikalen Dystonie assoziierten Schmerzen [21, 40]. Vier Wochen nach Injektion beträgt die Schmerzreduktion mehr als 50%. Auch noch 12 Wochen nach der Injektion liegt das Schmerzniveau signifikant unter dem Niveau vor Therapiebeginn [21].

Ca. 25% der Patienten beobachten ein deutlich früheres Einsetzen der Schmerzreduktion im Vergleich zur Verbesserung der Kopfposition [21]. Tarsy [39] berichtet sogar, dass 24% seiner befragten Patienten keine Verbesserung der Kopfposition, aber eine deutliche Schmerzreduktion bemerken. Auch in unserem Kollektiv haben wir Patienten, die hinsichtlich der Kopfposition mittlerweile als sekundäre Therapieversager anzusehen sind, bei denen aber ein Injektionsauslassversuch zu einer Schmerzverstärkung führt, so dass zur Zeit die Injektionstherapie zur Schmerzbehandlung fortgeführt wird.

Erfahrungen bei Spannungskopfschmerz

Wie bereits oben erwähnt liegen seit 1997 Ergebnisse von Studien vor, die über ein gutes Ansprechen von Spannungskopfschmerzen auf BoNT-A-Injektionen berichten [29]. Diese Ergebnisse sind verlaufskontrolliert [30] in mehreren Studien reproduziert worden [6, 27, 31, 34, 38].

Wir verwenden folgendes Injektionsgrundschema im Kopfbereich (Abb. 1). Dabei werden 12 Injektionspunkte pro Kopfseite mit 20 MU Dysport pro Injektionspunkt injiziert. Das Injektionsschema hält sich an die Ausbreitung der perikraniellen Muskulatur. Aber eine myofasziale Komponente und der Einfluss von Triggerpunkten sollte auch beim Spannungskopfschmerz berücksichtigt werden [20]. Denn bei vielen Patienten sind die Ansatzpunkte

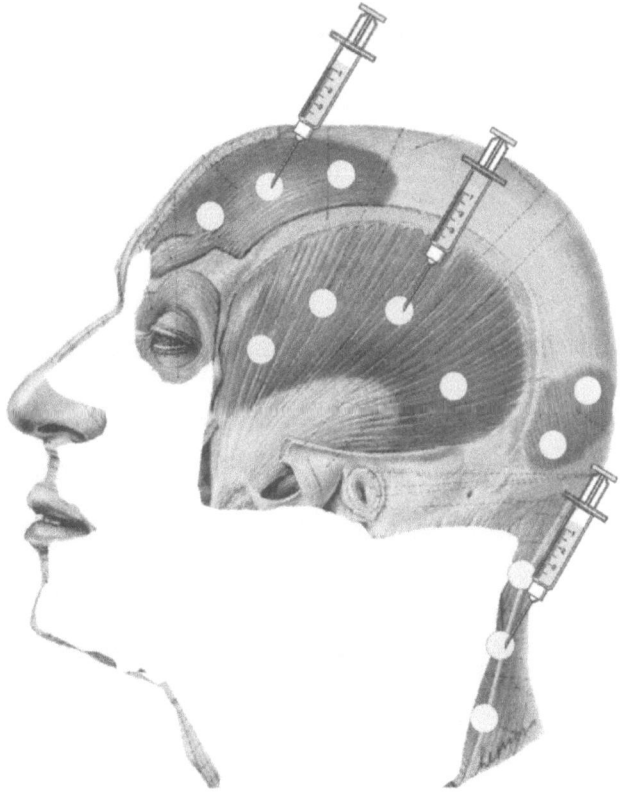

Abb. 1. Injektionsschema zur Behandlung von Spannungskopfschmerz. Das Schema hält sich an die Lokalisation der perikraniellen Muskulatur. Im Standardfall werden 12 Punkte mit 20 MU Dysport® pro Kopfseite, also ½ Ampulle Dysport® injiziert

der Nackenmuskulatur an der Schädelbasis auf Druck und Bewegung besonders empfindlich. Hier liegt die Versuchung nahe, diese Punkte mit einer höheren Dosis zu injizieren, was sicher zu einem guten therapeutischen Erfolg hinsichtlich der Schmerzen führen würde. Jedoch besteht die Gefahr, dass die Verwendung höherer Dosen von BoNT-A in der Nackenmuskulatur zu einer unangenehmen Kopfhalteschwäche führt. Deshalb sollte man sich während repetitiver Injektionen nur allmählich an die Injektion von höhere Dosen BoNT-A in die Nackenmuskulatur herantasten.

Bisher hat sich kein Injektionsschema herauskristallisiert, das anderen Schemata überlegen wäre. Auch hinsichtlich der zu verwendenden Dosen gibt es keine klaren Präferenzen. Unser Injektionsschema ist so ausgelegt, dass mit einer Ampulle beide Kopfseiten behandelt werden können. Berichtet ein Patient nur über einseitige Kopfschmerzen, injizieren wir auch nur eine Kopfseite. Das Eingehen auf die individuelle Befundlage (Schmerzausbreitung, Lokalisation von Schmerzmaxima, Verteilung von Trigger- und Tenderpunkten) scheint der Verwendung eines starren Injektionsschemas überlegen zu sein.

Im Mittel werden die Intensität und die Anzahl von Kopfschmerzattacken signifikant reduziert. Die Einzelverläufe können erheblich unterschiedlich sein.

Dies verdeutlichen die folgenden Auszüge aus den Schmerztagebüchern von zwei Patienten. Die erste Patientin gab subjektiv keine wesentliche Besserung an, obwohl ihr Tagebuch eine allmähliche Abnahme der Schmerzintensität und eine Abnahme der Attackenfrequenz zeigte (Abb. 2, links).

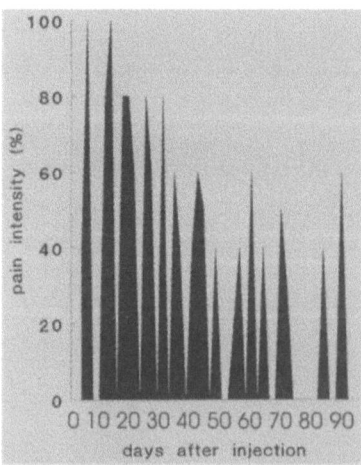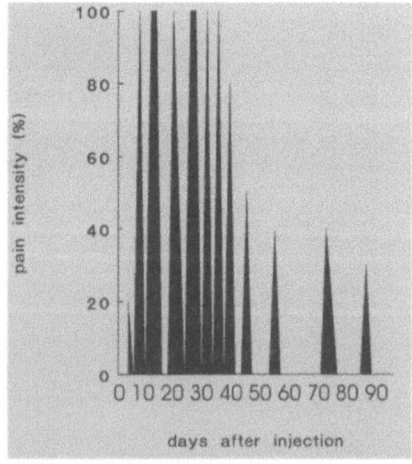

Abb. 2. Auszüge (die ersten 90 Tage nach der 1. Injektion) aus den Schmerztagebüchern von zwei Patienten. Patientin 1 (links) berichtet keine wesentliche Besserung, obwohl ihr Tagebuch klar eine allmähliche Abnahme der Schmerzintensität und eine Abnahme der Attackenfrequenz zeigt. Bei Patient 2 (rechts) tritt einen Monat nach der 1. Injektion erstmals seit 20 Jahren eine plötzliche deutliche Besserung der Kopfschmerzen ein

Der zweite Patient bemerkte bis 4 Wochen nach der Injektion keine wesentliche Wirkung. Danach trat für ihn unerwartet eine plötzliche bis dato nicht gekannte Besserung der Symptomatik erstmals seit 20 Jahren ein (Abb. 2, rechts). Er bemerkte, dass er sich eine solche Besserung unmittelbar nach der Injektion hätte vorstellen können und dass der verzögerte Wirkungsbeginn ihn eher verwirre und er sich frage, ob er den eigentlichen Beginn der Wirkung nicht registriert habe.

Aufgrund solcher und ähnlicher Erfahrungen instruieren wir unsere Kopfschmerzpatienten nun, dass der Verlauf der Wirkung von BoNT-A sehr unterschiedlich sein könne und daher das Schmerztagebuch sorgfältig täglich ausgefüllt werden sollte.

Erfahrungen bei myofaszialem Schmerz und zervikalen WS-Beschwerden

Schmerzhafte Verspannungen der Nacken-, Schulter- und oberen Rückenmuskulatur sind eine weitverbreitete Volkskrankheit. Angespannte Tätigkeit vor dem Bildschirm sowie längere Autofahrten unterhalten solche Verspannungen. Bei längerem Bestehen der Muskelanspannung wird die Muskulatur allmählich druckempfindlich, es bilden sich zunehmend umschriebene verhärtete Areale aus, die besonders schmerzhaft sind (Triggerpunkte). Bei weiterem Fortbestehen der Verspannung können durch Druck auf Triggerpunkte in weiter entfernt liegenden Arealen Schmerzen ausgelöst werden (übertragener Schmerz). Häufig finden sich Triggerpunkte entlang des Musculus sternocleidomastoideus, im oberen Ansatzbereich des Musculus levator scapulae, des oberen Trapeziusrandes und paravertebral im Ansatzbereich der M. rhomboidei [37]. Die Prädilektionsstellen für Triggerpunkte sind akribisch untersucht und kartiert worden [41, 42]. Auch im Bereich der Sehnenansätze der Muskulatur gibt es kleine umschriebene Bezirke, die besonders schmerzhaft sind (Tenderpunkte). Tenderpunkte finden sich u.a. im Bereich der Ansätze der Nackenmuskulatur an der Schädelbasis, wobei hier eine zusätzliche Irritation des N. occipitalis major nicht auszuschließen ist. So gehört zur Diagnostik des Fibromyalgie-Syndroms das Abtasten von 18 festgelegten Tenderpunkten [24, 45].

Die Behandlung von myofaszialem Schmerz mit Botulinumtoxin ist sehr erfolgreich. Sie scheint sogar der Injektionsbehandlung mit Steroiden überlegen zu sein [27]. Im Vergleich zur Infiltration mit Lokalanästhetika, die eine allenfalls wenige Tage anhaltende Erleichterung bringen, und der Anwendung von Muskelrelaxantien und physikalischen Maßnahmen führen die Injektionsbehandlungen zu mehrwöchiger deutlicher Beschwerdelinderung.

Besonders die Injektion von BoNT-A in die Triggerpunkte bringt den Patienten eine deutliche Schmerzlinderung. Die histologische Aufarbeitung solcher Schmerztriggerpunkte zeigte Strukturveränderungen der Myofibrillen [24]. In den Schmerztriggerpunkten soll die Konzentration an Azetylcholin besonders hoch sein. Ob die Myofibrillen sich aufgrund einer Überbeanspruchung verändern oder die Ausschüttung von Azetylcholin erfolgt,

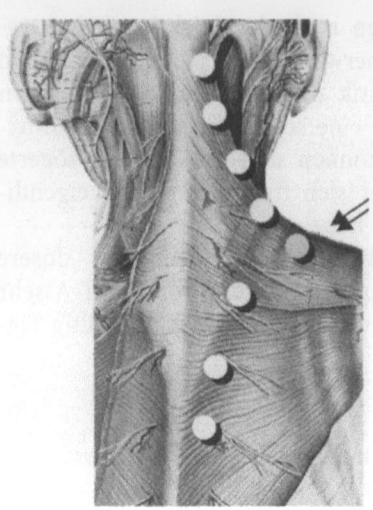

Abb. 3. Injektionsschema zur Behandlung von myofaszialen Schmerzen im Nacken- und Schulterbereich. Im Standardfall werden nur 60 MU Dysport® pro Nackenseite injiziert, um eine Kopfhalteschwäche zu vermeiden. Pro Injektionspunkt werden 20–30 MU Dysport® injiziert, insgesamt aber nicht mehr als eine ½ Ampulle. In Triggerpunkte wird die doppelte Dosis injiziert

um das Verhaken der Myofibrillen aufzulösen, ist zur Zeit ungeklärt. Jedenfalls führt die Injektion von BoNT-A in die Triggerpunkte zu einer signifikanten Schmerzreduktion und erstaunlicherweise in vielen Fällen auch zu einem Verschwinden der Triggerpunkte.

Zur Injektion der verspannten Nacken- und Schultermuskulatur verwenden wir folgendes Injektionsgrundschema (Abb. 3) und injizieren 20–30 MU Dysport pro Punkt, so dass pro Körperseite wieder ½ Amp. Dysport benutzt wird. Immer suchen wir nach Triggerpunkten, wobei viele Patienten bereits von sich aus auf solche Triggerpunkte aufmerksam machen und/oder auf Befragen diese genau lokalisieren können. In diese Triggerpunkte injizieren wir die doppelte Dosis (40–60 MU Dysport).

■ Erfahrungen bei Beschwerden im Bereich der thorakalen und lumbalen Wirbelsäule

Das Ansprechen von Rückenschmerzen auf BoNT-A-Injektionen ist bei der Behandlung von Rumpfdystonien häufig beobachtet worden. Diese Patienten (s. Abb. 4) erleben in den meisten Fälle keine signifikante Veränderung der Rumpfposition, sondern sie spüren eine signifikante Schmerzreduktion nach der Injektionstherapie. Dies ist verständlich, wenn man bedenkt, dass der pathologische Zug der Rückenmuskulatur bei den generalisierten Dystonien so stark sein kann, dass Dornfortsätze frakturieren können.

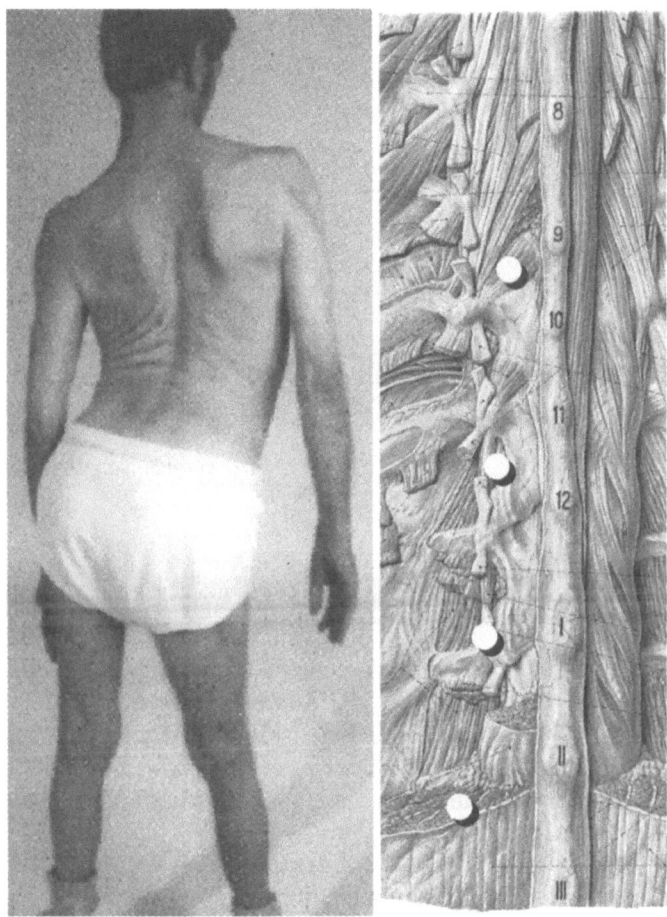

Abb. 4. Links: Patient mit Rumpfdystonie [26]; rechts: zugehöriges Injektionsschema

Im Augenblick liegt nur eine randomisierte, plazebokontrollierte Doppelblind-Studie zur Behandlung von Schmerzen im Bereich der unteren Wirbelsäule vor [10]. In Einzelfällen wird eine sehr gute Reduktion der Schmerzen in Verbindung mit einer Wirbelsäulenproblematik berichtet. Z.B. berichtete eine 44-jährige Patientin, die seit 2–3 Jahren über heftige Schmerzattacken im thorakalen Rückenbereich klagte, die mehrere Tage anhielten und nie komplett zurückgingen (s. Abb. 5), dass nach der 1. Injektionsbehandlung mit BoNT-A (240 MU Dysport) nur noch 2 Attacken aufgetreten seien und nach der 2. Injektion, die mit etwas erhöhter Dosis durchgeführt wurde (300 MU Dysport), nur noch einmal eine Attacke aufgetreten sei, die nicht einmal die volle Schmerzintensität erreicht habe und auch relativ kurz gewesen sei. Ebenfalls gute Erfahrungen haben wir bei Patienten mit Muskelverkrampfungen und -verspannungen im LWS- und Beinbereich bei engem Spinalkanal und Bandscheibenprozessen.

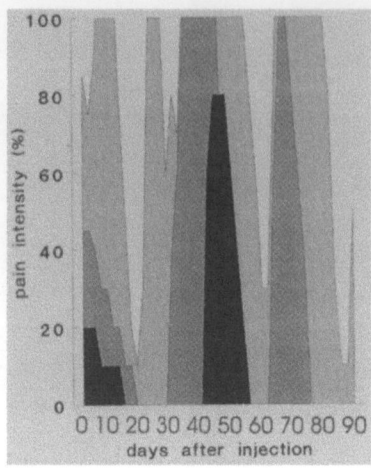

Abb. 5. Auszüge (90 Tage vor der 1., die ersten 90 Tage nach der 1. und die ersten 90 Tage nach der 2. Injektion) aus dem Schmerztagebuch einer Patientin mit thorakalen Rückenschmerzen beidseits bei Th5. Die Intensität und Frequenz der Schmerzattacken nahm nach den Injektion dramatisch ab

■ Wie wird Botulinumtoxin zur Schmerztherapie appliziert?

Im Folgenden wird das Vorgehen für das Präparat Dysport angegeben. Das Präparat Botox mit 100 MU/Ampulle lässt sich analog applizieren, wenn man ein Verhältnis von 1 Botox-MU = 5 Dysport MU zu Grunde legt. Dieses Verhältnis von 1:5 scheint in der Praxis nicht immer zu stimmen. Es ist daher sinnvoll, zunächst ausreichende Erfahrungen mit einem Präparat zu gewinnen.

Das in physiologischer Kochsalzlösung (1 Amp./ 1,25 ml) aufgezogene Botulinumtoxin A (Stammlösung) wird in eine Insulinspritze gegeben, wobei 1 ml = 400 MU Dysport entsprechen. Da an der Insulinspritze eine Markierung mit 40 Teilstrichen vorhanden ist, kann die Applikation von 20 MU Dysport pro Injektionspunkt leicht dosiert werden (2 Teilstriche). Dies entspricht einem Volumen von 0,05 ml. Im Kopfbereich ist die Haut so gespannt, dass dieses Volumen schon unter erhöhtem Druck injiziert werden muss, was bei dem Patienten ein unangenehmes Spannungsgefühl hinterlässt. Im Hals und Rückenbereich werden diese Volumina gut toleriert. Selbst eine Verdoppelung des Volumens (1 Amp./2,5 ml) und die Injektion von 0,1 ml pro Injektionspunkt werden dort gut toleriert.

Die intramuskuläre Injektion erfolgt über eine Intrakutan-Nadel (27 G). Eine elegante (aber auch teure) Injektionstechnik stellt die Applikation über Kanülen dar, die zugleich eine EMG-Elektrode darstellen und eine EMG-Registrierung parallel zur Injektion erlauben. Diese Methode verwenden wir immer dann, wenn eine streng-intramuskuläre Applikation durch Tastbefund oder spezielle anatomische Verhältnisse nicht garantiert werden kann (Schreibkrampf, Kieferöffnungsdystonie, Injektion des M. tibialis posterior und iliopsoas etc.). Für die Schmerztherapie ist die EMG-gesteuerte Injektion eher von untergeordneter Bedeutung.

Mechanismen der Reduktion von Muskelverspannung durch Botulinumtoxin

Durch den Injektionsdruck und durch Diffusion breitet sich das BoNT-A im Muskel aus. An den Nervenenden im Endplattenbereich bindet BoNT-A mit seiner langen Kette an speziellen Rezeptoren. Über einen im Detail noch zu klärenden Endozytose-Mechanismus wird BoNT-A in Endosomen aufgenommen. Dort wird die Disulfidbrücke zwischen der langen und kurzen Kette gespalten. Die freigewordene kurze Kette gelangt von den Endosomen zum Fusionskomplex an der Basalmembran, der für das Andocken der Azetylcholinvesikel an die Basalmembran und die Exozytose des Azetylcholins absolut notwendig ist. Die leichte Kette von BoNT-A wirkt als Protease auf den SNAP-25-Anteil des Fusionskomplexes und schädigt damit diesen irreversibel (s. Abb. 6, Details in [25, 26]).

Dies führt an der extrafusalen Muskulatur zu einer Parese. An der intrafusalen Muskulatur bewirkt BoNT-A eine drastische Reduktion der Entladungsfrequenzen der I-A-Spindelafferenzen [9, 33]. BoNT-A beeinflusst daher die Afferenzen und Efferenzen des motorischen Systems. Dies ist unserer Meinung nach ein wesentlicher Grund, warum muskuläre Überaktivität bei Dystonie und Spastik durch BoNT-A so effektiv reduziert wird.

Nach der intramuskulären Injektion von BoNT-A kommt es im Muskel zu erheblichen Umbauvorgängen. Die Muskelfaserdicke schrumpft (das

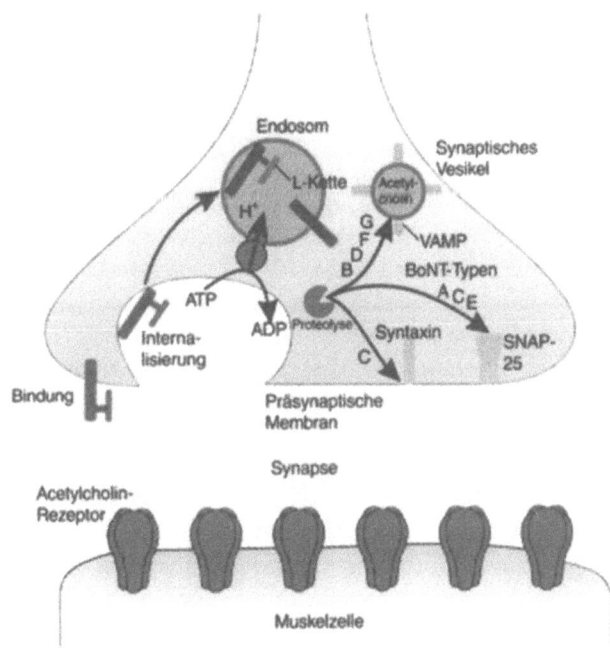

Abb. 6. Wirkprinzip von Botulinumtoxin A (Erläuterungen im Text) [26]

EMG-Muster des injizierten Muskels wird myopathisch), die Endplatten vergrößern sich, Azetylcholinrezeptoren werden postsynaptisch vermehrt exprimiert und Nervenendigungen sprossen aus, um neue Kontakte zum Muskel herzustellen. Je nach Toxintyp (A, B, C, D, E, F, G) sind diese Umbauvorgänge unterschiedlich ausgeprägt und dauern unterschiedlich lange an. Nach mehreren Monaten stellt sich aber wieder der Zustand vor der Injektion ein. Die Wirkung von Botulinumtoxin ist zeitlich begrenzt. Seine Applikation verursacht keine irreversiblen Schäden (Details in [25, 26]).

■ Mögliche Mechanismen der Schmerzreduktion durch Botulinumtoxin

Über die schmerzreduzierende Wirkung von BoNT-A sind mehrere Mutmaßungen angestellt worden [12, 16, 17, 21]. Vermehrte Anspannung in einem Muskel kann zu einer lokalen Entzündungsreaktion und lokalen Durchblutungsstörungen und damit zu inflammatorischen und ischämischen Schmerzen führen. Eine Reduktion der Muskelanspannung führt daher häufig zu einer Schmerzreduktion. Auf diese Weise lässt sich der schmerzlindernde Effekt der Wärmeapplikation erklären. Eine wesentliche Komponente der schmerzlindernden Wirkung von BoNT-A resultiert aus seiner effektiven Reduktion von Muskelanspannung.

Nun gibt es einige Aspekte beim Einsatz von BoNT-A in der Schmerztherapie, die an einen zusätzlichen Mechanismus denken lassen. Die von Tarsy [39] berichtete Reduktion von Schmerzen ohne Verbesserung der Kopfposition (siehe oben), die von uns beschriebene Dissoziation zwischen Beginn der Schmerz- und Muskelanspannungsreduktion [21] und die Wirkung bei Schmerzsyndromen, die nicht unbedingt mit einer muskulären Verspannung einhergehen (wie Migräne [36]) werten wir als Hinweis für einen zusätzliche analgetische Wirkungskomponente. Dabei nehmen wir nicht wie Guyer [17] an, dass Spaltprodukte lokal oder spinal zu einer nozirezeptiven Wirkung führen. Vielmehr gehen wir von der Tatsache aus, dass Botulinumtoxine universelle Exozytose-Blocker sind (siehe den Abschnitt über die Schädigung des Fusionskomplexes) in Verbindung mit jüngsten Tierexperimenten, die tatsächlich eine Reduktion der Ausschüttung von Substanz-P im Iris-Sphinkter des Kaninchens und in Rattenhinterhornzellen nach BoNT-A-Applikation zeigen konnten [28, 43, 47]. Angesichts der zentralen Rolle, die Substanz-P, Calcitonin-gene-related-Peptide (CGRP) und andere Neuropeptide bei der Triggerung von Bradykinin, Serotonin und Histamin, überhaupt der Schmerzkaskade spielen [24, 37], könnte also die schmerzlindernde Wirkung von Botulinumtoxin A durch die lokale Reduktion der Substanz-P oder von Neuropeptiden erklärt werden. Ob zusätzlich die Substanz-P oder neuropeptidvermittelte Sensitisierung auf spinaler Ebene direkt durch BoNT-A reduziert wird oder durch die effektive Reduktion der in der Peripherie generierten Schmerzen indirekt bewirkt ist, bleibt weiteren Experimenten vorbehalten [21].

Jedenfalls ist bezüglich der klinischen Anwendung von BoNT-A zur Reduktion von Schmerzen als auch bei der Aufklärung der zugrundeliegenden Pathomechanismen noch sehr viel Arbeit zu leisten.

Literatur

1. Barwood S, Baillieu C, Boyd R, Brereton K, Low J, Nattrass G, Graham HK (2000) Analgesic effects of botulinum toxin A: a randomized, placebo-controlled clinical trial. Dev Med Child Neurol 42, 2116-2121
2. Blitzer A, Brin MF, Keen MS, Aviv JE (1993) Botulinumtoxin for the treatment of hyperfunctional lines of the face. Arch Otolaryngol Head Neck Surg 119, 9:1018-1022
3. Brin MF, Fahn S, Moskowitz C, Friedmann A, Shale HM, Greene PE, Blitzer A, List T, Lange D, Lorelace RE (1987) Localized injections of botulinum toxin for the treatment of focal dystonia and hemifacial spasm. Mov Disord 2, 4:237-254
4. Brin MF, Swope DM, O'Brian C, Abbasi S, Pogoda JM (2000) Botox for migraine: double-blind, placebo-controlled region-specific evaluation. Cephalalgia 20: 421-422
5. Carruthers JD, Carruthers JA (1992) Treatment of glabellar frown lines with C. botulinum-A exotoxin. J Dermatol Surg Oncol 18, 1:17-21
6. Carruthers A, Langtry JAA, Carruthers JA, Robinson G (1999) Improvement of tension-type headache when treating wrinkles with botulinum toxin A injections. Headache 39:662-665
7. Cheshire WP, Abashian SW, Mann JD (1994) Botulinum toxin in the treatment of myofascial pain syndrome. Pain 59, 1:65-69
8. Frueh BR, Mush DC (1986) Treatment of facial spasm with Botulinumtoxin. An interim report. Ophthalmology 93, 7:917-923
9. Filippi GM, Errico P, Santarelli R, Bagolini B, Mann E (1993) Botulinum A toxin effects on rat jaw muscle spindles. Acta Otolaryngol 113:400-404
10. Foster L, Clapp L, Erickson M, Jabbari B (2001) Botulinum toxin A and chronic low back pain. A randomized, double-blind study. Neurology 56:1290-1293
11. Freund B, Schwartz M (2000) The use of Botulinumtoxin A in the treatment of refractory cluster headache: case reports. Cephalalgia 20:329-330
12. Giladi N (1997) The mechanism of action of botulinum toxin type A in focal dystonia is most probably through its dual effect on efferent (motor) and afferent pathways at the injected site. J Neurol Sci 152:132-135
13. Ginies PR, Fraimont JL, Kong A Siou D, Chevallier J, Mann C, Colson P (1996) Treatment of cluster headache by subcutaneous injection of Botulinumtoxin. 8th World Congress of Pain. Poster presentation, p 50
14. Girdler NM (1994) Use of Botulinumtoxin to alleviate facial pain. Br J Hosp Med 52, 7:363
15. Göbel H, Heinze A, Heinze-Kuhn K, Jost WH (2001) Evidence-based medicine: botulinumtoxin A in migraine and tension-type headache. J Neurol 248 (Suppl 1): I/34-I/38
16. Göbel H, Heinze A, Heinze-Kuhn K, Austermann K (2001) Botulinum-Toxin A in der Therapie von Kopfschmerzerkrankungen und perikranialen Schmerzsyndromen. Nervenarzt 72:261-274

17. Guyer BM (1999) Mechanism of botulinum toxin in the relief of chronic pain. Curr Rev Pain 3:427–431
18. Ishikawa H, Mitsui Y, Yoshitomi T, Mashimo K, Aoki S, Mukuno K, Shimizu K (2000) Presynaptic effects of botulinum toxin type A on the neuronally evoked response of albino and pigmented rabbit iris sphincter and dilator muscles. Jpn J Ophthalmol 44, 2:106–109
19. Jankovic J, Schwartz K (1990) Botulinumtoxin injections for cervical dystonia. Neurology 40:277–280
20. Jensen R, Olesen R (2000) Tension-type headache: an update on mechanisms and treatment. Curr Opin Neurol 13:285–289
21. Kelm S, Gerats G, Chalkiadaki A, Hefter H (2001) Reduktion von Schmerz und Muskelanspannung durch Botulinumtoxin A. Nervenarzt 72:302–306
22. Krack P, Hornig C, Dorndorf W (1995) Resolution of chronic tension headache after Botulinumtoxin treatment of idiopathic blepharospasm. Mov disord 10:388
23. Mauriello JA Jr (1985) Blepharospasm, Meige syndrome, and hemifacial spasm: treatment with Botulinumtoxin. Neurology 35:1499–1500
24. Mense S, Simons DG (2001) Muscle Pain. Understanding its nature, diagnosis, and treatment. Lippincott Williams and Wilkins, Baltimore, MD
25. Moore P (1995) Handbook of Botulinum toxin treatment. Blackwell Science Ltd, Oxford
26. Naumann M, Hefter H, Heinen F (1998) Botulinumtoxin. Wirkprinzip und klinische Anwendung. UNI-MED-Verlag, Bremen
27. Porta M (2000). A comparative trial of botulinum toxin type A and methylprednisolone for the treatment of myofascial pain syndrome and pain from chronic muscle spasm. Pain 85:101–105
28. Purkiss JR, Welch MJ, Doward S, Foster KA, Quinn CP (1998) A method for the measurement of [^{3}H]-glutamate release from cultured dorsal root ganglion neurons. Biochem Soc Trans 26:108
29. Relja MA (1997) Treatment of tension-type headache by local injection of Botulinumtoxin. Eur J Neurol 4 (suppl 2):71–73
30. Relja MA (2000) Treatment of tension-type headache with Botulinumtoxin: 1-year follow-up. Cephalalgia 20:336
31. Relja M, Korsic M (1999) Treatment of tension-type headache by injections of botulinum toxin type A: double-blind placebo controlled study. Neurology 52:A203
32. Rollnik JD, Tanneberger O, Schubert M, Schneider U, Dengler R (2000) Treatment of tension-type headache with Botulinumtoxin type A: A double-blind, placebo-controlled study. Headache 40, 4:300–305
33. Rosales RL, Arimura K, Takenaga S, Osame M (1996) Extrafusal and intrafusal muscle effects in experimental Botulinumtoxin-A injection. Muscle Nerve 19, 4:488–496
34. Schulte-Mattler WJ, Wieser T, Zierz S (1999) Treatment of tension-type headache with botulinum toxin: a pilot study. Eur J Med Res 4:183–186
35. Scott AB (1980) Botulinum toxin injection into extraocular muscles as an alternative to strabismus surgery. Ophthalmology 87:1044–1049
36. Silberstein S, Mathew N, Saper J, Jenkins S (2000) Botulinum toxin type A as a migraine preventive treatment. Headache 40:445–450
37. Simons DG, Mense S (1998) Understanding and measurement of muscle tone as related to clinical muscle pain. Pain 75:1–17

38. Smuts JA, Baker MK, Smuts HM, Stassen JMR, Rossouw E, Barnard PWA (1999) Prophylactic treatment of chronic tension-type headache using botulinum toxin type A. Eur J Neurol 6 (Suppl 4):99–102
39. Tarsy D (1997) Comparison of clinical rating scales in treatment of cervical dystonia with botulinum toxin. Mov Disord 12:100–102
40. Tarsy D, First ER (1999) Painful cervical dystonia: clinical features and response to treatment with botulinum toxin. Mov Disord 14, 6:1043–1045
41. Travell JG, Simons DG (1983) Myofascial Pain and Dysfunction: The Trigger Point Manual, Vol. 1, Williams and Wilkins, Baltimore, MD
42. Travell JG, Simons DG (1992) Myofascial Pain and Dysfunction: The Trigger Point Manual, Vol. 2, Williams and Wilkins, Baltimore, MD
43. Welch MJ, Purkiss JR, Foster KA (2000) Sensitivity of embryonic rat dorsal root ganglia neurons to Clostridium botulinum neurotoxins. Toxicon 38, 2:245–258
44. Wheeler AH, Goolkasian P, Gretz SS (1998) A randomized, double-blind, prospective pilot study of Botulinumtoxin injection for refractory, unilateral, cervicothoracic, paraspinal, myofascial pain syndrome. Spine 23, 15:1662–1666
45. Wolfe F, Smythe HA, Yunus MB et al. (1990) The American College of Rheumatology 1990 criteria for the classification of fibromyalgia. Arthritis Rheum 33:160–172
46. Zwart JA, Bovim G, Sand T, Sjaastad (1994) Tension headache: Botulinumtoxin paralysis of temporal muscles. Headache 34, 8:458–462
47. Yokosawa N, Suga K, Kimura K, Tsuzuki K, Fujii N, Oguma K, Yokosawa H (1994) Exogenous zinc ion is required for inhibitory activity of botulinum neurotoxin C1 against norepinephrine release and its endopeptidase activity toward substance P. Biochem Mol Biol Int 32, 3:455–463

7 Analysegestützte medizinische Trainingstherapie oder Aerobics?

W. H. Harter

■ Das Problem der chronischen Rückenschmerzen

Das individuelle Problem chronischer Rückenschmerzpatienten wird in der Literatur unter vielfältigen Aspekten beschrieben. Die WHO (World Health Organisation) definiert aktuell den Krankheitswert von Beschwerden im rehabilitationsrelevanten Zielbereich der ICDH nicht mehr nur nach der objektiv zu beurteilenden Schädigung, dem „impairment" [17], sondern zusätzlich, insbesondere für chronische Erkrankungen unter den Aspekten des individuellen Beeinträchtigungserlebens, und der sozialen Folgen (disability und handicap).

Als Begründung für eine derartige Betrachtungsweise sind eine Anzahl von Untersuchungen zu nennen, welche darlegen, dass ein allein über das Ausmaß der Schädigung zu begründendes Schmerzerleben häufig unzureichend ist.

So zeigten Flor und Turk [5], dass vergleichbare degenerativen Veränderungen, die bei schwerst chronifizierten Rückenschmerzpatienten zu finden waren, ebenso bei Vergleichspersonen ohne Beschwerden vorkamen. Insbesondere unterschieden die Vergleichsgruppen sich nicht in der Auftretensrate der Schädigungen.

Hildebrandt und Franz [10] wiesen nach, dass nach mehr als 6-wöchigem Aufrechterhalten von Rückenschmerzen bei mehr als 85% der Untersuchten ein struktureller, nozizeptiver Zusammenhang der Beschwerden mit dem Schmerz, selbst mit hochaufwendigen diagnostischen Mitteln nicht mehr nachzuweisen war. Trotzdem erklären die Betroffenen ein plausibles Schmerzgeschehen.

Auf physiologischer Ebene können dabei biochemische Veränderungen im Milieu der Nozizeption [22] und „Lernprozesse" durch strukturelle Veränderungen auf spinaler Ebene als Neuroplastizität herangezogen werden [13]. Dies führt lokal zu einer höheren Schmerzsensibilisierung der Nozizeptoren und spinal zu einer verstärkenden „Durchleitung" des ankommenden Signals im Neuron.

Zudem wird unter temporär anhaltenden Schmerzen auf der lokalen Ebene, insbesondere über die Vasoneuroaktivität der Neurotransmitter, eine lokale Ischämie ausgelöst. Als Folge kommt es zu einer Unterversorgung, einem „Hypometabolismus" des umgebenden Gewebes, welcher einen ATP-Mangel in der Muskulatur und eine Erhöhung der Natriumkonzentration bewirkt. Neben der Übersäuerung kann zudem der Axonreflex zu einer Erklärung für anhaltende myogene Schmerzen herangezogen werden. Auf spinaler Ebene kommt es weiterhin zu einer Erhöhung der Spontanaktivität der Neurone. Mense und Hoheisel [15] erklären diese mit einem Absenken der Stickstoffmonooxidkonzentration in der Umgebung des Neurons.

Es ist demnach plausibel, dass Schmerzaufrechterhaltung über den ursprünglich akuten Anlass hinaus, schon auf lokaler und spinaler Ebene zu begründen ist.

Andererseits zeigen weitere Untersuchungen, dass die individuelle Einschätzung der Beschwerden über das Ausmaß der Schädigung und deren Bewältigung häufig eine maßgebliche Bedeutung für das Aufrechterhalten der Schmerzen haben.

So bot Fordyce [6] in diesem Zusammenhang ein Modell an, in welchem Schmerzerleben und die damit verbundenen Copingstrategien über eine generalisierte Bewegungsangst erlernt werden. Begründet wurde dies über die respondente Konditionierung. Der Betroffene lernt über negative Stimuli das Schmerzerleben spezifischer Bewegungen, die schmerzauslösend waren, zunehmend auf mehr unspezifische Bewegungen zu übertragen.

Waddell [20] beschreibt diese Vorgänge in einem Modell des „Angst-Vermeidungs-Verhaltens" (Fear Avoidance Beliefs), einem Avoidance-Modell. Dieses Modell berücksichtigt insbesondere Zusammenhangseinschätzungen des Betroffenen mit seinem Arbeitsplatz, einer möglichen Rückkehr an den Arbeitsplatz und mit körperlicher Aktivität.

Hasenbring [9] erweitert dieses Modells des „Angst-Vermeiders" um den „(heiteren) Durchhalter" zum „Avoidance-Endurance-Modell". Sie erläutert bei postoperativen Bandscheibenpatienten eine Prognose zum Aufrechterhalten der Beschwerden bei suppressiv depressiven, suppressiv meidenden und heiter suppressiven Risikopersönlichkeiten.

Insgesamt können also sowohl physiologische, als auch psychologische Faktoren zur Erklärung ursachenüberdauernder, chronischer Rückenschmerzen herangezogen werden. Der überdauernde Schmerz führt weiterhin zu einer vermehrten Fokussierung und einer affektiv emotionell verstärkten Schmerzwahrnehmung.

Folgerichtig kommt es in diesen Zusammenhängen mit
- den myogenen Schmerzen,
- den physiologischen beziehungsweise psychologisch begründbaren chronischen Schmerzen und
- den Verhaltensänderungen
- insbesondere bei dem unterversorgten Gewebe

zu einer spezifischen Dekonditionierung der wirbelsäulenstabilisierenden Muskulatur [3]. Diese zeigt sich vor allem in der Verschlechterung der willkürlichen isometrischen Maximalkraft [3] und der Beweglichkeit.

Morphologisch begründet sich die Verschlechterung der isometrischen Maximalkraft durch eine Minderung des Muskelquerschnitts, einer zunehmenden Fettinfiltration und insbesondere durch eine unökonomische neuromuskuläre Rekrutierung der verschiedenen Muskelfasertypen.

Wiemann [21] erklärte Einschränkungen der Beweglichkeit über die Herausbildung muskulärer und neuromuskulärer Dysbalancen, welche zu einer Verlagerung der Gelenksachse führen.

Weitere Einschränkungen der Beweglichkeit dürfte über den zunehmenden ATP-Mangel („Muskelweichmacher") und der erlernten Schmerzintoleranz, auch einem physiologischen Belastungsschmerz gegenüber zu erklären sein.

Ein Therapieauftrag für eine entsprechende Trainingstherapie kann, bei Vorliegen von spezifischen individuellen Defiziten, unter den erhöhten biomechanischen Risiken direkt abgeleitet werden. Ziele derselben sind demnach unter anderem primär in der spezifischen Rekonditionierung zu formulieren [3].

■ Ansatz der analysegestützten medizinischen Trainingstherapie nach FPZ-Konzept

Eine sinnvolle Kausalität der Therapie dieser Dekonditonierung, insbesondere unter den einleitend beschriebenen Zusammenhängen ist daher konsequent. Die Formulierung des Primärziels einer Rekonditionierung lässt zudem weitere Therapieziele ableiten. Die Rekonditionierung erfordert ein intensitätsgesteuertes, progressives und dynamisches Krafttraining, wie Denner [3] es in Durchführung und Effekten beschrieben hat. Nur unter einer maximal auslastenden Stimulierung der dekonditionierten Muskulatur lassen sich die spezifischen dekonditionierenden Merkmale wieder verbessern [1, 19]. Insbesondere ist die Verbesserung der willkürlichen Aktivierungsfähigkeit der Muskulatur nur mit einer maximalen Trainingsintensität bei einer muskulären Erschöpfung innerhalb von 20 s (maximalintensives Training → maximale Reduktion der energiereichen Phosphate) zu realisieren [1]. Dies ist allerdings nur unter entsprechend konzentrierten operativen Bedingungen durchzuführen. Diese sind insbesondere

- kein Training ohne Analyse;
- kein Training ohne Termin;
- Betreuungsform maximal 3 Patienten/Therapeut;
- kein Training ohne ärztliche Unbedenklichkeitsbescheinigung (Ausschluss von Kontraindikationen) [3].

Unter diesen Rahmenbedingungen lassen sich noch weitere Therapieziele formulieren. Diese sind, im Zusammenhang mit entsprechenden durch den Therapeuten und die Therapiedurchführung zu erwartenden Lernprozessen, als eine Neubewertung der Einstellungsmerkmalen zu beschreiben.

Die edukativen Aspekte in den Effekten und der Prädiktion des Therapieerfolgs haben in der Trainingstherapie einen besonderen Stellenwert [7, 8]. Unter der intensiven Betreuung durch speziell geschulte Therapeuten kann beim Patienten ein pädagogischer Umlernprozess stattfinden. Er lernt, dass selbst intensive Belastungen, deren Notwendigkeit zur Erfüllung des Therapieauftrags schon erläutert wurde, für ihn oftmals trotz Beschwerden durchführbar sind. Dabei wurde erwartet, dass es durch das motorische Erleben von Belastbarkeit, Belastbarkeitssteigerung und die individuelle Information zur Beweglichmachung, Entlastung und Beanspruchung zu einer Neubewertung der Einstellungsmerkmale kommt.

Störvariabel kann dabei ein stabiles Arbeitsplatzproblem sein [8, 11]. Extern zu verantwortende Probleme sind dadurch ebensowenig zu lösen, wie stabile Verhaltensstrukturen, deren Änderung, bei Bedarf eines spezifischen psychotherapeutischen Ansatzes bedürfen.

Die Trainingsmaßnahmen im Überblick

Die analysegestützte medizinische Trainingstherapie nach FPZ-Konzept gliedert sich dabei in drei Massnahmen, die systematisch aufeinander aufbauen:
- die biomechanische Funktionsanalyse der Wirbelsäule (Dauer: 90 Minuten),
- das Aufbauprogramm (24 Trainingseinheiten à 60 Minuten),
- das Trainingsprogramm zur weiterführenden Prävention (eine regelmäßige Trainingseinheit pro 5–10 Tage, Dauer: jeweils 60 Minuten).

Auf der Basis der Analyseergebnisse wurde für jeden Patienten ein maßgeschneidertes individuelles Trainingsprogramm entwickelt. Regelmäßige Folgeanalysen dokumentieren die Fortschritte und ermöglichen die kontinuierliche Optimierung des Trainings.

Alle Trainingsmaßnahmen werden unter intensiver individueller Betreuung durch kompetente Trainingstherapeuten mit spezieller Zusatzqualifikation bei der Deutschen Gesellschaft für Manuelle Medizin (DGMM/FAC e.V., IGOST) durchgeführt.

Die Analyse. Die Stärken und Schwächen im Muskelkorsett der Wirbelsäule lassen sich mit einer biomechanischen Funktionsanalyse exakt bestimmen. Dabei werden speziell für das FPZ-Konzept entwickelte High-Tech-Geräte eingesetzt.

Im Mittelpunkt der Analyse stehen genaue Messungen der Beweglichkeit von Rumpf und Halswirbelsäule sowie der isometrische Maximalkraft aller wichtigen Muskelgruppen.

Die Messdaten werden von einem speziellen entwickelten Softwareprogramm mit den Referenzdaten von beschwerdefreien Personen gleichen Alters verglichen.

So entsteht innerhalb von 90 Minuten das muskuläre Profil der Wirbelsäule. In diesem werden alle Abweichungen der funktionellen Parameter (Beweglichkeit, isometrische Maximalkraft, Kraftausdauer) von den Referenzdaten in einem Plot visualisiert. Dieses ermöglicht eine objektive und quantitative Form der Dekonditionierung in Stadien für eine eindeutige Interpretation des momentanen Funktionszustand der Wirbelsäule.

Für Patienten bestimmt das muskuläre Profil Umfang, Dauer und Häufigkeit der nachfolgenden Therapie und ermöglicht die Individualisierung und gezielte Steuerung aller Trainingsmaßnahmen. Die Trainingstherapie kann dadurch wie ein Medikament dosiert werden.

■ **Das Trainingskonzept.** Das Primärziel der Trainingstherapie ist die Optimierung der wirbelsäulenstabilisierenden Muskulatur inklusive Beseitigung bzw. Reduktion vorhandener Dysbalancen (muskulärer Ungleichgewichte) und Asymmetrien.

Im Mittelpunkt der langfristig orientierten Trainingstherapie steht die intensive körperliche Aktivierung des Patienten.

Ein ausgewogener und übersichtlicher Maßnahmenmix aus Krafttraining an den FPZ-High-Tech-Geräten, Stretchingübungen sowie Übungen zur mechanischen Entlastung der Wirbelsäule und zur Entspannung der Rumpf-, Nacken- und Halsmuskulatur ermöglicht die systematische Ansteuerung der Trainingsziele.

Die Trainingsmethode des FPZ-Konzepts wurde im Rahmen der 10-jährigen Konzeptentwicklung mit mehr als 3000 Teilnehmern erprobt, überprüft und kontinuierlich weiterentwickelt [3].

Das anfängliche Aufbauprogramm umfasst i.d.R. 10–24 Trainingseinheiten, die innerhalb von 10–14 Wochen absolviert werden. Die nachfolgende weiterführende Prävention wird im Mittel mit einer Einheit pro Woche durchgeführt. Jede Trainingseinheit dauert 60 Minuten.

Die Trainingshäufigkeit wird dabei über ein Stufenmodell definiert. Diese richten sich nach den von Denner definierten 4 Dekonditionierungsstadien.

Diese Dekonditionierungsstadien beinhalten Merkmale des Alters, Geschlechts und der Anthropometrie und evaluieren über die Messung objektiver Parameter der körperlichen Leistungsfähigkeit den relativen Grad der Dekonditionierung und der Dysbalancen im Vergleich zu nicht beeinträchtigten Vergleichspersonen. Damit wird eine objektive Darstellung des aktuellen Ist-Zustands erklärt. Gleichzeitig werden dabei die Zielvariablen der physischen Rekonditionierung definiert. Aus diesen leitet sich die geplante Strategie der therapeutische Intervention ab. Die Dekonditionierungsstadien sind definiert als:

0 keine Dekonditionierung;
1 geringfügige Dekonditionierung;
2 geringfügige jedoch signifikante Dekonditionierung;
3 ausgeprägte Dekonditionierung;
4 erhebliche Dekonditionierung

und richten sich nach Häufigkeit der Dekonditionierung in den erfassten Muskelgruppen und Abweichungen der notwendigen muskulären Harmonisierung (Dysbalancen) von den vorliegenden Referenzdaten für vergleichbare beschwerdefreie Personen. Patienten mit einer Dekonditionierung im Stadium 1 und 2 trainieren dabei in der Aufbauphase 1-mal pro Woche, Patienten mit einem Stadium 3 und 4 trainieren 2-mal pro Woche.

Für das ergänzende Training zu Hause und auf Reisen werden zusätzlich individuelle Gymnastikprogramme entwickelt –detailliert, leicht verständlich und in schriftlicher Form.

Datenquellen. Die für die Maßnahme relevanten Daten werden aus folgenden Quellen gewonnen.
- Medizinische Untersuchung – Zur Überprüfung der medizinischen Eignung für das Programm wird vom behandelnden Arzt eine Untersuchung durchgeführt. In dieser wird die Indikation und eine eventuelle relative oder definierte Kontraindikation, insbesondere von akuten Beschwerden, anhand des Leitfadens für Mediziner festgestellt und dokumentiert. Bei Feststellung einer medizinischen Unbedenklichkeit wird diese durch eine Unbedenklichkeitsbescheinigung kommuniziert. Diese ist unbedingte Voraussetzung zur Durchführung der Maßnahme.
- Die biomechanische Funktionsanalyse der Wirbelsäule.
Die zentralen biomechanischen Parameter dieser Analyse sind:
  - Die Mobilität der Halswirbelsäule (HWS) und der Lenden-Brustwirbelsäule (LWS/BWS).
  - Die isometrische Maximalkraft der lumbal/thorakalen und zervikalen Extensoren, Flexoren, Lateralflexoren und Rotatoren.
  - Das Kraftverhältnis von Flexoren und Extensoren sowie von rechts- und linksseitigen Lateralflexoren und Rotatoren an Rumpf und HWS.

Neben diesen biomechanischen Faktoren werden Befragungen zur individuellen Inzidenz im Sinne der Chronifizierung, psychometrische Verfahren und Befragungen zur Evaluation der Wirtschaftlichkeit eingesetzt [3]:
- Standardisierter Fragebogen zur Befragung von
- Rückenschmerzen (Regelmäßigkeit, Dauer, momentane Episode und Intensität der Rücken- bzw. der Nackenbeschwerden),
- subjektive Parameter (Leistungsfähigkeit, Wohlbefinden) nach dem Muster der Deutschen Gesellschaft zum Studium des Schmerz (DGSS) (Interview),
- CBA = Cost-Benefit-Analyse (Interview),
- Index prädiktiver Parameter = Vorhersagbarkeit des Trainingserfolges (Interview),
- KÜ-WS [16] = Kontrollüberzeugung der Wirbelsäule (Selbstauskunft),
- FABQ (Fear avoidance beliefs questinnaire) = das Angst-Vermeidungsverhalten nach Waddel [20] in der authorisierten Übersetzung nach Pfingsten [18].

In einer Kosten-Nutzen-Analyse werden unter anderem für eine einjährige Anamnese
- die Arbeitsunfähigkeitstage (Tage),
- die Anzahl der Arztbesuche (Häufigkeit N),
- der Medikamentengebrauch (1–2× jährlich, 1–2× monatlich, 1–2× wöchentlich und täglich) und
- die Nutzung von Heil- und Hilfsmitteln (Häufigkeit N)

erfasst.

Analysegestützte medizinische Trainingstherapie oder Aerobics?

Die Effekte der analysegestützten medizinischen Trainingstherapie nach FPZ-Konzept.
Die analysegestützte medizinische Trainingstherapie ist nach wissenschaftlichen Kriterien in standardisierter Durchführung und Effekten detailliert dokumentiert [4]:
- Die Rumpf- und HWS-Mobilität vergrössert sich in allen Bewegungsebenen um im Durchschnitt 7 bis 8 Grad.
- Die isometrische Maximalkraft der Rumpf-, Nacken- und Halsmuskulatur erhöht sich um durchschnittlich 1 bis 2 Prozent pro Trainingseinheit (±>30% in 3 Monaten).
- Die dynamische Leistungsfähigkeit der wirbelsäulenstabilisierenden Muskulatur erhöht sich um im Durchschnitt 2 bis 2,5 Prozent pro Trainingseinheit (±>50% in 3 Monaten).
- 91 Prozent aller muskulären Dysbalancen lassen sich während eines 6-monatigem Trainingszeitraum vollständig beseitigen.
- Die Trainierbarkeit der wirbelsäulenstabilisierenden Muskulatur hängt weder vom Geschlecht, noch vom Alter, noch von der Diagnose (siehe auch Harter [8]), noch vom Chronifizierungsgrad des Beschwerde- bzw. Krankheitsbildes ab.
- Das Beschwerdebild von Rumpf und HWS verbessert sich bei 93,5% aller am Training teilnehmenden Rückenschmerzpatienten.
- Die Drop-out-Rate aus medizinischen Gründen beträgt unter den Rahmenbedingungen einer orthopädischen Praxis um 0,7%, unter kontrollierten Laborbedingungen um 3,5% sowie unter den Rahmenbedingungen multizentrischen Einsatzes um 4,8%.
- Die Wirksamkeit des Trainingsprogramms kann mit einer Trainingshäufigkeit von einer Trainingseinheit pro 7 Tage bei 95% der Patienten erhalten werden.

Die Wirtschaftlichkeit zeigt sich unter anderem unter kontrollierten Bedingungen in der Einsparung von durchschnittlich 7 Arbeitsunfähigkeitstagen der Teilnehmer einer Experimentalgruppe gegenüber einer Kontrollgruppe bei Durchführung der Maßnahme mit körperlich schwer arbeitenden

Transportarbeitern der Frankfurter Flughafen AG. Die Experimentalgruppe nahm über ein Jahr, mit Aufbauprogramm und anschließender weiterführender Prävention an der analysegestützten medizinischen Trainingstherapie nach FPZ-Konzept teil. Das FPZ-Konzept wurde 1998 mit dem renommierten „Richard Merten Preis für Qualitätssicherung in der Humanmedizin" ausgezeichnet.

Metaanalytische Betrachtungen zur Rückenschule

Ein direkter Vergleich zwischen anderen Konzepten und der analysegestützten medizinischen Trainingstherapie nach FPZ-Konzept existiert aktuell nicht. Allgemein können dabei entsprechend nur metaanalytische Betrachtungen herangezogen werden.

Zentrales Problem einer solchen Betrachtung ist die teilweise divergierende und nicht standardisierte Vorgehensweise der verschiedenen Rückenschulen.

Insgesamt werden 3 Basisrückenschulen praktiziert (Tabelle 1) [2].

Lühmann et al. [12] hatten diese Problematik detailliert anhand von veröffentlichten Studien metaanalytisch betrachtet.

Sie kommen zu dem Schluss, *„...die Wirksamkeit von Rückenschulprogrammen außerhalb der Arbeitsplatzumgebung im Rahmen der Versorgung von Patienten mit akuten oder rezidivierenden Rückenschmerzen lässt sich anhand der wissenschaftlichen Literatur nicht belegen. Die Anwendung bei dieser Patientengruppe wird nicht empfohlen"* [12].

Ein eindeutige Abgrenzung der Anwendung auf akute, subakute und/oder chronische Rückenschmerzpatienten wird i.d.R. nicht getroffen. Die Uneinheitlichkeit der Programme macht eine systematische Evaluation nicht möglich. Eine der analysegestützten medizinischen Trainingstherapie nach FPZ Konzept vergleichbare Standardisierung und der damit verbundenen Qualitätssicherung und Evaluation ist demnach ebenso nicht möglich.

■ Vergleich mit „Aerobics"

Der Begriff „Aerobics" ist in der trainingswissenschaftlichen Literatur allgemein nicht eindeutig definiert. Es gibt im Wesentlichen nur eine einzige wissenschaftlich nennbare Studie in der eine Maßnahme als Aerobics bezeichnet und mit einem medizinischen orientierten Krafttraining evaluiert wurde. Es handelt sich dabei um die mit dem „Volvo Award Winner in Clinical Studies" ausgezeichnete Studie von Mannion et al. [14]. In dieser werden in einer randomisierten, prospektiven Studie drei Maßnahmen
- Krankengymnastik,
- Aerobics,
- Devices (medizinische Trainingstherapie)

Tabelle 1. Kriterien der Basisrückenschulen [2]

	Svenska-Ryggskola	Canadian Back Education Units (CBEU)	Californian Back School
Gründung	1969, Stockholm, Zachrisson-Forssell	1974, Toronto, Hall	1976, San Francisco, White und Mattmiller
Personal	Physiotherapeuten	Physiotherapeuten, Orthopäden, Psychiater, Psychologen	Physiotherapeuten, Orthopäden
Dauer	4 Sitzungen (45 min.), 2 Wochen	4 Sitzungen (90 min), 4 Wochen, nach 6 Wochen Abschlusssitzung	4 Sitzungen (90 min), 7 Wochen
Klientel	Patienten, besonders mit akuten Beschwerden	Patienten, besonders mit chronischen Beschwerden	Patienten, besonders mit akuten Beschwerden
Gruppengröße	6–8 Patienten	15–20 Patienten	1–4 Patienten
Verbreitung	Skandinavien, England, Irland, Niederlande	Kanada, USA	USA, Deutschland
Besonderheiten	Stufenlagerung während der Informationsvermittlung	Psychiater, Psychologen	Hindernislauf, medizinische Betreuung, Einzelkurse
Setting	ambulant	ambulant	ambulant, stationär
Hauptziele	„Rückenfürsorge", ergonomische Beratung	„Rückenfürsorge", Einstellungsänderungen	„Rückenfürsorge"

miteinander verglichen. Allerdings handelte es sich dabei, der Beschreibung nach, bei der mit Aerobics bezeichneten Gruppe eher um ein Setting mit funktionsgymnastischen Übungen. Die Teilnahme an der Studie wurde, laut Mannion durch eine Ausschreibung in den öffentlichen Medien beworben. Die Studie ergab vergleichbare gute Ergebnisse zwischen der Devices-Gruppe und der Aerobics-Gruppe.

Unterschiedliche Settings erlauben es dabei seriöserweise nicht, die erhaltenen Ergebnisse mit anderen Studienergebnissen zu vergleichen. Der einzig verwertbare Hinweis auf das behandelte Klientel kann in einem Vergleich der veröffentlichten Parameter zu den individuellen Einschätzungsmerkmalen zum Angst- und Vermeidungsverhalten in den Faktoren
- der Rückenschmerz wurde durch die Arbeit verursacht (FABQ 1) und
- der Rückenschmerz wurde durch körperliche Aktivität verursacht (FABQ 3) [18, 20]

gesucht werden [20]. Dieser wurde in der Studie zum „Göttinger Rücken Intensiv Programm" (GRIP) eingesetzt.

Tabelle 2. Vergleich des Angst-Vermeidungsverhaltens (FABQ 1 Rückenschmerz und Arbeit) (FABQ 3 Rückenschmerz und körperliche Aktivität) [18, 20]

	N	Mittelwert	Standardabweichung
FABQ FPZ multizentrisch Stand 12/99			
prä FABQ 1	1426	11,0	7,6
prä FABQ 3	1437	16,4	5,6
OPZ Lohlfelden (Rahmenbedingung orth. Praxis)			
prä FABQ 1	640	12,7	8,0
prä FABQ 3	640	16,5	5,9
Mannion-Studie			
prä FABQ 1	137	15,7	11,3
prä FABQ 3	137	13,8	5,3
GRIP (klinische Schmerzambulanz)			
prä FABQ 1	81	18,4	8,4
prä FABQ 3	81	18,4	6,4

Ebenso ist der FABQ standardisiert Bestandteil der prä- und postanalytischen Befragung im FPZ-Konzept. Hiermit existieren also Daten, aus denen vergleichbar das Klientel
- einer Schmerzambulanz (GRIP) [18],
- dem FPZ-Konzept im multizentrischen Einsatz,
- dem FPZ-Konzept unter den Rahmenbedingungen einer orthopädischen Praxis (Orthopädisches Praventionszentrum OPZ Lohlfelden) und
- der Mannion Studie

in der präanalytische Evaluation verglichen werden konnten. Damit konnten Hinweise auf das jeweils behandelte Klientel gewonnen werden. Die jeweiligen Ergebnisse sind in Tabelle 2 dargestellt.

Das Ergebnis des Student-t-Test, welcher mit Mittelwert, Standardabweichung und Fallzahlen als den Populationsparametern durchgeführt werden kann, zeigte, dass es systematische Unterschiede der erhobenen Einschätzungsmerkmale zwischen den Studien- bzw. Therapieteilnehmern gab (Abb. 1 a und b) (* entspricht $p < 0,05$).

Während die Studienteilnehmer der Mannion-Studie eine relativ hohe Einschätzung eines Zusammenhangs der Beschwerden mit dem Arbeitsplatz angaben, zeigten sie in der Einschätzung zur körperlichen Aktivität eine vergleichbare niedrige Angst vor Bewegung und körperlicher Aktivität im Sinne der generalisierten Bewegungsangst. Lediglich die Devices-Gruppe der Mannion-Studie zeigte in der Einschätzung bezüglich der Arbeitstätigkeit keine auffälligen Unterschiede zu dem Klientel, welches unter den Rahmenbedingungen einer orthopädischen Praxis evaluiert wurde (Tabelle 3).

Allerdings zeigte auch diese Gruppe, trotz einer vergleichsweise niedrigen Bewegungsangst, mit einer lediglich 7%igen Verbesserung in der

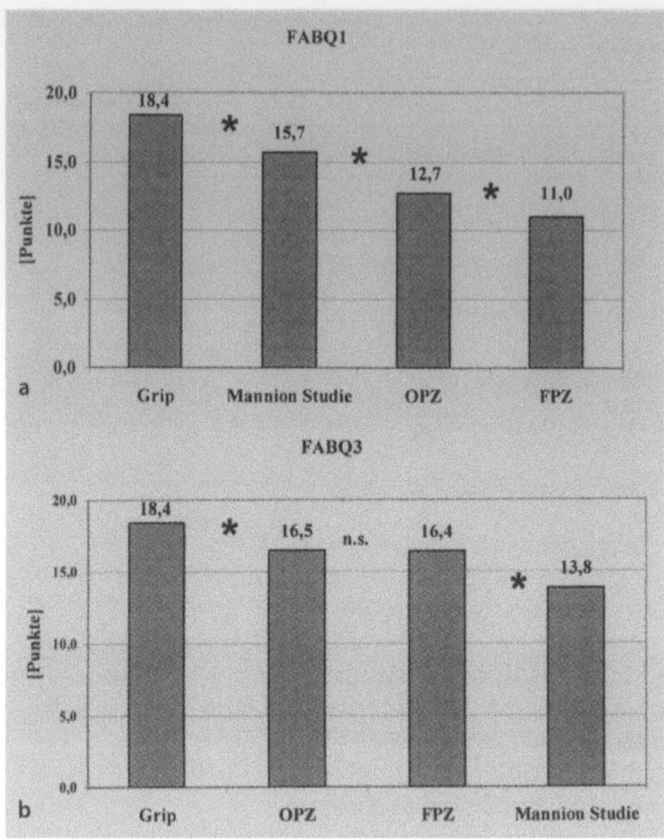

Abb. 1 a, b. Unterschiede des Angst-Vermeidungsverhaltens zwischen den verschiedenen Settings

Tabelle 3. Die Zusammenhangseinschätzung der Rückenschmerzen mit der Arbeit bei Patienten einer orthopädischen Praxis (OPZ MW2/St.Abw.2) im Vergleich zu den drei durchgeführten Maßnahmen der Mannionstudie

FABQ1 prä	MW1	St.Abw1	N1	MW2	St.Abw2	N2	t	p
Mannion/OPZ FABQ1 Aerobics	16,3	11,1	47	12,7	8,0	640	2,877	0,004
Mannion/OPZ FABQ1 Physiotherapie	16,9	11,6	46	12,7	8,0	640	3,309	0,001
Mannion/OPZ FABQ1 Devices	13,8	11,1	44	12,7	8,0	640	0,846	0,398

Kraft der Rumpfextensoren (Mannion anlässlich des IGOST Symposiums Okt. 2000 in Kassel) eine unverhältnismäßig niedrige Verbesserung. Im Sinne eines objektivierten Therapieauftrags für die Anwendung medizinischer Trainingstherapie ist dieser nicht erfüllt worden. Deutlich bessere Ergebnisse innerhalb des FPZ-Konzepts (±>30% in 3 Monaten) [4], aber auch im Rahmen des GRIP's (±>20%) (Hildebrandt anlässlich des Deutschen Orthopädenkongresses 2000/Wiesbaden) ließen den Rückschluss auf Probleme der Trainingssteuerung in der medizinischen Trainingstherapie in der Mannion-Studie erkennen.

Ausblicke

Für weitere Vergleiche innerhalb aktivierender, insbesonderer medizinisch, trainingstherapeutischer Programme, ist es daher nicht unerheblich
- über welche Kriterien ein Patient Zugang zu einer therapeutischen Maßnahme erhält und
- wie hoch vergleichbar die individuellen Einstellungs- und Einschätzungsmerkmale, wie die der generalisierten Bewegungsangst zu bemessen sind.

Insgesamt zeigt die allgemein uneinheitliche Situation in
- Durchführung und
- Evaluation
„bewegungstherapeutischer" Maßnahmen, dass
- zum einen eine dringende Notwendigkeit für eine weitere Standardisierung angewendeter Maßnahmen besteht,
- zum anderen Evaluationskriterien, insbesondere im Hinblick auf die allerseits geforderte Qualitätssicherung vereinheitlicht werden.

Damit erst können die Effekte von Therapien vergleichend überprüft werden.

Der Definition eindeutiger und objektivierbarer Therapieziele kommt, insbesondere im Hinblick auf den Risikofaktor der messbaren Muskelfunktion, eine besondere Bedeutung zu. „Ideen" zu Zielen und Effekten von Therapien müssen unter qualitätssichernden Kriterien durch wissenschaftlichen Gütekriterien entsprechender Messungen abgelöst werden. Dies gilt auch für die „Nebeneffekte" der Therapien, die sich aufgrund des Settings parallel zu dem angestrebten und definierten Therapieziel ergeben und die ebenso systematische Bedeutung erhalten.

Literatur

1. Bührle M, Werner E (1985) Muskelquerschnittstraining der Bodybuilder. In Bührle M (Hrsg.) Grundlagen des Maximalkraft- und Schnellkrafttrainings. Verlag Karl Hofmann, Schorndorf, S 199–212
2. Czolbe AB (1993) Rückenschulen in anderen Ländern. In: Nentwig CG, Krämer J, Ullrich CH: Die Rückenschule, 2. Auflage, Enke Stuttgart
3. Denner A (1998) Analyse und Training der wirbelsäulenstabilisierenden Muskulatur der Wirbelsäule. Springer, Berlin
4. Denner A (1999) Analysegestützte medizinische Trainingstherapie für die Wirbelsäule: Methoden, Wirtschaftlichekeit und Qualitätssicherung, Orth Praxis 11, 35:714–720
5. Flor H, Turk DC, Birbaumer N (1985) Assessment of stress related psychophysiological rections in chronic low back pain patients. J Consult Clin Psychol 53:354
6. Fordyce WE (1995) Back pain in the work place. Task force on pain in the work place. International Association for the Study of Pain. IASP Pain
7. Harter WH (1999) Trainingstherapie bei chronischen Rückenschmerzpatienten. Orth Praxis 11/99, 35:721–728
8. Harter WH (2001) Verfahrensentwicklung zu prädiktiven Erfolgsfaktoren der analysegestützten medizinischen Trainingstherapie aus wirtschaftlicher Sicht. Ergo Med 2/2001, 62–66
9. Hasenbring M, Marienfeld G, Kuhlendahl D, Soyka D (1994) Risk factores of chronicity in lumbar disc patients. A prospective invetigation of biological, psychological and social predictors of therapy outcom. Spine 19:2759–2765
10. Hildebrandt J, Franz C (1991) Die Diagnostik chronischer Rückenschmerzen: Somatische und psychosomatische Aspekte In: Willert HG, Wetzel-Willert G, (Hrsg): Psychosomatik in der Orthopädie
11. Hildebrandt J, Pfingsten M, Saur P, (1996) Intervention und Prävention bei arbeitsbedingten Muskel-Skelett-Erkrankungen (Schlußbericht). Wirtschaftsverlag NW, Bremerhaven
12. Lühmann D, Kohlmann T, Raspe H (1997) Die Evaluation von Rückenschulprogrammen als medizinische Technologie. Webside des Deutschen DIMDI
13. Lutzenberger W, Flor H, Birbaumer N (1997) Enhanced dimensinal complexity of the EEG during memory for personal pain in chronic pain patients. Neuro Science Letters 266:167–170
14. Mannion AF, Müntener M, Taimela S, Dvorak J (1999) A Randomized Clinical Trial of three active therapies for chronic low back pain. Spine 24/23
15. Mense S, Hoheisel U (2001) Stickstoffmonooxidmangel im Rückenmark. Der Schmerz 15:19–25
16. Nickel U (1995) Entwicklung und Erprobung eines Fragebogens zur Erfassung von Kontrollüberzeugungen bei Wirbelsäulenerkrankungen und Rückenbeschwerden. Dissertation an der Philosophischen Fakultät I der Friedrich-Alexander-Universität Erlangen-Nürnberg
17. Protz W, Gerdes N, Maier-Riehle B, Jäckel WH (1998) Therapieziel in der medizinischen Rehabilitation. Rehabilitation 37, Suppl 1 24–29, Georg Thieme Verlag, Stuttgart New York
18. Pfingsten M (1997) Erfassung der „fear-avoidance-beliefs" bei Patienten mit Rückenschmerzen. Springer, Schmerz 11:387–395

19. Schmidtbleicher D, (1998) Neuer Ergebnisse der Forschung im Kraft und Schnelligkeitsbereich und ihre Übertragung auf die praktische Anwendung im Fitnesstraining, Informationsschrift der J.-W.-Goethe-Universität, Institut für Sportwissenschaften, Frankfurt/Main
20. Waddell G, Newton M, Henderson I, Sommerville D, Main CJ (1993) A fear-avoidance beliefs questionaire (FABQ) and the role of fear avoidance beliefs in chronic-low-back-pain and disability. Pain 52:157–168
21. Wiemann K, Klee A, Startmann M (1998): Filamentäre Quellen der Muskel-Ruhespannung und die Behandlung muskulärer Dysbalancen. Deutsche Zeitschrift für Sportmedizin, 49/ Jahrgang 4:111–118
22. Zimmermann M (1999) Physiologie von Nozizeption und Schmerz. In: Basler HD (Hrsg) Franz C, Kröner-Herwig B, Rehfisch HP, Seemann H (1999) Psychologische Schmerztherapie. Springer, Berlin Heidelberg New York, S 59–104

Vernetzung in der Schmerztherapie

8 Strategisches Vorgehen beim Rückenschmerz

H.-R. Casser

Die Definition des Rückenschmerzes ist auch im wissenschaftlichen Sprachgebrauch ungenau und von Missverständnissen geprägt. Dabei wird häufig vergessen, dass es sich nicht um ein abgegrenztes Krankheitsbild handelt, sondern um ein Symptom. So wird zwischen „einfachen", „nicht radikulären", „unspezifischen", „unkomplizierten" Rückenschmerzen, „simple back pain" sowie von „spezifischem Rückenschmerz", „radikulärem Syndrom", „nicht vertebragenem Kreuzschmerz" und „alarmierender Wirbelsäulensymptomatik" gesprochen. Die Festlegung ist beim „spezifischen" Rückenschmerz, der eine pathogenetisch relevante Einzelursache mit organischer Läsion und eine gezielte Behandlungsmöglichkeit besitzt, noch verhältnismäßig einfach. Beim „unspezifischen" Rückenschmerz wird angeführt, dass keine typische Einzelursache nachweisbar ist, keine relevante Läsion besteht, stattdessen eine reversible Funktionsstörung, die symptomatisch wirksam behandelt werden kann oder insgesamt ein multifaktorielles Geschehen besteht, das von Fall zu Fall bedeutende unterschiedliche somatische und psychosoziale Faktoren enthält.

Die Behauptung, dass bei 85% der Rückenschmerzen eine sichere Diagnose nicht gestellt werden kann, weist somit eher auf die fehlende Integration eines bio-psychosozialen Konzeptes in die medizinische Ausbildung und Praxis hin als auf eine besonders schwer zu diagnostizierende Patientengruppe.

Es herrscht weitgehend Einigkeit, dass die Vorgehensweise beim erstmaligen Auftreten von Rückenschmerzen entscheidend ist für die weitere Entwicklung. Es gibt mittlerweile eine Reihe bekannter Leitlinien, die sich mit diesem Thema beschäftigt haben. So existiert die Quebec Task Force (Spitzer et al. 1987), die US Clinical Guidelines (AHCPR 1994), die British Guidelines (CSAG 1994, RCGP 1996), die Empfehlung für Abklärung und Behandlung von Kreuzschmerzen (Back in time, Schweizer Ärzte, FMH), die New Zealand Acute Low Back Pain Guide (ACC 1997) sowie in Deutschland das Manual zur Therapie von Rücken- und Rücken-Bein-Schmerzen in Mittelfranken (Liebig, Schlabeck, Lang 1998), der Rückenschmerzalgorithmus der Internationalen Gesellschaft für Orthopädische Schmerztherapie (IGOST) (Casser 2000) sowie die Empfehlungen zur Therapie von Kreuzschmerzen der Arzneimittelkommission der Dt. Ärzteschaft

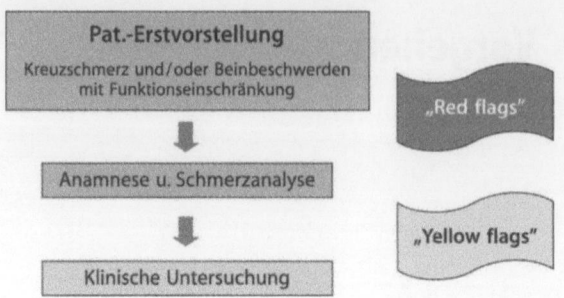

Abb. 1. Maßnahmen bei Erstvorstellung des Rückenschmerzpatienten

(2. Auflage, 2000). Leitlinien sollten sich weniger auf empirische Daten, sondern möglichst auf hochqualifizierte Studien berufen, weshalb in dieser Arbeit die Bedeutung bestimmter Vorgehensweisen und Aussagen entsprechend der Evidence-Bewertungsstufen nach Waddell (1998) in 3 Stufen eingeteilt werden:

(***) im Text bedeutet hohe Evidence, d.h. es liegen mehrere relevante, hochqualifizierte Studien vor, mittlere Evidence (**) heißt, es liegen eine relevante, hochqualifizierte Studie vor und mehrere adäquate wissenschaftliche Studien, eingeschränkte Evidence (*) bedeutet, es liegt wenigstens eine adäquate Studie vor.

Bei der Patientenerstvorstellung mit Kreuzschmerzen und/oder Beinbeschwerden und Funktionseinschränkung stehen zunächst Anamnese und Schmerzanalyse im Vordergrund. Dabei sind von Bedeutung das Patientenalter (**), die Dauer und Beschreibung der Symptome (**), die Auswirkungen auf Aktivitäten u. Arbeit (**) sowie das Ansprechen auf die bisherige Therapie (**). Besondere Aufmerksamkeit sollte dem Erkennen physischer („red flags") und psychosozialer („yellow flags") Warnhinweise geschenkt werden. In diesem Zusammenhang sei auf die Studie der IGOST (Schiltenwolf u. Seemann, in Vorbereitung) hingewiesen, wo in prägnanter und praktikabler Form ein Screeningbogen entwickelt wurde, mit dem es dem Arzt möglichst frühzeitig möglich ist, psychosoziale Risikofaktoren, insbesondere Chronifizierungsfaktoren, zu erkennen und diese schon bei den ersten Patientenkontakten therapeutisch zu berücksichtigen.

Mit Hilfe dieses Instrumentes kann in Form von 10 Fragen eine Differenzierung von Typ A bis E erfolgen, welche die Chronifizierungsgefahr entsprechend widerspiegelt und therapeutische Konsequenzen besitzt. Wird die Schmerzanamnese und eine derartige Analyse mit einer entsprechenden Struktur- und Funktionsuntersuchung kombiniert, lässt sich der Rückenschmerz genauer beschreiben und charakterisieren und eine effizientere Behandlungsstrategie einschlagen.

Es folgt die klinische Untersuchung, die zunächst aufgrund der unterschiedlichen Genese von Rückenschmerzen eine allgemeine körperliche Untersuchung unter besonderer Berücksichtigung abdominaler, gynäkologischer und urologischer Auffälligkeiten umfassen sollte. Dem folgt eine gezielte LWS-Becken-Bein-Untersuchung, die neben den üblichen Einzelbestandteilen wie Inspektion von Haltung und Gang, Palpation der einzelnen Regionen, Umfangsmessung, Beweglichkeits-Untersuchungen von Gelenken, Muskeltests auf Verkürzung und Kraft und Abklärung neurologischer Symptome, auch eine sorgfältige Funktionsuntersuchung mit Hilfe der Manualdiagnostik enthalten sollte. Gerade aufgrund untersuchungstechnischer Defizite werden häufig einfache, den Patienten belastende Funktionsstörungen nicht erkannt und stattdessen strukturelle irrelevante Abweichungen in den bildgebenden Verfahren zur Erklärung der Rückenschmerzen herangezogen, bzw. bei Fehlen derselben die Angaben des Patienten zu Unrecht in Zweifel gezogen.

Die Patientenuntersuchung bei Kreuz- und/oder Beinschmerzen mit Funktionseinschränkung umfasst die Anamnese und Schmerzanalyse sowie eine sorgfältige klinische Untersuchung mit Erfassung der „red flags" und „yellow flags".

Physische Warnzeichen (red flags) für mögliche ernsthafte Grunderkrankungen sind zunächst einmal massive Traumata wie Autounfall oder Sturz aus großer Höhe, die mit einer Fraktur oder Luxation der Wirbelkörper verbunden sein können, sowie auch leichtere Verletzungen oder Verhebetraumata bei älteren, möglicherweise osteoporotischen Patienten, wobei die Adäquanz des Unfallereignisses zu prüfen ist. Ansonsten geben sich aufgrund der meist eindeutigen Anamnese bei traumatologischen Ereignissen keine großen differenzialdiagnostischen Schwierigkeiten.

Weiterhin sind Tumorerkrankungen oder Infektionen in Betracht zu ziehen. Gerade bei Rückenschmerzen von Patienten vor dem 20. und nach dem 50. Lebensjahr mit bisheriger unauffälliger Anamnese muss an derartige Veränderungen gedacht werden. Hinweise hierfür können bakterielle Infekte im Urogenitaltrakt, intravenöser Drogenabusus sowie eine immunsuppressive Therapie sein, die zu spinalen Infektionen führen können. Auffällig sind Allgemeinsymptome wie plötzliches Fieber oder unerklärbarer Gewichtsverlust. Charakteristisch hierfür ist die Angabe von Ruheschmerz sowie starkem Nachtschmerz im Gegensatz zum mehr belastungsabhängigen Beschwerdebild beim typischen Rückenschmerz. Differenzialdiagnostisch muss neben dem Ausschluss der rheumatoiden Arthritis die Kriterien des Kreuzschmerzes vom entzündlichen Typ, wie Krankheitsbeginn vor dem 40. Lebensjahr, schleichender Beginn der Beschwerden, Dauer über mind. 3 Monaten mit Morgensteifigkeit und Besserung bei Bewegung beachtet werden, die Hinweise für eine weitere Abklärung z. B. von seronegativen Spondarthritiden geben, die einer fachärztlichen Abklärung und Behandlung bedürfen.

Beachtet werden sollten auch anamnestische Angaben bezüglich Tumoren in der Vergangenheit (Mamma-, Prostata-, Nieren-, Schilddrüsen-Karzinom). Nicht selten ist Rückenschmerz erstes Symptom eines Plasmozytoms im fortgeschrittenen Lebensalter. Klassische „red flags" sind Symptome des Cauda-equina-Syndroms, die Reithosenanästhesie, plötzliche Blasenfunktionsstörungen, wie häufiger Harndrang oder Überlaufblase, unerwarteter Abfall des Analsphinktertonus, perianale Sensibilitätsverluste sowie schweres progressives neurologisches Defizit der unteren Extremitäten mit motorischem Ausfall der Kniestreckung, der Plantarflexion und/oder der Dorsalflexion. Da in der Regel zu Beginn der Erkrankung nicht das Vollbild einer Querschnittssymptomatik besteht, müssen auch diskrete Untersuchungsbefunde abgeklärt werden, wobei schon bei kleinstem Verdacht eine fachneurologische Abklärung erfolgen sollte.

Bei der prognostisch ungünstigen Chronifizierung eines Schmerzsyndroms spielen psychosoziale Faktoren häufig eine größere Rolle als physische (Deyo und Diehl 1988, Burton et al. 1995, Gatchel et al. 1995, Klenerman et al. 1995). Psychosoziale Faktoren sind viel früher von Bedeutung als angenommen (**) und beeinflussen die Reaktion des Patienten auf die Behandlung (***). (Waddell 1992). Es ist also dringend erforderlich, auch bei den ersten Kontakten mit dem Patienten nach psychosozialen Risikofaktoren zu fahnden („yellow flags"), deren Vorliegen den Behandler auf mögliche Langzeitprobleme aufmerksam machen sollte und die Notwendigkeit, sie bei seiner Behandlung einzukalkulieren. Dabei sind spezielle psychotherapeutische Überweisungen nur bei offensichtlichen Psychopathien wie Depression, Angst, Drogenabusus etc. erforderlich oder bei fehlendem Ansprechen der Therapiemaßnahmen (Waddell 1998). Vielmehr ist es zunächst ausreichend, dass der Erstbehandler derartige Faktoren kennt und vermeidet, in Unkenntnis ihrer Bedeutung den Patienten allein auf strukturelle Veränderungen der Wirbelsäule zu fixieren. Einschränkend muss allerdings festgehalten werden, dass es noch keine randomisierten, kontrollierten Studien gibt, die nachweisen, dass psychosoziale Assessments oder Interventionen beim akuten Rückenschmerz den klinischen Verlauf beeinflussen (Waddell 1998).

In der Praxis bietet sich neben anamnestischen Hinweisen die Überprüfung der so genannten Waddell-Zeichen an (Waddell et al. 1980): Gesteigerte Empfindlichkeit und untypische Ausbreitung der Schmerzempfindlichkeit im Bereich der Rücken- und Beckenregion, positive Reaktion

„Yellow flags"

- Pessimistische Einstellung gegenüber Rückenschmerzen
- Schmerzvermeidungsverhalten
- Tendenz zur depressiven Verstimmung und Rückzugsverhalten
- Bevorzugung passiver Maßnahmen
- Renten- u./o. Versicherungsansprüche
- Familien-, Arbeitsplatz-Probleme
- Ungünstige Diagnose- u. Therapieerfahrungen

(New Zealand acute low back pain guide, ACC 1997)

Abb. 2. Ungünstige psychologische Faktoren bei Behandlung des Rückenschmerzes

auf ein Scheinmanöver, indem sanfter Druck auf den Kopf beim stehenden Patienten schmerzhafte Reaktionen auslöst, positives Ablenkungsphänomen, dass beim Strecken des Kniegelenkes im Sitzen der Beinschmerz im Gegensatz zum Anheben des gestreckten Beines im Liegen ausbleibt, der Befund, dass sich motorisch oder sensorisch angegebene Defizite nicht einer oder mehreren Wurzel zuordnen lassen (neuroanatomische Prüfung) sowie auffällige Überreaktionen, bei denen der Patient durch Reiben der schmerzhaften Region, durch schmerzgeplagte Mimik, Stöhnen oder Ächzen oder starkem Hinken eine übertriebene Reaktion auf den Schmerz vorweist. Das Vorliegen von drei und mehr Waddell-Zeichen sollte zur verstärkten Beobachtung hinsichtlich psychosozialer Risikofaktoren, ggf. therapeutischen Maßnahmen führen. Die Waddell-Zeichen sind nicht dazu geeignet, eine Differenzierung in organische oder nichtorganische Genese des Schmerzes vorzunehmen, was ohnehin nicht dem gemischten Bild der Schmerzsyndrome entspricht.

Sogenannte „yellow flags", wie wir sie in den neuseeländischen Akutrückenschmerz-Leitlinien finden (ACC 1997), äußern sich als pessimistische Einstellung des Patienten gegenüber dem Verlauf der Rückenschmerzen, Schmerzvermeidungsverhalten, der Tendenz zur depressiven Verstimmung und Rückzugsverhalten, Bevorzugung passiver Maßnahmen, Renten- und/oder Versicherungsansprüche, Familien- und Arbeitsplatz-Probleme sowie ungünstige Diagnose- und Therapieerfahrungen, wobei letztere die Relevanz iatrogener Chronifizierungsfaktoren unterstreicht.

Zur weiteren Abklärung werden häufig bildgebende Verfahren eingesetzt, die häufig zu früh, zu umfangreich oder ohne konkrete Fragestellung durchgeführt werden und mehr zur Verwirrung als zur Klärung des Krankheitsbildes oder des Schmerzortes beitragen. So sollten nativ-radiologische Untersuchungen zunächst nur bei „red flags" in den ersten vier Wochen nach Schmerzbeginn durchgeführt werden (**), Schrägaufnahmen der Wirbelsäule sind ohnehin routinemäßig nicht indiziert (AHCPR 1994). Bei „red flags" können zusätzlich Szintigraphie, CT und MRT häufig zusätzlich indiziert sein, wobei festzuhalten ist, dass derartige umfangreiche Untersuchungen dem Spezialisten überlassen werden sollten, wenn ohnehin eine ernstere Grunderkrankung vermutet wird. Dieser kann dann die Indikation zum bildgebenden Verfahren, insbesondere auch hinsichtlich der Art und des Umfangs der Bilddiagnostik weiter präzisieren. Somit wird auch die Zeit zur Vorstellung beim Spezialisten nicht weiter verzögert.

Beachtet werden müssen allerdings forensische Aspekte bei der Durchführung der Chirotherapie, die abweichend von dieser Regelung eine obligate Röntgenuntersuchung zum Ausschluss von chirotherapeutischen Kontraindikationen erfordert.

Zusammenfassend ist also festzuhalten, dass beim Rückenschmerz zwischen einer spezifischen Ursache und/oder einer funktionellen Störung zu differenzieren ist. Hierfür sind eine sorgfältige Erhebung der medizinischen Vorgeschichte, insbesondere eine genaue Schmerzanalyse, eine umfassende, detaillierte klinische Untersuchung inkl. neurologischem Screening, die Suche nach „red flags" und „yellow flags" und ggf. weitergehende diagnostische Maßnahmen wie Röntgendiagnostik und Labormaßnahmen, insbesondere eine Labor-Basisdiagnostik für Entzündungen erforderlich. Liegen „red flags" vor, ist eine fachspezifische Weiterbehandlung einzuleiten. Ergibt sich der Verdacht auf eine Wirbelsäulenfraktur, ist eine orthopädische bzw. unfallchirurgische Abklärung erforderlich mit nativ-radiologischer ggf. auch computertomographisch oder magnetresonanztomographischer Diagnostik. Bei Hinweisen für ein systemisches Geschehen, z. B. Osteoporose oder Skelettmetastasen, ergibt sich ggf. zusätzlich die Indikation für eine Knochenszintigraphie.

Bestehen Hinweise auf einen Tumor oder eine Infektion ist eine umfassende bildgebende Diagnostik (CT, MRT, Mehrphasen-Skelettszintigraphie) einzuleiten, sowie Laboruntersuchungen, um den Verdacht zu erhärten bzw. auszuschließen.

Ergeben sich Hinweise für ein Cauda-equina-Symptomatik ist der neurologische Facharzt sofort hinzuzuziehen, im fortgeschrittenen Fall ist eine sofortige Einweisung in ein Krankenhaus mit neurologischer und mit Schnittbildgebung ausgestatteter radiologischer und wirbelsäulenchirurgischer Abteilung einzuleiten. Ist ein leichtes bis mittelgradiges Defizit nachzuweisen ist auf jeden Fall eine neurologische Abklärung mit elektrophysiologischer Diagnostik und ggf. auch Bildgebung einzuleiten.

Sollten sich die „red flags" als Hinweiszeichen für eine bedrohliche Wirbelsäulenerkrankung bestätigen, kann die entsprechende Behandlung sofort fachspezifisch eingeleitet und fortgeführt werden. Lässt sich zwar eine ernsthafte Wirbelsäulenerkrankung ausschließen, bestehen allerdings Hinweise für einen nicht vertebralen Rückenschmerz, z. B. bedingt durch gynäkologische, urologische oder internistische Erkrankungen, ist auch hier die entsprechende Fachdisziplin hinzuziehen.

Lassen sich „red flags" als Hinweiszeichen für spezifische Wirbelsäulenerkrankungen ausschließen, geben die meisten Leitlinien den Hinweis, keine weitere Diagnostik und Therapie in den ersten vier Wochen nach Auftreten der Beschwerden durchzuführen, da „90% aller Patienten mit akutem Rückenschmerz innerhalb eines Monats zur normalen Aktivität zurückkehren" (AHCPR 1994). Gegen diese zurückhaltende Vorgehensweise sprechen allerdings eine Reihe von Erfahrungen sowie Studien, bei denen 1/3 bis 2/3 der Betroffenen noch im gleichen Jahr weitere Rückenschmerzattacken erleiden. So konnte Raspe und Kohlmann (1998) sowie Korff und Saunders (1996) in 1/3 der Fälle ein Rezidiv sowie Berquist – Ullman u. Larsson (1977) eine Rückenschmerz-Rezidivrate von 62% innerhalb des ersten Jahres feststellen. Da der Rückenschmerz ohnehin eher einen remittierenden Verlauf als eine einmalige Episode aufweist, scheint eine abwartende Haltung hier nicht sinnvoll. So sollte der Patient gerade bei unverdächtigem Befund bzw. nach Ausschluss eines spezifischen Rückenschmerzes über diesen günstigen Tatbestand aufgeklärt werden. Es muss ihm Selbstvertrauen vermittelt werden, dass dieser Rückenschmerz eine gute Prognose habt und er selbst durch Eigenaktivität das Problem beherrschen

8 Strategisches Vorgehen beim Rückenschmerz

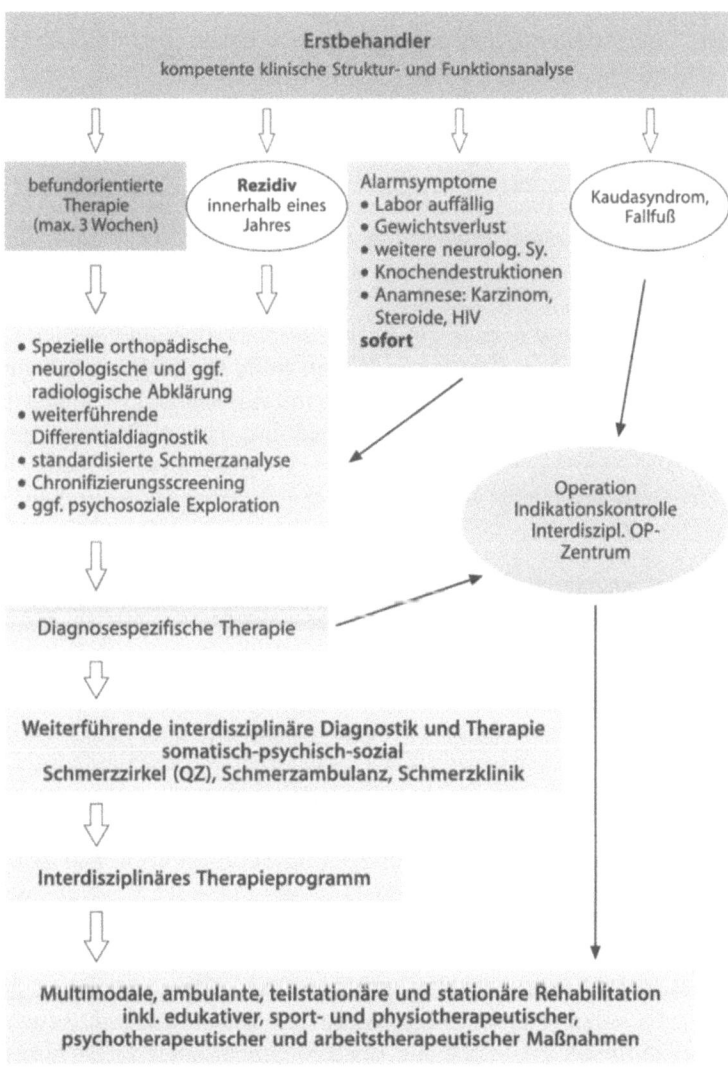

Abb. 3. Schematische Vorgehensschritte beim Rückenschmerz

kann. Dabei können auch unter Berücksichtigung des Patientenwunsches Maßnahmen wie Wärme, Einreiben von Salben und Bäder empfohlen werden. Insbesondere bei funktionellen Störungen, die häufig auf einer Muskeldysbalance mit Fehlstellung und -haltung beruhen, sollten Aktivitätsänderungen zur Vermeidung von Rückenirritationen angeregt werden.

Der Patient sollte ermutigt werden, seine Aktivitäten nicht einzuschränken, und so schnell wie möglich wieder zum normalen Alltagsgeschäft zurückkehren. Physiotherapeutische Maßnahmen sollten dosiert und unter Maßgabe der Anleitung zu selbstständiger Fortführung verordnet werden. Gleichzeitig sollte er zu gering belastenden, aeroben Ausdauerübungen angehalten werden. Unter fachärztlicher Kontrolle ist eine analysegestützte Trainingstherapie nachgewiesenermaßen erfolgversprechend (Denner 1998). Arbeitsunfähigkeit sollte nur im Ausnahmefall und bei erheblicher körperlicher Beanspruchung attestiert werden. Ansonsten wirkt sie chronifizierungsfördernd.

Sollte sich unter diesen Maßnahmen keine Symptomverbesserung einstellen und der Patient wieder vorstellig werden, ist zunächst zu prüfen, ob ein Symptomwandel eingetreten ist. Ist dies der Fall, muss die Basisdiagnostik mit genauer Analyse des Auftretens der Beschwerden sorgfältig wiederholt werden.

Stellt sich heraus, dass die Rückenbeschwerden am gleichen Ort mit ähnlichem Charakter auftreten wie früher, sollte der Patient nach einer erneuten sorgfältigen klinischen Untersuchung mit Ausschluss evtl. aufgetretener spezifischer Symptome erneut zur Beibehaltung bzw. Aufnahme von Aktivitäten ermuntert werden und die Rückkehr zur Arbeit bzw. die bisherigen Alltagsaktivitäten unterstützt werden. In diesem Stadium ist es durchaus sinnvoll, bei Vorliegen deutlicher Muskeldysbalancen bzw. Muskelinsuffizienzen ein gezieltes Muskelaufbautraining einzuleiten, das allerdings analysegestützt, d.h. mit exakter Ausgangs- und Zwischenevaluation in Kombination mit krankengymnastischer Behandlung unter ständiger Aufsicht vonstatten gehen sollte. In der Regel lässt sich hier mittelfristig eine Verbesserungstendenz nachweisen und der Patient kann zur normalen Alltagsaktivität zurückkehren.

Sollte sich trotz entsprechender Aufklärung und selbstständigen Aktivitäten des Patienten sowie trotz eines gezielten Muskelaufbautrainings keine Verbesserung einstellen bzw. Rezidive auftreten, sollte entsprechend der Vorgehensweise bei retardierter Erholung, d.h. nach ca. vier Wochen Therapieresistenz, eine weitergehende Abklärung erfolgen. Handelt es sich weiterhin um eine reine Lumbago, d.h. ein lokales LWS-Syndrom ohne Hinweis für eine neurologische Beteiligung, sollte erneut eine sorgfältige manualdiagnostische Untersuchung erfolgen, um Funktionsstörungen wie Blockierungen, Muskelverkürzungen und Fehlstellungen auszuschließen, ggf. die erste oder erweiterte Durchführung von Röntgenuntersuchungen, eine Laborkontrolle, ggf. erweitert durch rheumatologische Diagnostik und bei entsprechenden Hinweisen auch eine erweiterte bildgebende Diagnostik mittels CT, MRT oder Szintigramm. Sollten sich hierbei pathologische Befunde ergeben, die nicht altersbedingt zu werten sind, ist eine fachspezifische Diagnostik und Therapie einzuleiten.

Lassen sich neurologische Symptome im Verlauf nachweisen und eine Wurzelsymptomatik klinisch abgrenzen, ist eine bildgebende Bestätigung durch CT oder MRT vorzunehmen. Stimmen klinischer und radiologischer Befund überein, ist die OP-Indikation abzuklären mit Vorstellung in einer operativen Abteilung. Selbstverständlich heißt dies nicht, dass bei reiner Wurzelreizsymptomatik ohne schwere neurologische Ausfälle eine absolute OP-Indikation besteht. Mögliche strukturelle Veränderungen, wie Bandscheibenvorfall oder spinale Stenose sollten allerdings bezüglich ihrer Operabilität in diesem Stadium abgeklärt werden.

Sollte sich klinisch keine eindeutige radikuläre Symptomatik nachweisen lassen, sollte baldmöglichst eine fachneurologische Abklärung mit elektrophysiologischer Diagnostik angestrebt werden. Sollte sich elektrophysiologisch ein verdächtiger Befund ergeben, ist durch entsprechende bildgebende Diagnostik die Abklärung fortzusetzen.

Stellt sich trotz erneuter und erweiterter Abklärung und Ausschluss von „red flags" kein Therapieerfolg ein, ist eine weiterführende interdisziplinäre Diagnostik und Therapie, d.h. somatisch-psychisch-sozial im Sinne eines multimodalen Therapiekonzeptes anzustreben (Riedel et al. 1999, Casser et al. 1999). Der Patient sollte in einer Schmerzambulanz bzw. einer Schmerzklinik vorgestellt und behandelt werden, interdisziplinär in einer Schmerzkonferenz begutachtet werden und daraufhin ein interdisziplinäres Therapieprogramm erstellt werden, das als teilstationäre oder stationäre Rehabilitation auf ärztlich-schmerztherapeutischen, edukativen, sport- und physiotherapeutischen sowie psychotherapeutischen und ggf. arbeitstherapeutischen Maßnahmen beruht.

Insgesamt ist festzuhalten, dass dem Erstbehandler beim Rückenschmerzpatienten eine besondere Verantwortung zukommt bezüglich Differenzialdiagnostik, Führung und Aufklärung des Patienten und Einbeziehung weiterer Fachrichtungen und Therapeuten. Aufgrund des Fehlens schmerztherapeutischer Ausbildung im Studium ist jede Fachrichtung gezwungen, sich selbstständig in der Schmerztherapie fortzubilden, um den iatrogenen Chronifizierungsfaktor zu vermindern. Eine Verankerung der fachspezifischen Schmerztherapie in den Weiterbildungsordnungen sowie die Förderung schmerztherapeutischen Engagements durch eine fachbezogene Zusatzbezeichnung ist hierfür ein wichtige Voraussetzung.

■ Literatur

ACC (1997) Accident Rehabilitation & Compensation Insurance Corporation of New Zealand and the National Health Committee, Wellington, NZ, New Zealand acute low back pain guide

AHCPR (1994) Acute low back problems in adults. Agency for Health Care Policy and Research, US Department of Health and Human Services, Rockville MD, Clinical Practice Guideline Number 14

Arzneimittelkommission der deutschen Ärzteschaft (2000) Handlungsleitlinie Kreuzschmerzen aus Empfehlungen zur Therapie von Kreuzschmerzen, Arzneiverordnung in der Praxis, Sonderheft 2. Auflage Juli

Berquist-Ullman M, Larsson U (1977) Acute low back pain in industry, Acta Orthop Scand [Suppl] 170:1

Burton AK, Tillotson M, Main CJ, Hollis S (1995) Psychosocial predictors of outcome in acute and subchronic low back trouble, Spine 20:722-728

Casser H-R, Riedel T, Schrembs C, Ingenhorst A, Kühnau D (1999) Das multimodale interdisziplinäre Therapieprogramm beim chronifizierenden Rückenschmerz, Orthopäde 28:946-957

Casser H-R (2000) Der „einfache" Rückenschmerz, Med Orth Tech 120:45–52

CSAG (1994) Clinical Standards Advisory Group Report, HMSO, London, Back pain

Denner A (1998) Analyse und Training der wirbelsäulenstabilisierenden Muskulatur, Springer, Berlin Heidelberg New York

Deyo RA, Diehl AK (1988) Psychosocial predictors of disability in patients with low back pain, Journal of Rheumatology 15:1557–1564

Gatchel RJ, Polatin PB, Mayer TG (1995) The dominant role of psychosocial risk factors in the development of chronic low back disability, Spine 20:2702–2709

Keel P (1998) Das Schweizer Modell: Ergebnisse des nationalen Forschungsprogrammes 26 B (Chronifizierung von Rückenschmerzen). In: Pfingsten M, Hildebrandt J (Hrsg) Chronischer Rückenschmerz. Huber, Bern Göttingen Toronto Seattle, S 183

Klenerman L, Slade PD, Stanley IM (1995) The prediction of chronicity in patients with an acute attack of low back pain in a general practice setting, Spine 20:278–484

Liebig K, Schlabeck M, Lang E (1998) Rückenschmerzmanual Mittelfranken

Raspe H, Kohlmann T (1998) Die aktuelle Rückenschmerz-Epidemie. In: Pfingsten, Hildebrandt (Hrsg) Chron Rückenschmerz. Huber, Bern Göttingen Toronto Seattle, S 20–33

RCGP (1996) Clinical guidelines for the management of acute low back pain. Royal College of General Practitioners, London

Riedel T, Casser H-R, Schrembs C (1999) Ergebnisse des multimodalen Therapiekonzeptes beim chronischen Schmerz in der Orthopädischen Klinik. Orthop Praxis 35:478–487

Schiltenwolf M, Seemann H: Screening mit Chronifizierungsbogen (in Vorbereitung)

Spitzer WO (1987) Scientific approach to the assessment and management of acitivity-related spinal disorders: A monograph for clinicans. Report of the Quebec Task Force on Spinal Disorders, Spine 12:1–59

von Korff M, Saunders K (1996) The course of back pain in primary care, Spine 21:2833–2839

Waddell G., McCulloch JA, Kummel E, Venner RM (1980) Non-organic physical signs in low back pain, Spine 5:117–125

Waddell G (1992) Biopsychosocial analysis of low back pain, Bailliere's Clin Rheumatol 6:523–557

Waddell G (1998) The Back Pain Revolution, Churchill Livingstone, Edinburgh

9 Effektivität der ambulanten Versorgung beim Rückenschmerz

E. LANG

■ Einleitung

Die meisten Patienten mit Rückenschmerzen werden in den Strukturen der Primärversorgung behandelt. Um deren Behandlungseffektivität zu verbessern, sollten zunächst Daten zur bestehenden Versorgungseffektivität vorliegen. Diese können nicht aus kontrollierten Studien abgeleitet werden, sondern müssen unter den Bedingungen der ambulanten Versorgung erhoben worden sein. Denn in den Praxen der niedergelassenen Kollegen besteht – im Unterschied zu kontrollierten Interventionsstudien – eine ausgeprägte Variabilität hinsichtlich diagnostischem Prozess und Therapiekonzept. Daten zur bestehenden Versorgungseffektivität sollen eine vermehrte Transparenz im Leistungsgeschehen der medizinischen Versorgung bewirken und damit rationale Entscheidungen zu Art, Umfang und Empfänger von Leistungen sowie von Zeitpunkt und Form der Leistungserbringung ermöglichen [8].

In der vorliegenden Studie wurde in einer ersten Projektphase die Wirksamkeit der konventionellen ambulanten Behandlung von chronischen Rückenschmerzpatienten durch niedergelassene Ärzte untersucht. Die Ergebnisse aus den Behandlungsverläufen während dieser rein beobachtenden Präinterventionsphase wurden mit Behandlungsverläufen einer zweiten Projektphase verglichen, in der Patienten mit chronischen Rückenschmerzen an einem ambulanten multimodalen Therapieprogramm teilnahmen. Die Durchführung eines solchen Therapieprogramms wird in den Therapieempfehlungen der Arzneimittelkommission der Deutschen Ärzteschaft Patienten nach Persistenz der Rückenschmerzen über drei Monate empfohlen. Die Studie ist Teil eines vom Bundesministerium für Gesundheit geförderten Modellprojektes ‚Zur Verbesserung der ambulanten Versorgung chronisch schmerzkranker Patienten in Mittelfranken'.

Methodik

In der vorliegenden Studie dokumentierten 35 von 2100 in der Modellregion Mittelfranken angeschriebenen Ärzten und deren Patienten am Anfang und Ende eines 6 Monate dauernden Intervalles Daten zur Ergebnisqualität der Behandlung. Die Studie zielte darauf ab, Behandlungsverläufe von Patienten zu dokumentieren, deren Rückenschmerzen entweder zu chronifizieren drohten oder bereits chronifiziert waren. Daher wurden nur Patienten in die Studie eingeschlossen, die
- wegen Schmerzen in der Lendenwirbelsäule und/oder der Brustwirbelsäule mit fakultativer Ausstrahlung nach kranial, kaudal oder ventral und
- einer Dauer von mindestens 4 Wochen mit nicht abnehmender Tendenz zur Behandlung kamen.

Da die Studie in der Präinterventionsgruppe die Ist-Situation der ambulanten Behandlungspraxis in Mittelfranken wiederspiegeln sollte, wurden die Behandlungsverfahren durch die jeweiligen Studienärzte frei bestimmt und nicht durch Vorgaben seitens des Modellprojektes beeinflusst. In einer zweiten Projektphase wurden neue Patienten in einem multimodalen Therapieprogramm behandelt. Dieses Therapieprogramm wurde auf der Basis des „Göttinger Rücken Intensiv Programms 2" (GRIP2) [11] mit Hilfe bestehender ambulanter Resourcen organisiert. Hierzu wurde im Zentrum für Gesundheitssport und Sporttherapie (meditrain, Erlangen) an 20 Therapietagen (3 Tage/Woche über jeweils mindestens 4 Stunden) behandelt. Pro Therapietag wurde in Gruppen von 7–12 Personen folgendes Programm durchgeführt:
- 1,5 Stunden medizinische Trainingstherapie durch Diplom-Sportlehrer für Prävention und Rehabilitation mit der Zusatzqualifikation Bewegungstherapie/Sporttherapie. Nach initialer Funktionsanalyse wurde durch gezielte Trainingsplanung und -strukturierung ein individuell dosiertes Training ermöglicht. Das Programm enthielt ein muskuläres Aufbautraining, u. a. an Sequenz-Trainingsgeräten mit computerunterstütztem Biofeedback-System, Ausdauertraining mit Pulsüberwachung, Haltungs- und Bewegungsschulung sowie ein spezifisches Training für Beruf und Alltag. Die Therapie wurde den Ergebnissen von Zwischentests angepasst.
- 1 Stunde kognitiv-verhaltenstherapeutische Gruppentherapie durch die Psychologin der Schmerzambulanz der Neurologischen Klinik. Auf der Basis des Marburger Schmerzbewältigungstrainings [2] und des „Göttinger Rücken Intensiv Programms" [15] wurde versucht, eine unangemessene Krankheitsbewältigung zu verbessern und eine aktive Schmerzbewältigung aufzubauen.
- 30 Minuten progressiven Muskelrelaxation nach Jacobson durch die Psychologin der Schmerzambulanz der Neurologischen Klinik.
- 30 Minuten Patientenedukation/Unterricht durch den Arzt und/oder die Psychologin der Schmerzambulanz der Neurologischen Klinik, Sporttherapeuten des Zentrums für Gesundheitssport und Sporttherapie, oder eine rehabilitationserfahrene Krankengymnastin.

Zur Optimierung individueller biomechanischer Probleme, wie zum Beispiel Muskelverkürzungen, wurde den Patienten von der Schmerzambulanz der Neurologischen Klinik Einzelkrankengymnastik rezeptiert. Diese wurde in Praxen niedergelassener, in der ambulanten medizinischen Rehabilitation erfahrener Krankengymnasten durchgeführt.

Die Teilnahme an diesem Therapieprogramm wurde geeigneten Rückenschmerzpatienten der Schmerzambulanz der Neurologischen Klinik und der Orthopädischen Poliklinik der Universität Erlangen angeboten. Außerdem interessierten sich Patienten aufgrund von Informationen in der lokalen Presse für die Teilnahme an diesem Programm. Diese Patienten wurden nach Untersuchung und Bestätigung der Indikation durch die Schmerzambulanz der Neurologischen Klinik in das Programm aufgenommen.

Die Rückenschmerzdiagnose bei Studienaufnahme wurde vom Studienarzt aufgrund seiner Untersuchungsbefunde und Zusatzdiagnostik gestellt und im Arztfragebogen dokumentiert. Der Studienarzt hatte anzugeben, ob eine der folgenden von der „IASP-Task Force on Pain in the Workplace" [12] als spezifisch bezeichneten Ursachen von Rückenschmerzen vorlag: eine Fraktur, eine Infektion, ein sicheres schmerzassoziiertes neurologisches Defizit, ein entzündlich/rheumatisches Geschehen, eine radiologisch gesicherte spinale Stenose oder eine radiologisch gesicherte segmentale Instabilität. Für alle übrigen diskutierten pathophysiologischen Mechanismen der Schmerzentstehung fand die „IASP-Task Force on Pain in the Workplace" [12] keine ausreichende Belege in der Literatur und bezeichnete den Rückenschmerz als Rückenschmerz unspezifischer Genese.

Folgende Parameter der Ergebnisqualität wurden in Fragebögen im Prä-post-Vergleich untersucht:
1. Die durchschnittliche Schmerzintensität in den letzten 24 Stunden (Numerische Rating Skala, NRS).
2. Die schmerzbedingte Beeinträchtigung im Alltag. Diese wurde in der deutschen Fassung des „Brief Pain Inventory" [16] in den Patientenbögen dokumentiert. Der Patient beurteilte das Ausmaß der schmerzbedingten Beeinträchtigung seiner allgemeinen Aktivität, seiner Stimmung, seines Gehvermögens, seiner normalen Arbeit (sowohl außerhalb des Hauses als auch Hausarbeit), seiner Beziehung zu anderen Menschen, seines Schlafes und seiner Lebensfreude mit Hilfe einer numerischen Skala von 0=keine Beeinträchtigung bis 10=vollständige Beeinträchtigung (Maximal-Score der Beeinträchtigung=70).
3. Die Lebensqualität. Diese wurde mit Hilfe des SF-36 Fragebogen zum Gesundheitszustand [3] in den Patientenbögen untersucht.
4. Die Depressivität. Diese wurde mit Hilfe der „Allgemeinen Depressionsskala" (ADS) [9] in den Patientenbögen untersucht wurde.
5. Das Chronifizierungsstadiums nach Gerbershagen [7, 17]. Dieses wurde im Arztfragebogen bestimmt. Alle Studienteilnehmer erhielten zuvor die von Gerbershagen zur Festlegung des Chronifizierungsstadiums herausgegebene Verfahrensanweisung.

6. Die Anzahl der Arbeitsunfähigkeitstage. Diese wurden jeweils für die 3-Monatsintervalle vor Studienbeginn und 3 Monate vor Studienende in den Patientenbögen erhoben.

Am Ende des Behandlungsintervalles bewerteten die Patienten die Veränderung
- der Schmerzstärke,
- der Häufigkeit des Auftretens der Rückenschmerzen,
- der körperlichen Ausbreitung der Rückenschmerzen und
- der schmerzbedingten Beeinträchtigung der gesamten Lebenssituation

im Vergleich zum Zeitpunkt seit Studienbeginn. Diese Veränderungen wurden auf einer relativ groben Verbalskala mit besser (1), unverändert (0) und schlechter (-1) eingeschätzt und die Angaben der 4 Fragen zu einem Summenscore pro beantworteter Frage verrechnet.

Ergebnisse

Angaben zu Anamnese und Diagnose

Die Schmerzen bestanden bei Patienten der Präinterventionsgruppe seit 10 Jahren, bei den Patienten, die am multimodalen Therapieprogramm teilnahmen seit 12 Jahren. In der Präinterventionsgruppe bestanden die Schmerzen bei 20% der Patienten nur intermittierend, bei 70% dauernd mit schwankender Intensität und bei 10% dauernd mit fast konstanter Intensität. Diese Schmerzdynamik war in der Patientengruppe, die am multimodalen Therapieprogramm teilnahm, mit 20% intermittierende Schmerzen, 76% Dauerschmerz mit schwankender Schmerzintensität und 4% Dauerschmerz nahezu konstanter Schmerzintensität vergleichbar. In der Präinterventionsgruppe waren 33% der Patienten dem Chronifizierungsstadium I, 49% dem Stadium II und 19% dem Stadium III zuzuordnen. In der Patientengruppe, die am multimodalen Therapieprogramm teilnahm, waren 38% im Chonifizierungsstadium I, 44% im Stadium II und 18% im Stadium III.

In der Präinterventionsgruppe wurde die Diagnosen ‚Radikuläre Läsion mit schmerzassoziiertem neurologischem Defizit' bei 21%, ‚Spinale Stenose' bei 14%, ‚Wirbelkörperfraktur' bei 3%, ‚entzündlich/rheumatische Erkrankung' bei 8%, ‚segmentale Instabilität' bei 4% und 'keine spezifische Ursache' bei 55% der Patienten gestellt. Bei den Patienten, die am multimodalen Therapieprogramm teilnahmen, wurde in 4% die Diagnose ‚segmentale Instabilität' und bei 94% der Patienten ‚keine spezifische Ursache' gestellt.

Ausgangswerte und Prä-post-Veränderungen der Ergebnisparameter

Die Ausgangswerte und Prä-post-Veränderungen der Ergebnisparameter sind in Tabelle 1 zusammengefasst. Patienten, die an der multimodalen Therapiegruppe teilnahmen, wiesen zu Therapiebeginn eine im Mittel signifikant niedrigere Schmerzintensität, schmerzbedingte Funktionsbeeinträchtigung (BPI) und Depressivität (ADS) sowie eine bessere körperliche Gesundheit (körperlicher Summenscore des SF-36) auf. Im Vergleich zur

Tabelle 1. Ausgangswerte und prozentuale Prä-post-Veränderungen der Ergebnisparameter.
$*p < 0{,}05$, $**p < 0{,}01$, $***p < 0{,}001$

	Präintervention (n = 157)	Multimodale Therapie (n = 51)
Schmerzintensität (NRS)		
■ Ausgangswert	5,1 ± 1,9	4,3 ± 1,5*
■ Prozent Verbesserung	7 ± 27	26 ± 37*
Schmerzbedingte Funktionsbeeinträchtigung (BPI)		
■ Ausgangswert	32,5 ± 14,8	23,1 ± 12,3***
■ Prozent Verbesserung	0,9 ± 82	29 ± 54*
Gesundheitsbezogene Lebensqualität (SF-36)		
■ Körperlicher Summen-Score Ausgangswert	28,2 ± 7,6	31,9 ± 8,8**
■ Prozent Verbesserung	12 ± 31	17 ± 29
■ Psychischer Summen-Score Ausgangswert	43,3 ± 12,5	47,1 ± 11
■ Prozent Verbesserung	8 ± 29	13 ± 32
Depression (ADS)		
■ Ausgangswert	21 ± 10	15,5 ± 8**
■ Prozent Verbesserung	1,7 ± 56	16 ± 55
Arbeitsunfähigkeitstage	(n = 69)	(n = 24)
■ 3 Monate vor Studienbeginn	31 ± 38	30 ± 41
■ Differenz Verbesserung	−2,4 ± 39	16 ± 35*
Globalurteil über Schmerzveränderung		*
■ besser	31	50
■ unverändert	51	30
■ schlechter	18	20
Chronifizierungsstadium		
■ verbessert	27	38
■ unverändert	62	54
■ verschlechtert	17	8

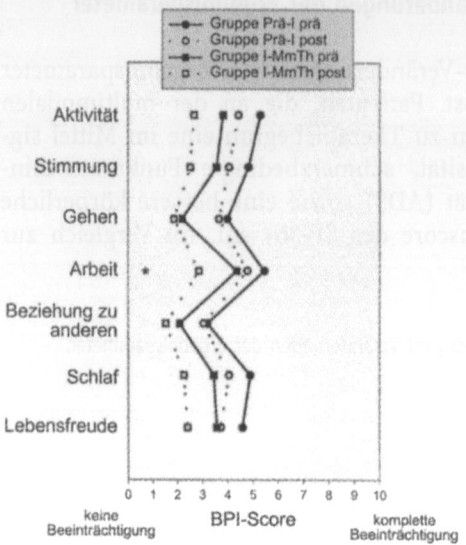

Abb. 1. Veränderung der schmerzbedingten Beeinträchtigung in den Einzelbereichen der deutschen Fassung des Brief Pain Inventory durch die konventionelle vertragsärztliche Versorgung (Gruppe Prä-I, n = 151) und durch Teilnahme an einem ambulanten multimodalen Therapieprogramm (Gruppe I-MmTh, n = 51). Dargestellt sind die Mittelwerte vor (prä) und 6 Monate nach (post) der jeweiligen Behandlung. * Verbesserung der Prä-post-Differenzen der Subskalenwerte in der Patientengruppe, die an dem multimodalen Therapieprogramm teilnahm (p < 0,05)

Präinterventionsgruppe besserten sich die prozentualen Prä-post-Veränderungen der Schmerzintensität und schmerzbedingten Funktionsbeeinträchtigung sowie die Zahl der AU-Tage in der Gruppe der Patienten, die am multimodalen Therapieprogramm teilnahmen (p < 0,05) (Tabelle 1). Konsistent mit der Reduktion der AU-Tage bei den Patienten, die am multimodalen Therapieprogramm teilnahmen, findet sich in dieser Gruppe im Vergleich zur Präinterventionsgruppe auch eine signifikante Reduktion der schmerzbedingten Beeinträchtigung (BPI) bei der normalen Arbeit (Abb. 1). Patienten, die eine multimodale Therapie erhielten, gaben im Vergleich zur Präinterventionsgruppe außerdem eine signifikante Verbesserung der Lebensqualität (SF-36) in den Bereichen ‚Körperliche Schmerzen' und ‚Soziale Funktionsfähigkeit' an (Abb. 2). Alle übrigen Prä-post-Veränderungen der Patienten, die an der multimodalen Therapie teilnahmen, änderten sich im Vergleich zur Präinterventionsgruppe nicht signifikant.

Im Gesamtmaß des Behandlungsergebnisses (Mittelwert der prozentualen Prä-post-Veränderungen der Schmerzintensität (NRS), schmerzbedingten Beeinträchtigung (BPI), Depressivität (ADS) und gesundheitsbezogenen Lebensqualität (körperliche und psychische Summenskalen des SF-36) unterschied sich der Wert der Patienten, die am multimodalen Therapieprogramm teilnahmen, (22% ± 31%, Median: 30%) vom Wert der Präinterventionsgruppe (7% ± 33%, Median: 8%) signifikant (p = 0,001).

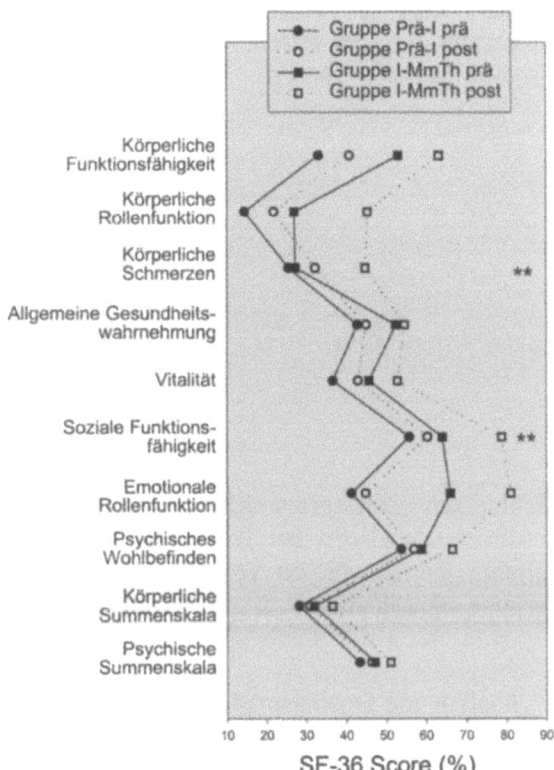

Abb. 2. Veränderung der gesundheitsbezogene Lebensqualität in den Einzelbereichen des SF-36 sowie der körperlichen und psychischen Summenskala durch die konventionelle vertragsärztliche Versorgung (Gruppe Prä-I, n = 151) und durch Teilnahme an einem ambulanten multimodalen Therapieprogramm (Gruppe I-MmTh, n = 50). Dargestellt sind die Mittelwerte vor (prä) und 6 Monate nach (post) der jeweiligen Behandlung. ** Verbesserung der Prä-post-Differenzen der Subskalenwerte in der Patientengruppe, die an dem multimodalen Therapieprogramm teilnahm (p < 0,01)

Die Korrelationen zwischen dem Gesamtmaß des Behandlungsergebnisse und denjenigen Ausgangsparametern, die sich zwischen beiden Patientengruppen signifikant unterschieden, waren nicht signifikant.

Globale Bewertung der Schmerzveränderung durch die Patienten

Die prozentualen Anteile der Patienten, die am Ende der jeweiligen Behandlung eine Verbesserung der Intensität, der Auftretenshäufigkeit und der körperlichen Ausdehnung der Rückenschmerzen sowie der schmerzbedingten Beeinträchtigung ihrer gesamten Lebenssituation angaben, sind in Tabelle 2 dargestellt. Mit Ausnahme der körperlichen Ausdehnung der

Tabelle 2. Anteile von Patienten mit Angabe einer Verbesserung der jeweiligen Rückenschmerzsymptomatik im Prä-post-Vergleich sowie des Globalscores ≥ 0,5.
*p < 0,05, **p < 0,01, ***p < 0,001

Gruppe	Präintervention (%, n = 157)	Multimodale Therapie (%, n = 51)
Stärke der Rückenschmerzen	33	51*
Häufigkeit der Rückenschmerzen	27	47*
Ausdehnung der Rückenschmerzen	26	42
Schmerzbedingte Beeinträchtigung der Lebenssituation	33	54***
Globalscore ≥ 0,5	31	50**

Schmerzen verbesserten sich alle anderen Schmerzparameter sowie der errechnete Globalscore bei den Patienten, die am multimodalen Therapieprogramm teilnahmen, im Vergleich zu den Patienten der Präinterventionsgruppe signifikant.

Analyse von Ergebnisprädiktoren

Als Prädiktoren wurden untersucht: der behandelnde Arzt, die Rückenschmerzdiagnose, die Schmerzdauer, die sozioökonomischen Daten (einschließlich der Rentensituation), die Ausgangswerte aller Ergebnisparameter, die Therapieform und die Therapiecompliance. Jedoch konnten keine Prädiktoren für einen positiven Behandlungsverlauf (≥ 30% Verbesserung der durchschnittlichen Schmerzintensität der letzten 24 Stunden oder Verbesserung um eine halbe Standardabweichung der Prä-Post-Differenz des untersuchten Ergebnisparameters oder Angabe einer Schmerzverbesserung im Globalurteil des Patienten bei Studienende) gefunden werden.

■ Diskussion

Die vorliegende Ist-Analyse liefert unseres Wissens erstmals Daten zur Effektivität der ambulanten Behandlung von Patienten mit Rückenschmerzen unter den Bedingungen der vertragsärztlichen Versorgung in Deutschland. Dabei ist zu berücksichtigen, dass die Einschlußkriterien der Studie zu einer Patientengruppe führte, die größtenteils dem Chronifizierungsstadium II [7, 17] zuzuordnen war. Dies bedeutet, dass sich die Rückenbeschwerden der meisten Patienten einerseits über einen beträchtlichen Zeitraum als therapieresistent erwiesen haben andererseits aber noch Therapieeffekte erwartet werden konnten. Insofern wurden die Angaben zur Leistungsfähigkeit der ambulanten Versorgung an einer Gruppe von Patienten erhoben, bei der eine Spontanheilung die Ausnahme darstellt und die Rückenschmerzen zu einem erheblichen Problem für die Patienten einerseits und die Behandelbarkeit durch den Arzt andererseits geworden sind.

Da keine vertraglichen Verpflichtungen der Studienärzte oder der Patienten zur Kontrolle der Ergebnisqualität der Behandlung bestehen, erfolgte die Teilnahme von Studienärzten und Patienten an der Untersuchung auf freiwilliger Basis. Dadurch war erstens die Gewinnung einer Zufallsstichprobe nicht möglich und zweitens die Zahl der teilnehmenden Studienärzte und Patienten begrenzt. Die gewonnenen Daten können daher nicht als repräsentativ für die ambulante Versorgungssituation gelten. Dennoch sind wir davon überzeugt, dass die Studienergebnisse eine Orientierung an der realen Effektivität der ambulanten Behandlung von Rückenschmerzpatienten zulassen. Da die Motivation zur freiwilligen Teilnahme an einer Studie als eine positive Grundeigenschaft zu werten ist, die sich auch in therapeutischen Interaktionen eher positiv niederschlagen wird, ist zu erwarten, dass die realen Behandlungseffekte in der ambulanten Versorgung eher ungünstiger ausfallen als in der vorliegenden Studie erhoben. Für epidemiologische Evaluationsstudien in der ambulanten Versorgung ist zu fordern, dass die Auswahl der an der Studie beteiligten Therapeuten und Patienten kontrolliert erfolgen kann.

Die in der vorliegenden Studie gefundene geringe ambulante Versorgungseffektivität stimmt mit den Ergebnissen einer früheren plazebokontrollierten Studie überein, in der die Effektivität monodisziplinärer ambulanter Behandlung von unspezifischen Rücken- und Nackenschmerzen durch Manualtherapeuten, Physiotherapeuten und Allgemeinärzte untersucht wurde [13]. Bei Patienten mit einer medianen Dauer der aktuellen Schmerzepisode von 1 Jahr verbesserte sich die Schmerzstärke auf einer Sechs-Punkte-Skala im Mittel zwischen 0,8 und 1,1, wobei sie sich nicht signifikant zwischen Verum- und Placebotherapie unterschied. Die in der vorliegenden Studie gefundene Verbesserung der Schmerzintensität der Patientengruppe von im Mittel 10% liegt außerdem in der gleichen Größenordnung wie die von Cassisi et al. [4] gefundenen Verbesserungen zwischen 0% und 14% in verschiedenen Kontrollgruppen.

Welche Gründe erklären die nur mäßige Behandlungseffizienz in der ambulanten Versorgung von chronischen Rückenschmerzpatienten? Aus den vorliegenden Daten konnten keine signifikanten Prädiktoren für die Therapieresponder analysiert werden, so dass sich auch der spezifische Betreuungsstil oder die Therapieform einer Praxis, die von einigen Kollegen immer wieder zur Erklärung von Leistungsunterschieden angeführt werden, nicht als entscheidend herausstellten. Die Tatsache, dass in der untersuchten Gruppe auch Patienten mit beabsichtigtem oder laufendem Rentenantrag eingeschlossen wurden, wirkte sich auf die Behandlungseffektivität sehr wahrscheinlich belastend aus. Dieser Einfluss sowie die volle Bandbreite der in der Alltagspraxis vorkommenden Rückenschmerzprobleme, eingesetzten Therapieverfahren und organisatorischen Schwierigkeiten sind in der vorliegenden Effektivitätsanalyse enthalten. Hierdurch unterscheidet sich die vorliegende Studie von solchen mit streng geplanten Interventionen, die eine Verallgemeinerung der Ergebnisse auf die Versorgungslage der Patienten durch niedergelassene Kollegen kaum erlauben [14].

Bei den meisten Patienten der Präinterventionsgruppe wäre aufgrund der Empfehlungen der Arzneimittelkommission der Deutschen Ärzteschaft [1] ein multimodales Therapieprogramm indiziert gewesen. Multimodale Behandlungsmöglichkeiten waren jedoch im strukturellen Konzept der Praxen nicht vorhanden. Auch fehlen hiefür entsprechende Leistungsziffern in der Gebührenordnung. Da die Möglichkeit zur Durchführung eines multimodalen Behandlungsprogrammes, das nach gegenwärtigem Wissensstand in der Behandlung chronifizierter Rückenschmerzen den größten Therapieerfolg verspricht [6, 10], in keiner der untersuchten Therapieeinrichtungen als Strukturfaktor vorhanden war, könnte ein entscheidendes Strukturmerkmal gefehlt haben. Hierfür spricht die Effektivität des ambulant durchgeführten Göttinger Rücken-Intensiv-Programmes, das bei einer stärker chronifizierten Gruppe von Rückenschmerzpatienten deutlich bessere Ergebnisse erzielte [10].

Durch standardisiertes Anbieten eines festen multimodalen Therapieprogrammes ließ sich die Behandlungseffektivität signifikant verbessern. Im Gesamtmaß des Behandlungsergebnisses waren Patienten, die an dem multimodalen Therapieprogramm teilnahmen, mit einer mittleren Prä-post-Verbesserung von 22% den Patienten der Präinterventionsgruppe (7%) signifikant überlegen. Diese Überlegenheit des multimodalen Therapieprogrammes zeigte sich auch in der globalen Bewertung der Schmerzveränderung durch den Patienten. Die Verbesserung der Schmerzintensität lag mit im Mittel 26% in der gleichen Größenordnung, wie sie in einer Analyse von 10 Studien zur Effektivität multimodaler Therapieprogramme mit einer Streubreite von 14 bis 42% angegeben wurde [5]. Der dennoch als gering zu bezeichnende absolute Behandlungseffekt des multimodalen Therapieprogrammes weist darauf hin, dass noch zu viele Unbekannte im Chronifizierungsprozess von Rückenschmerzen vorhanden sind.

Zu berücksichtigen sind Selektionsunterschiede zwischen den beiden Patientengruppen. Während sich die Patienten in der Dauer und Dynamik ihrer Schmerzen sowie im Chronifizierungsstadium nicht signifikant unterschieden, gaben Patienten, die an dem multimodalen Therapieprogramm teilnahmen, bei Studienaufnahme eine geringere Schmerzintensität, schmerzbedingte Beeinträchtigung im Alltag, Depressivität und bessere Lebensqualität an. Dieser Unterschied kann durch eine primär geringere Schmerzintensität erklärt werden oder dadurch, dass diese Patienten vor Studienaufnahme über bessere Copingmechanismen ihrer Rückenschmerzen verfügten als diejenigen der Präinterventionsgruppe. Der Selektionsunterschied könnte dadurch zustande gekommen sein, dass sich Patienten, die an dem multimodalen Therapieprogramm teilnahmen, aufgrund von Informationen aus der Presse aus eigenem Antrieb zur Teilnahme an dem Programm meldeten und außerdem die organisatorischen und finanziellen

Voraussetzungen zur Teilnahme an dem Programm erfüllten. Korrelationsanalysen zwischen dem Gesamtmaß des Behandlungsergebnisses und denjenigen Ausgangsparametern, die sich zwischen den beiden Patientengruppen signifikant unterschieden, konnten jedoch keinen statistisch signifikanten Zusammenhang nachweisen. Die Unterschiede in den Behandlungseffekten zwischen den Patientengruppen erklären sich daher nicht aus den Gruppenunterschieden bei Studienaufnahme.

Verglichen mit dem zeit- und trainingsintensiveren Göttinger Rücken-Intensiv-Programm [10] war die Effektivität des vorliegenden Programmes trotz niedrigerer Chronifizierungsgrade der Patienten geringer. Gründe hierfür könnten in der Struktur des mit ambulanten Ressourcen organisierten Therapeutenteams liegen. Die Räumlichkeiten, in denen die medizinische Trainingstherapie und die psychologische Therapie durchgeführt wurde, die mitarbeitenden krankengymnastischen Praxen sowie die Schmerzambulanz der Neurologischen Klinik, in der jederzeit ein Arzt beratend zur Verfügung stand, lagen ca. 15 Autominuten voneinander entfernt. Dadurch fand eine derartig enge Kooperation und konsequente Patientenführung, wie das innerhalb eines in einer festen Institution arbeitenden Therapeutenteams möglich ist, nicht statt.

Trotz dieser erwarteten Einschränkungen besitzt das Konzept von Therapeutenteams aus vorbestehenden ambulanten Behandlungsressourcen einer lokalen Region den Vorteil, dass es zumindest in Städten einer Größe von zehntausend Einwohnern und mehr wiederholt werden kann. Hierdurch steigt erstens die Behandlungskapazität und zweitens sind die Therapieprogramme in einem frühen Stadium der Rückenschmerzchronifizierung, wie es den Therapieempfehlungen entspricht, verfügbar.

Zusammenfassend kann festgestellt werden, dass sich die Durchführung eines multimodalen Therapieprogrammes zur Behandlung chronischer Rückenschmerzen, das durch die Zusammenarbeit verschiedener ambulant tätiger Fachdisziplinen realisiert wurde, als effektiver erwies, als die konventionelle vertragsärztliche Versorgung. Zur flächendeckenden Verbesserung der vertragsärztlichen Versorgung dürften derartige Therapeutenteams zumindest in mittelgroßen Städten zu realisieren sein, wenn die strukturellen Voraussetzungen einschließlich der Leistungsvergütung gelöst sind.

■ Zusammenfassung

In der vorliegenden Studie wird die Effektivität der konventionellen, nichtoperativen, ambulanten Behandlung von Patienten mit chronischen Rückenschmerzen mit derjenigen eines ambulanten multimodalen Therapieprogrammes, das durch Kooperation vorhandener ambulanter Behandlungsressourcen realisiert wurde, verglichen. Dabei erwies sich die Durchführung eines multimodalen Therapieprogrammes zur Behandlung chronischer Rückenschmerzen als signifikant effektiver (mittlere Verbesserung:

22%) als die konventionelle vertragsärztliche Versorgung (mittlere Verbesserung: 7%) (p=0,001). Der dennoch als gering zu bezeichnende absolute Behandlungseffekt des multimodalen Therapieprogrammes weist darauf hin, dass noch zu viele Unbekannte im Chronifizierungsprozess von Rückenschmerzen vorhanden sind. Da das multimodale Therapieprogramm an vielen Orten realisiert werden kann, könnte seine Effektivität alleine dadurch gesteigert werden, dass es in der Behandlung von Patienten mit Rückenschmerzen früher zum Einsatz kommen kann als bisher. Hierdurch wäre eine Verbesserung der ambulanten Versorgung von Patienten mit Rückenschmerzen zu erwarten.

Literatur

1. Arzneimittelkommission der Deutschen Ärzteschaft (1997) Empfehlungen zur Therapie von Rückenschmerzen. Arzneiverordnung in der Praxis, Sonderheft 6
2. Basler HD (1995) Psychologische Therapie bei Kopf- und Rückenschmerzen: ein Schmerzbewältigungsprogramm zur Gruppen- und Einzeltherapie. Qintessenz, München
3. Bullinger M, Kirchberger I (1998) SF-36 Fragebogen zum Gesundheitsszustand. Hogrefe-Verlag, Göttingen
4. Cassisi JE, Sypert GW, Salamon A, Kapel L (1989) Independent evaluation of a multidisciplinary rehabilitation program for chronic low back pain. Neurosurgery 25:877–883
5. Deardoff WW, Rubin HS, Scott DW (1991) Comprehensive multidisciplinary treatment of chronic pain: a follow-up study of treated and non-treated groups. Pain 45:35–44
6. Flor H, Fydrich T, Turk DC (1992) Efficacy of multidisciplinary pain treatment centers: a meta-analytic review. Pain 49:221–230
7. Gerbershagen HU (1986) Organisierte Schmerzbehandlung. Internist 27:459–469
8. Grigutsch V (1998) Standortbestimmung zu gesundheitsökonomischen Evaluationen aus Sicht des Bundesministeriums für Gesundheit. In: Schöffski O, Glaser P, Graf v. d. Schulenburg M (Hrsg) Gesundheitsökonomische Evaluationen. Springer, Berlin Heidelberg
9. Hautzinger M, Bailer M (1993) Allgemeine Depressionsskala. Beltz Test GmbH, Weinheim
10. Hildebrandt J, Pfingsten, Franz C, Saur P, Seeger D (1996) Das Göttinger Rücken Intensiv Programm (GRIP) – ein multimodales Behandlungsprogramm für Patienten mit chronischen Rückenschmerzen, Teil 1. Schmerz 10:190–203
11. Hildebrandt J (1997) GRIP 2 Göttinger Rücken Intensiv Programm. Broschüre über das Behandlungsrogramm. Ambulanz für Schmerzbehandlung, Zentrum Anaesthesiologie, Rettungs- und Intensivmedizin, Robert-Koch-Straße 40, 37075 Göttingen
12. International Association for the Study of Pain (1995) Fordyce WE (Hrsg) Back pain in the workplace. IASP Press, Seattle, S3
13. Koes BW, Bouter LM, van Hameren H, et al. (1992) The effectiveness of manual therapy, physiotherapy, and treatment by the general practitioner for nonspecific back and neck complaints. Spine 17:28–35

14. Kossow KD (1998) Gesundheitsökonomische Evaluationen aus hausärztlicher Sicht. In: Schöffski O, Glaser P, Graf v. d. Schulenburg M. (Hrsg) Gesundheitsökonomische Evaluationen. Springer, Berlin Heidelberg
15. Pfingsten M, Franz C, Hildebrandt J, Saur P, Seeger D (1996) Das Göttinger Rücken Intensiv Programm (GRIP) – ein multimodales Behandlungsprogramm für Patienten mit chronischen Rückenschmerzen, Teil 3. Psychosoziale Aspekte. Schmerz 10:190–203
16. Radbruch L, Loick G, Kiencke P, Lindena G, Sabatowski R, Grond S, Lehmann KA, Cleeland CS. (1999) Validation of the german version of the Brief Pain Inventory, J Pain Sympt Manage, zur Publikation angenommen
17. Schmitt N (1990) The Mainz Pain Staging System (MPSS) for chronic pain. Pain 5:484

10 Neues Verständnis von Patienten mit chronischen Rückenschmerzen in der Allgemeinpraxis

W. SOHN

■ Umsetzung von Interdisziplinarität

In der Vergangenheit ist aus Sicht von Allgemeinärzten das Thema Schmerz entweder zu spezialistisch oder zu komplex wahrgenommen worden. Dies führte, verbunden mit einer unzureichenden Kompetenzvermittlung während des Studiums und der Weiterbildungszeit dazu, dass die eigenen Aufgabenstellung unklar war. Da die Schmerztherapie sich aber als klassisches Beispiel einer interdisziplinären Zusammenarbeit begonnen hat zu etablieren, müssen Allgemeinärzte alte Vorurteile über Bord werfen und sich engagiert um ihren Anteil in diesem Behandlungskonzept bemühen.

Um es überspitzt zu sagen, ein Arzt, der es unterlässt, starke Schmerzen zu lindern, macht sich in mehrfacher Hinsicht strafbar. Das Strafgesetzbuch (StGB) führt in § 323c die unterlassenen Hilfeleistung auf und in § 223, 230 die vorsätzliche oder fahrlässige Körperverletzung durch Unterlassung. Weder Budgetgrenzen noch fehlende Kompetenz würden gerichtlich als Entschuldigung akzeptiert.

Es ist also nicht ins Belieben des einzelnen Arztes gestellt zu entscheiden, ob der Patient Schmerzen hat oder nicht und ob er dagegen „etwas braucht" oder es „auch so aushalten können muss". Vielmehr ist es notwendig, zunächst die Patientenwahrnehmung als Faktum zu akzeptieren und mit Hilfe von Fragen nach möglicher Ursache, Art und Stärke des bestehenden Schmerzes, sowie gegebenen psychosozialen Belastungen eine Differenzierung vorzunehmen, an der es in der Vergangenheit gemangelt hat.

Ein Vorurteil war: Schmerzen kann jeder Arzt behandeln, dazu braucht man keinen Spezialisten und wenn, dann ist es der Allgemeinarzt, denn zu dem kommen Patienten mit Schmerzen ja als primär hin und er behandelt die meisten.

Sicherlich eine weitgehend zutreffende Wahrnehmung. Allerdings glauben Patienten mit Rückenschmerzen zu unrecht, dass der Orthopäde auch derjenige ist, der die schmerztherapeutische Kompetenz hat und vermuten unverändert, dass Röntgenaufnahmen geeignet wären, einen Zusammenhang zwischen Schmerzen und Ursache zu begründen (Sohn 1994). Dass die Übereinstimmung von morphologischen Veränderungen und funktioneller Beeinträchtigung nicht gegeben ist, haben Studien wiederholt bestätigt (Jensen 1994).

Unabhängig von der Lokalisation leiden nach Ergebnissen des Gesundheitssurvey 1998 im Verlauf einer Woche 55,1% der Frauen im Alter zwischen 18 und 80 Jahren unter mittleren bis starken Schmerzen, bei den Männern sind 41,2% betroffen. Unter starken bis unerträglichen Schmerzen leiden 13,7% der Frauen und 7,8% der Männer (Bellach et al. 2000). Diese Zahlen belegen, dass hier alle relevanten Disziplinen im Verbund gefordert sind, konzeptionell zusammen zu arbeiten. Immerhin ist nahezu die Hälfte der Bevölkerung von Schmerzen betroffen, ein Phänomen, das nicht mit eindimensionaler Ursache-Wirkungs-Logik erklärt werden kann, sondern nur mehrdimensionell mit bio-psycho-sozialen Konzepten erfasst und angemessen therapiert werden kann.

Welchen Anteil bei Rückenschmerzen bspw. der Arbeitsplatz hat, zeigt eine neue Studie (WidO 2000) in der 20 000 Mitarbeiter aus 100 Betrieben nach ihren Beschwerden im Zusammenhang mit der Einschätzung des Betriebsklimas befragt wurden. Rückenschmerzen führten die Liste der gesundheitlichen Beschwerden mit durchschnittlich 45,3% vor Verspannungen 34%, Müdigkeit 33,9% und Gelenkschmerzen 31,7% an. Bei der Gruppe, die das Betriebsklima als sehr schlecht beurteilten, war der Anteil von Rückenschmerzen mit 67% deutlich höher. Da Rückenschmerzen unverändert die häufigste Ursache für die Bescheinigung von Arbeitsunfähigkeit sind, gleichzeitig bei Reha-Maßnahmen und Frühberentung als Ursache dominieren, haben Allgemeinärzte hier eine zentrale Steuerungs- und Koordinationsaufgabe. Konkret bedeutet das, die Schnittstellen zu den Spezialisten der einzelnen Fachgebiete und dem Schmerztherapeuten wahrzunehmen und selber über den Stand der Schmerztherapie und ihre neuen Erkenntnisse informiert zu sein. Zu diesem „Aufgabenkatalog" gehört auch, Prädiktoren für die Chronifizierung zu kennen, um früher als bisher ein interdisziplinäres (paralleles) Behandlungskonzept zu initiieren. Denn unverändert wird kritisiert, dass bei Patienten mit chronischen Schmerzen im Schnitt zehn Jahre mit Behandlungsversuchen bei acht verschiedenen Fachärzten vergehen, bevor eine interdisziplinäre schmerztherapeutische Therapie begonnen wird (Jungck 1998).

■ Angebote

Weder für Ärzte, die im Rahmen eines interdisziplinären Behandlungskonzeptes arbeiten wollen noch für betroffene Patienten selber ist es gegenwärtig möglich, strukturiert geeignete Ansprechpartner zu finden, weil *Schmerztherapieführer* nur für einzelne Verbände (DGSS, STK) vorliegen und Bewertungen von Qualifikation und Bereitschaft zu interdisziplinärer

Behandlung nur bedingt transparent werden. Erst durch die 1996 geschaffene Zusatzbezeichnung „Spezielle Schmerztherapie" wird auf Ebene der Ärztekammern die Struktur von Qualifikation und notwendige „Pflichtfortbildung" festgelegt. Damit werden Ärzte auch offiziell in die Lage versetzt, diesen Schwerpunkt ihrer Arbeit nach außen den Patienten anzuzeigen. Nach den gemeinsam festgelegten Qualifikationskriterien von DGSS und STK waren im „Schmerztherapieführer 1996" immerhin 211 Schmerztherapeuten verzeichnet von denen etwa 100 als niedergelassene Ärzte unterschiedlicher Fachrichtungen arbeiten, der Rest sich aus Klinik-Ambulanzen – vornehmlich Univ. Kliniken – rekrutiert.

Auf der Hompage der KVNo bspw. werden ca. 15000 ambulant arbeitende Vertragsärzte erfasst. Da die ÄKNo den Zusatztitel „Spezielle Schmerztherapie 2002" ratifiziert hat, können Ärzte und Patienten einen der 96 Teilnehmer der Schmerztherapievereinbarung finden, auch die Krankenkassen können aufgrund ihrer regionalisierten Struktur keinen Gesamtüberblick anbieten.

Im ambulanten Bereich haben nahezu alle 16 Fachgruppen (KBV Grunddaten 1999) Kontakt zu Patienten mit chronischen Schmerzen.

Fachgruppen die potenziell Patienten mit Schmerzen behandeln

1. Anästhesisten
2. Augenärzte
3. Chirurgen
4. Frauenärzte
5. HNO-Ärzte
6. Hautärzte
7. Internisten
8. Kinderärzte
9. *Laborärzte*
10. Mund-Kiefer-Gesichtschirurgie
11. Nervenärzte
12. Psychotherapeutisch tätige Ärzte
13. Orthopäden
14. Radiologen
15. Urologen
16. Allgemeinärzte

Notwendig für ein kompetentes Angebot wäre eine schmerztherapeutische Basiskompetenz z B. über die Fortbildung der von Ärztekammern und Fachgesellschaften (u. a. DGSS) 80-Std.-Curricula mit den wesentlichen Zielen:
- Chronischen Schmerz als eigene Krankheit erkennen
- Grenzen der eigenen Aus- und Weiterbildung wahrnehmen und
- Bereitschaft zur interdisziplinären Kooperation haben

Qualifikation

Unverändert ist der Begriff „Schmerztherapeut" nicht gesetzlich geschützt. Eine strukturierte Qualifikation können gegenwärtig Ärzte auf drei verschiedenen Wegen nachweisen: Erstens nach der Musterweiterbildungsordnung in den Landesärztekammerbereichen in denen der Zusatztitel „Spezielle Schmerztherapie" ratifiziert ist, zweitens diejenigen, die an der Schmerztherapievereinbarung der Ersatzkassen teilnehmen und drittens die Mitglieder der Schmerzgesellschaften (DGSS, STK), die eine interne Fortbildung mit entsprechendem Kolloquium absolviert haben. Entscheidend ist bei den weitgehend übereinstimmenden Anforderungen an Dauer, Interdisziplinarität und Verfahrensvielfalt die neue Auflage eines kontinuierlichen „Updates", das es bisher (in Deutschland) nur in wenigen Bereichen (z. B. Diabetes) gibt. Problematisch für ambulant arbeitende Ärzte ist der Nachweis einer einjähriger (kontinuierlichen) Zeit in einer interdisziplinären Einrichtung; dies bedeutet für Interessierte, die diesen Weg nicht frühzeitig haben planen können, einen Ausschluss. Strukturell fehlt allerdings noch die durchgängige Einbeziehung von Schmerztherapie in Aus-, Fort und Weiterbildung. Deshalb ist es gegenwärtig keineswegs so, dass Schmerztherapie als „orginäre" ärztliche Aufgabe gesehen wird und wenn es so ist, in vielen Fällen nicht wahrgenommen wird, dass diese Aufgabe nur mit eindeutiger Kompetenz erfüllt werden kann, die berufsbegleitend und kontinuierlich erworben werden muss.

Wenn man sich die führenden Diagnosen nach Arzneimittel-Verordnungen für ausgewählte Fachgruppen (IMS Health/Verschreibungsindex für Pharmazeutika 1999) vor Augen führt, dann wird um so mehr deutlich, wie notwendig die Aufgabe des Schmerztherapeuten hinsichtlich seiner spezifischen Fachkompetenz im Bereich einer an Evidence-based-medicine orientierten nichtmedikamentösen und medikamentösen Therapie aber auch in Bezug auf die strukturierte interdisziplinäre Zusammenarbeit (Koordination) ist. Dabei wird deutlich, dass Allgemeinärzte einen wesentlichen Anteil der Verordnungen vornehmen, bei Neurologen die Kopfschmerztherapie hinsichtlich der Verordnungen eher nachrangig auftritt und Orthopäden nahezu ausschließlich Verordnungen vornehmen, die aus Schmerzindikationen resultieren.

Häufigkeit von Arzneimittelverordnungen verschiedener Fachgruppen

	Anzahl der Verordnungen
Allgemeinärzte	511 026
I10 Hypertonie	52 005
I25 Herzkr. chron. isch.	23 844
J20 Bronchitis	21 041
E14 Diabetes M. 1	6 116
R69 Krankheitsurs. unbekannt	14 608
M54 *Rückenschmerzen*	14 118
J06 Inf. ob. Atemwege	11 730
G47 Schlafstörungen	10 848

	Anzahl der Verordnungen
Allgemeinärzte	**511 026**
I50 Herzinsuff.	10 617
J45 Asthma bronch.	10 457
Neurologen	**25 987**
F33 Depressive Stör. rez.	3 397
F32 Depress. Episode	2 177
G20 Parkinson-Synd.	2 020
G40 Epilepsie	1 602
F29 Psychose, nichtorgan.	1 546
F20 Schizophrenie	1 147
F41 Angst-Stör. and.	1 004
F34 Affektive Störung anhalt.	741
G47 Schlafstörungen	684
R69 Krankheitsursache unbekannt	629
Orthopäden	**16 087**
M54 Rückenschmerzen	4 068
M81 Osteoporose	1 466
M17 Gonarthrose	1 234
M53 WS/Rücken	995
M75 Schulterläsionen	554
R69 Krankheitsursache unbekannt	522
M77 Enthesopathien	450
M16 Koxarthrose	443
M47 Spondylose	427
M512 Bandscheibenschäden	345

Richtgrößen (Medikamenten-Budget pro Quartal) verschiedener Fachgruppen (für KV-Nordrhein, Stand Feb. 2000)

	Versicherte (€)	Rentner (€)
Allgemeinärzte	39,–	123,–
Internisten (hausärztl.)	56,–	131,–
9 Untergruppen	6,–	89,–
z. B. Rheumatologe		
Onkologen	offen	offen
Orthopäden	4,–	9,–
Neurologen	47,–	78,–
Gynäkologen	12,–	20,–
Urologen	27,–	62,–

Ausgewählte Medikamentenpreise (€)		
WHO-Stufe I:	Ibuprofen 800 ret. N1	= 9,-
	Celebrex 200 N2 50 Kps.	= 42,30
WHO-Stufe II:	Tramadol 100 ret. N2	= 40,80
	Valoron N ret. 100/8 mg N2	= 69,62
WHO-Stufe III:	MST 100 N2	= 210,-
	Durogesic 100, 5 Pflaster	= 196,-
Begleitmedikation:	Laxoberal Trpf. 15 ml	= 5,60
	MCP-Tropf. 30 ml	= 2,51
	Vergentan Tbl. N2	= 34,89
	Haloperidol Tropf. N2	= 9,16
Co-Analgetika:	Neurontin 300 mg Kps N2	= 96,12
	Carbamazepin 200 mg N2	= 25,25
	Doxepin 10 mg Kps N2	= 7,42

Zugang

Der übliche Zugang von Patienten mit chronischen Schmerzen geht in unserem Gesundheitswesen über den Hausarzt. Neben den 44 603 Allgemeinärzten und 18 319 Internisten (zweidrittel hausärztlich arbeitend) sind 6476 Kinderärzte und 10421 Gynäkologen als „Primärärzte" ambulant tätig (KBV-Grunddaten 1998). Geht man davon aus, dass aus Patientensicht die 5027 Orthopäden und 5446 Neurologen für Rücken- bzw. Kopfschmerzen die entsprechenden Spezialisten sind und ein zunehmender Teil der 1636 Anästhesisten auch ambulante Schmerztherapie anbietet, dass 2301 psychotherapeutisch arbeitende Ärzte ihren Anteil leisten können, würde man unter Vernachlässigung von Chirurgen, Urologen und HNO-Ärzten von knapp 73 000 niedergelassenen Ärzten (insgesamt 110 395) eine interdisziplinäre Mitbehandlung „bahnen" können. Diese Zahlen scheinen ausreichend für eine angemessene Versorgung, wenn man davon ausgeht, dass in der Zahl von 87 000 ambulant tätigen Ärzten mit regelmäßigem Bezug zu Schmerzpatienten mittlerweile etwa 1 500 auf den drei oben genannten Qualifikationswegen als Schmerztherapeuten koordinierend tätig werden können. Nahezu alle der 34 Universitätskliniken geben an, Schmerzambulanzen zu haben, weisen aber Wartezeiten von bis zu zwei Jahren auf. Organisationsprobleme wie „wohnortnahe" Behandlung im Rahmen des interdisziplinären Konzeptes können sicher nur zum Teil gelöst werden.

■ Ursächlich oder symptomatisch

Akute Schmerzen treten bei Traumen, die auf die Körperoberfläche einwirken, oder als tiefe *somatische* Schmerzen bei Überdehnungen des Bandapparates (Sklettmuskeln, Sehnen, Faszien, Gelenke) aber auch bei kurzzeitiger Erhöhung intraluminaler Drücke als *viszerale* (Eingeweide-) Schmerzen an inneren Organen von Brust-, Bauch- oder Beckenraum auf. Aufgrund seiner Verbindung mit intra- und extrakraniellen Blutgefäßen, der Dura mater und der Kopfmuskulatur, nimmt der Kopfschmerz eine Sonderstellung ein (Jage 1993).

In der akuten Form ist der Schmerz ein Symptom, das mit seiner Warnfunktion den Organismus vor Schäden schützen soll. Dieses Ziel wird allerdings nur dann erreicht, wenn durch ein adäquates Verhalten des Patienten oder die strukturierte Behandlung des Arztes eine angemessene Vorgehensweise erfolgt. Wesentlich ist dabei, den akuten Schmerz entweder *ursächlich* zuordnen zu können oder – nach Ausschluss – ihn als *symptomatisch* zu werten.

Kompetenz bei Rückenschmerzen

- Anamnese unter Einbeziehung der Patientensicht
- Klinische Untersuchung (funktioneller Status, *Paradigmawechsel* von der *strukturellen* zur *funktionellen* Betrachtungsweise)
- Suche nach Warnzeichen
- Unterscheidung zwischen *akut* und *chronisch*
- Nutzen von Leitlinien (Evidence-based-medicine) für Diagnostik und Therapie
- Begründung von abweichendem Vorgehen
- Dokumentation

■ Eingrenzung durch eine *Schmerz*-Anamnese

Gerade in der Hausarztpraxis darf nicht übersehen werden, dass die Behandlung akuter Schmerzen zu einem nicht unerheblichen Teil durch Selbstmedikation erfolgt – Schmerzmittel liegen in diesem Bereich seit Jahren unverändert an der Spitze und machen 767 Mio. € des Gesamtumsatzes von etwa 3,6 Mrd. € aus (Arzneimittelreport 1998). Auch hinsichtlich der Wirksamkeitserwartung hat die Selbstmedikation einen hohen Stellenwert für den Patienten, denn immerhin 90% geben an, dass die „selbstverordneten" Medikamente „gut bis sehr gut" geholfen hätten (Infratest 1993). Für den Hausarzt geht es also darum, sich einerseits der zunehmenden Selbstmedikation bewusst zu sein und andererseits beratenden Einfluss zu behalten, um Sachinformation (Indikation, geeignete Stoffgruppe, Dosierung, Nebenwirkungen) zu vermitteln.

Deshalb muss bei der Schmerzanamnese die *Vorlaufzeit* der möglichen Selbstmedikation und anderer, nichtmedikamentöser Maßnahmen angesprochen werden. Fragen wie: *was haben sie selber schon gemacht?, wieviel haben sie schon davon schon in welchem Zeitraum eingenommen?* vermeiden bei den folgenden therapeutischen Schritten eine Überdosierung und bieten eine sinnvolle Ergänzung um der Selbsterwartung, *was glauben sie, würden ihnen am besten helfen?* sinnvoll entgegenzukommen.

Gleichzeitig müssen bestehende chronische Erkrankungen, die akut mit Schmerzen rezidivieren können (Kopf-, Hals-, Ohren-, Rücken-, Gelenk-, Thorax-, Magen- und Bauchschmerzen sowie Koliken, schmerzhafte Reizungen oder Neuropathien) erfragt werden. Dazu ist es hilfreich herauszufinden, ob ähnliche Schmerzen schon einmal aufgetreten sind, wann dies zuletzt war, was seiner Zeit die Ursache war und was geholfen bzw. nicht geholfen hat.

Der Beginn (perakut) und der Verlauf (langsam zunehmend oder mit rückläufigen Phasen), die Ausprägung (Stärke mit Schätzskala z. B. VAS) und die Schmerzcharakteristik (stechend, dumpf, brennend etc.) sowie die Lokalisation (oberflächlich oder in der Tiefe, ausstrahlend oder punktförmig) sind bei akuten Schmerzen als weitere Informationen für eine Eingrenzung notwendig, um auch die Gefährlichkeit (Dringlichkeit) für die weiteren Schritte schnell zu erfassen. Begleitsymptome wie Fieber (gemessen?, wie hoch?), Kreislaufreaktion, Ausstrahlung und Beeinflussung des Gesamtbefindens müssen erfragt werden.

**Schmerz-Anamnese –
Chancen für die Diagnosefindung bei chronischen Rückenschmerzen**

- Anamnese   70–80%
- Untersuchung 20–30%
- Befunde   10–20%

- Aber: in 60% bei chronischen und 80% bei akuten RS bleibt die Ursache unklar (Quelle: Jage 1993, Waddle 1998)
- Deshalb Verbesserung der Anamnese durch:
  1. Herstellen einer adäquaten Gesprächs- und Untersuchungssituation (Verständnis, Hilfsbereitschaft)
  2. Freie Darstellung des Patienten (5 Min. am Anfang, sparen 50% zukünftigen Aufwand)
  3. Gezielte Fragen stellen, aber kein Verhör abhalten (Prävention heißt heute Gesundheitserziehung nicht nur Risikofaktoren identifizieren)

Zur speziellen Schmerzanamnese gehört auch die Erfassung der psychosoziale Situation (Waddle 1998). *Gibt es Entscheidungen, die sie gegenwärtig belasten? Haben sie jemanden, der sich um sie zu Hause kümmert, wenn ich sie jetzt krank schreibe? Bekommen sie Schwierigkeiten am Arbeitsplatz, wenn sie wegen Krankheit fehlen? Wie sieht ihre berufliche Planung aus? Haben sie das Gefühl finanzieller Sicherheit? Was können sie gegenwärtig für ih-*

re Gesundheit tun? Wie schlafen sie? Ist ihre Partnerschaft befriedigend? Was würde sich an ihrem Leben ändern, wenn sie ganz gesund wären?

Damit soll nicht ausgedrückt werden, dass alle Fragen „abgehakt" werden müssen, sondern dass ein eine Richtung notwendig ist den Patienten in einer besonders sensiblen Phase, besonders verständnisvoll anzusprechen. Und zum Verständnis gehört eine bio-psycho-soziale Kenntnis bestehender Konflikte und Beziehungen, weil Schmerz u. a. mit *Angst* und *Depression* stark korreliert und gerade bei Patienten aus anderen Kulturkreisen (u. a. Muslime) als Präsentiersymptom dient.

Chronifizierung von Rückenschmerzen

- Akute RS haben 80% der Bevölkerung
- 90% sind innerhalb von 3 Monaten schmerzfrei
- 20% bleiben schmerzfrei
- 70% bekommen Rezidive mit Verlängerung und Intensivierung der Schmerzphasen
  10% sind therapieresistent (Hildebrandt 2001)

Folge: 12,3% aller AU-Tage wegen RS
Falldauer 21.6 Tage (Quelle: BKK KA-Stat. 1998)
Folge: Pat., die 3 Mon. RS haben können zu 80%, die
mit 6 Mon. RS zu 40% und nach 12 Mon. RS nur noch zu 10% an den Arbeitsplatz zurück (Pfingsten 2001)

■ Körperliche Untersuchung

Nach der umfassenden Schmerzanamnese ist eine ähnlich umfassende körperliche Untersuchung indiziert, weil einerseits der mögliche ursächliche Organbezug herausgefunden oder die Ausschlussdiagnose *funktioneller Schmerz* abgesichert werden muss. Problematisch für den Hausarzt ist, dass seine Patienten häufig älter sind und damit in der Regel mehrere chronische Erkrankungen haben, die selber zu Schmerzen führen können (Angina pectoris, Arthrosen der großen und kleinen Gelenke, Degeneration der Wirbelsäule, Osteoporose, rheumatoide Veränderungen, Neuropathien).

Damit muss verstärkt differenziert werden zwischen akuter Verstärkung von chronischen Schmerzen und neu aufgetretenen akuten Schmerzen anderer Ursache. Unterschwellig darf bei alten Patienten nicht die Haltung bestehen, *Alter sei ein Analgetikum*, genauso wenig übersehen werden, dass auch im Alter untypische akute Schmerzen (Appendizitis, Otitis media etc.) auftreten können. Genauso wenig darf (kleinen) Kindern unterstellt werden, sie weinen ja auch ohne Grund.

Während der körperlichen Untersuchung geben die Beobachtung des *schmerzadäquaten* Verhaltens bei Bewegungen (Aufstehen, Hinlegen, Beugen etc.) und der dabei geäußerten Schmerzen (zunehmend, unverändert) zusätzliche Informationen. Bei Schmerzen des Band- und Bewegungsapparates hat sich die *funktionelle* Untersuchung durchgesetzt; weil morphologische Veränderungen keine zwingende Übereinstimmung mit subjektive erlebten Beschwerden zeigen (Jensen 1994).

Chronifizierungsstadien von Schmerzen

- *Stadium I:* Schmerz (sub)akut, wechselnde Intensität, angemessenen Medikation, seltener Arztwechsel, stabile Bewältigungsstrategien
- *Stadium II:* Schmerz kontinuierlich, zunehmende Ausbreitung, Multilokalisation, meist unangemessene Medikation, häufiger Arztwechsel, Störung der Bewältigungsstrategien
- *Stadium III:* Dauerschmerz, überall, immer, nichts hilft, doctor-hopping, komplette Hilflosigkeit, nur noch Notarzt ist angemessen (Quelle: Gerbershagen 1994)

Kommunikation und Verständnis

Da die Äußerung von Schmerzen – ob akut oder chronisch – immer Ausdruck einer individuellen Verarbeitungsstrategie ist, bedarf es zur angemessenen Erfassung einer kommunikativen Kompetenz. Dazu zählt, dass anerkannt wird: Schmerz ist das, was der Patient als Schmerz erlebt (Bonica 1986). Dazu gehört:
- Selbstreflexion der eigenen Schmerzstrategien
- Patienten als Ganzes erfassen
- Verarbeitungsstrategien erkennen
- Ressourcen verdeutlichen
- Schmerzmessung zur Objektivierung (z. B. mit visueller Analogskala VAS)

Es erscheint sinnvoll, auch bei akuten Schmerzen, die ja auch rezidivierend vorkommen können, die Schmerzmessung der Dokumentation zu ergänzen und damit beizutragen dieses Instrument zu etablieren. Dies gilt auch für die interdisziplinäre Kommunikation und der Qualitätssicherung in diesem Bereich.

Schnittstellenprobleme

Die zunehmende Spezialisierung in der Medizin bringt es mit sich, dass die Grenzen des jeweiligen Gebiets oder Schwerpunkts schneller erreicht werden, als das bei einer früher generell ausgerichteten Weiterbildung der Fall war. Daraus ist allerdings nicht die Sorge der einzelnen Fächer – insbesondere der „großen" (Innere, Chirurgie) – erwachsen, dass das Allgemeine eines Fachs verloren gehen könnte und es notwendig wäre, um nur im „eigenen" Fach den Überblick zu behalten, quasi einen nicht verzichtbaren Unterbau in der jeweiligen Musterweiterbildungsordnung zu definieren. Darüber hinaus wird in der Ausbildung, dem wesentlich Ort der Sozialisation von Ärzten, der selbstkritische Umgang mit den Grenzen eines Faches nicht gelehrt; eher bleibt bei den Studierenden der Eindruck zurück, je spezieller desto wichtiger und je allgemeiner, desto bedeutungsloser ist der ärztliche Auftrag. Dies sind für den notwendigen interdisziplinären Ansatz von erfolgreicher Schmerztherapie ungünstige Voraussetzungen, weil Kooperation zwischen den Gebieten schlichtweg erst gelernt werden muss. Für den ambulanten Bereich gibt es üblicherweise keine Transparenz in Form von Ranglisten, welche Diagnosen die tägliche Arbeit prägen und was das Spezielle bei den Fachärzten (die formal richtig Spezialisten heißen) ist. Deshalb besteht unterschwellig als Hemmfaktor der Eindruck: *was kann der andere schon besser als ich?*. Erst die strukturierte Zusammenarbeit in Netzwerken oder ambulanten Schmerzkonferenzen-/Qualitätszirkeln, kann hier zu einer Qualitätssicherung führen. Sowohl Netzwerke als auch die künftige Pflichtfortbildung können vor allem strukturelle Voraussetzungen zur Kooperation und Kommunikation bieten.

Kooperation

- Therapie chronischer Schmerzen gelingt nur durch *Interdisziplinarität*
- parallele Behandlung statt additive
- Kommunikation zwischen Ärzten
- *ambulante*, interdisziplinäre Schmerzkonferenzen
- Integration der medizinischen Fachberufe und
- Selbsthilfegruppen
- Ziel: ambulant vor stationär, so autonom wie möglich

■ Evidence based *und* Experienced-based-medicine

Qualitätssicherung in der Therapie von Rückenschmerzen hat mit einem neuen Denkprozess und Verständnis einer multimodalen Behandlung zu tun. Leitlinien haben dazu gegenwärtig noch einen eher unterstützenden Charakter als dass sie ausreichend konkrete Hinweise für die tägliche Arbeit bieten können. Internet-Informationen sind eine wertvolle Unterstützung. So bietet das Royal College of General Practitioner (www.rcgp.org.uk) oder das Patienten-Informations-System der Univ. Heidelberg (*www.rzuser.uni-heidelberg.de*), die Arbeitsgemeinschaft Wissenschaftlich Medizinischer Fachgesellschaften (*www.awmf.de*), die Ärztliche Zentralstelle für Qualitätssicherung (*www.azq.de,* www.leitlinien.de www.patienten-Information.de) oder

der Internet Desease Manager Gesundheitscout 24 mit seinem ‚PhysioRückenGuide' sowohl für Ärzte als auch für Patienten umfangreiche Informationen zum Nutzen der verschiedenen Therapieangebote an. Letztlich geht es um die Ergänzung von klinischer Erfahrung und wissenschaftlicher Evidenz. Es darf nicht unterschätzt werden, dass die durch die Standardisierung von Rückenschmerzpatienten in Randomized-controlled-trials (RCT) zwar eine hohe interne Validität der Ergebnisse erzielt wird, dass aber deren Übertragbarkeit – also die sog. externe Validität folgerichtig desto stärker abnimmt, weil es in der Praxis keine standardisierten Studienteilnehmer, sondern individuelle Patienten gibt. Ob man als handelnder Arzt eine ‚number needed to treat' (NNT) als hoch, angemessen oder niedrig einschätzt und sich damit für oder gegen eine Maßnahme entscheidet, ist eine Subjektivierung in einem Prozess, der geradezu verzweifelt dem Fetisch der scheinbar objektiven Evidence-based-medicine huldigt.

Literatur

Arzneiverordnungsreport 2000 (Schwabe U, Paffrath D Hrsg). Springer, Heidelberg 2001
ÄZQ (2001) www.azq.de oder www.leitlinien.de
BÄK intern II/97. Bundesärztekammer Köln
Bellach BM, Ellert U, Radoschewski M (2000) Epidemiologie des Schmerzes- Ergebnisse des Bundes-Gesundheitssurveys 1998. Bundesgesundheitsbl-Gesundheitsforsch-Gesundheitsschutz 43:424–431, Springer
BKK (1998) Krankenarten Statistik der Betriebskrankenkassen. Essen 1999
Bonica JJ (1986) Treatment of Cancer Pain: Current Status and Future Needs. In: Fields HL, Dubner R, Cervero F (eds) Advances in Pain Research and Therapy Vol. 9. Proceedings of Fourth World Congress on Pain. Raven Press, New York, p 589
DAB (2000) Bekanntmachungen; Rahmenvereinbarung zur integrierten Versorgung gemäß § 140d SGB V. Deutsches Ärzteblatt, Jg. 97, Heft 49, 8. Dez. 2000, C2513ff
DGSS, Arbeitsunterlagen für die Mitgliederversammlung 1998. Köln
DGSS*STK, Schmerztherapieführer Deutschland, Wegweiser für Schmerztherapie und Schmerzforschung, Gemeinsames Mitgliederverzeichnis 1996. Frankfurt am Main
Hildebrandt J, Mense S (2001) Rückenschmerzen – Ein ungelöstes Problem. Schmerz 15:411-412
IMS Health (1999) Institut für Medizinische Statistik Frankfurt. Persönliche Mitteilung
Infratest (1996) Hemmfaktoren bei der Durchführung einer wirksamen Schmerztherapie nach WHO Stufenschema, repräsentative Arztbefragung für das BMG, München Juli
Jage J, Jurna I (1993) Opioidanalgetika. In: Zenz M, Jurna I: Lehrbuch der Schmerztherapie. Wiss Verlagsgesellschaft Stuttgart
Jensen MR, Brant-Zawatzki MN, Obuchowski N et al (1994) Magnetic resonance imaging of the lumbat spine in people without backpain. N Engl J Med 331:70–73

Jungck D (1998) Es fehlen spezielle Schmerztherapie-Einrichtungen. Münch med Wschr 140 Nr. 10, S 22

KBV (1999) Grunddaten zur Vertragsärztlichen Versorgung in der Bundesrepublik Deutschland 1998. Kassenärztliche Bundesvereinigung, Köln

KVNo aktuell 2/2000

Pfingsten M (2001) Multimodale Verfahren – auf die Mischung kommt es an. Schmerz 15:492–498

Sohn W (1994) Betreuung von Schmerzpatienten in der Allgemeinpraxis. Der Allgemeinarzt 11:888–895

STK, Schmerztherapieführer Deutschland 1998 (Flöter T Hrsg). Frankfurt am Main

Waddel G, Newton M, Henderson I, Somerville D, Main CJ (1993) A fear avoidance beliefs questionaire (FABQ) and the role of fear avoidance beliefs in chronic lowback pain and disability. Pain 52:157–168

Waddle G (1998) The back pain revolution. Churchill Livingstone, Edinburgh

WHO (1986) World Health Organisation: Cancer pain relief. Genf

Wido (2000) Wissenschaftliches Institut des Bundesverbandes der Ortskrankenkassen (Hrsg). Bonn

Zenz M, Jurna I (2001) Lehrbuch der Schmerztherapie. Wissenschaftliche Verlagsgesellschaft, Stuttgart

Minimal invasive Verfahren beim chronischen WS-Schmerz

11 Radiofrequenz-Therapie an der LWS: Indikation und Stellenwert

R. J. STOLKER, G. J. GROEN

Schmerzen im Bereich der LWS sind ein häufiges Problem in der Praxis. Meistens geht es um akute Schmerzen, aber ein Teil der Schmerzen wird chronisch, d. h. besteht länger als 3 bis 6 Monate. Welche Schmerzen chronisch werden oder bei welchen Patienten akute Schmerzen chronisch werden, ist wahrscheinlich multifaktoriell bestimmt (Andersson 1999). Bis vor einigen Jahren dachte man, dass mehr als 90% der akuten Fälle innerhalb von 3 Monaten spontan völlig heilen. Inzwischen wurde deutlich, dass nicht alle Patienten, die sich nicht mehr beim Arzt melden, beschwerdefrei sind, sie akzeptieren diese Beschwerden als normal (Coste et al. 1994, Wahlgren et al. 1997). Rezidive sind normal und Teil des klinischen Krankheitsbildes (Valkenburg u. Haanen 1982, Nachemson 1985).

Eine symptomatische Behandlung kommt erst in Betracht wenn die Rückenschmerzen als aspezifisch eingestuft wurden, d. h. eine spezifische Ursache der Beschwerden, wie Discitis, Wirbelfraktur, M. Bechterew usw. (*red flag*), nicht vorliegt. Über 90% der Rückenschmerzen können als unspezifisch eingestuft werden. Eine Behandlung mit radiofrequenten (RF) Läsionen kommt erst in Betracht, wenn Rückenschmerzen chronisch werden, das heisst 3–6 Monate nach Beginn der Beschwerden, und wenn konservative Maßnahmen (wie Physiotherapie) keinen Erfolg erzielt haben und operative Behandlung nicht indiziert ist. Diese Behandlung soll nicht als Monotherapie durchgeführt werden, sondern zusammen mit einem Trainingsprogramm (als Fitness, beim Physiotherapeut oder in der Rehaklinik).

Es ist umstritten, ob RF-Läsionen auch im akuten Stadium einsetzbar sind. Bis jetzt ist der Beweis der Effektivität im chronischen Stadium noch begrenzt und es gibt noch eine wesentliche spontane Tendenz zur Heilung. Andererseits wird die Chance auf Wiederaufnahme der Arbeit im Lauf der Zeit immer geringer (Beals and Hickman 1972, Rossignol et al. 1988, Frymoyer and Cats Baril 1987).

Radiofrequenz-Läsionen

Radiofrequenz-Läsionen werden in der Schmerzbehandlung schon seit Jahrzehnten verwendet. Radiofrequenz (RF) ist ein elektromagnetisches Feld verursacht durch einen Wechselstrom mit hoher Frequenz (300 000–500 000 Hz, so genannte Radiofrequenz) das durch einen Läsiongenerator produziert wird. Das alternierende Feld verursacht gleichzeitige, alternierende Bewegungen der Ionen im Gewebe. Durch Reibung wird Wärme an der Spitze der Kanüle im Gewebe produziert. Die Temperatur wird mit der Kanüle gemessen und kann auf eine gewünschte Höhe begrenzt werden. Die Höhe der zu verwendenden Temperatur ist abhängig von der Struktur, die behandelt wird (meistens 80 °C; bei spinalen Ganglien niedriger).

RF ist eine Art Neurolyse, die einige wichtige Vorteile gegenüber neurolytischen Flüssigkeiten, Kryo- und Elektrokoagulation bietet: Die exakte Stelle der Läsion ist ziemlich gut steuerbar, es gibt eine reproduzierbare Läsiongröße, der Strom kann mit wesentlich kleineren Kanülen (bis 23 G) als bei der Kryokoagulation angewandt werden und eine Kontrolle der Temperatur während der Läsion ist möglich. Wahrscheinlich ist auch die Wirkungsdauer wesentlich länger als bei der Kryokoagulation und der Verwendung neurolytischer Flüssigkeiten. Nachteile von RF sind die Kosten eines Läsiongenerators und der Einweg-Kanülen. Die wichtigsten Parameter der Läsiongröße sind die Dicke der Kanüle, die verwendete Temperatur und die Zeit der Läsion. Experimentell wurde festgestellt, dass nach etwa 40 Sekunden ein Gleichgewicht zwischen Wärme und der Umgebung entsteht. Das bedeutet, dass in der klinischen Praxis meist Läsionszeiten von rund 60 Sekunden verwendet werden. Ausführliche technische Information wird in anderen Veröffentlichungen gegeben (Bogduk et al. 1987, Cosman et al. 1984, Cosman u. Cosman 1985, Vervest und Stolker 1995, Vinas et al. 1992).

Radiofrequenz-Läsionen sind klein (Größe einzelne Millimeter) und deswegen sehr geeignet für relativ kleine Strukturen wie Rami dorsales, Grenzstrang und Rami communicantes. In etwas größeren Strukturen wie dorsalen Ganglien (DRG) verursachen RF-Läsionen nur partielle Läsionen (Stolker et al. 1994 a, Stolker et al. 1996).

Es wurde lange Zeit über eine mögliche Selektivität von RF-Läsionen diskutiert. In einem neurophysiologischen Tiermodell wurde gezeigt, dass die Funktion dicker Nervenfasern erhalten bleibt (Letcher u. Goldring 1968). Lange Zeit später wurde angenommen, dass RF-Läsionen nur die dünnen Fasern betreffen und die dicken Fasern ungestört lassen. In einer neurophysiologischen Studie nach EMG und SSEP nach Durchführung einer zervikalen perkutanen RF-DRG konnten keine Beschädigungen der dicken Fasern festgestellt worden, was diese Theorie zu bestätigen schien (Van Kleef et al. 1993). Im Gegensatz zu dieser Auffassung wurde in einer histologischen Studie überhaupt keine Selektivität für dünne Fasern gefunden (Smith et al. 1981). Diese Befunde werden bestätigt durch die Daten aus der einzigen Studie in humanem Gewebe (Stolker et al. 1996). Sehr wahrscheinlich ist die genaue Kanülenplatzierung verantwortlich für eine subtile, partielle Läsion, die aber weder klinisch noch elektrophysiologisch nachweisbar ist.

Dieses bedeutet, dass, wenn exakt durchgeführt, RF-DRG auch bei Rhizotomie und Fazettendenervation, keine sensiblen Defizite verursachen und dass deswegen keine Gefahr einer Anästhesia dolorosa besteht. Wichtig ist, Patienten mit bestehenden sensiblen Defiziten von dieser Behandlung auszuschließen. Die RF-Blockaden sollen unter Durchleuchtung, CT oder Ultraschall durchgeführt werden (Boersma et al. 1996).

Wie schon erwähnt, werden RF-Läsionen meist im peripheren Nervensystem angewandt. Zielstrukturen sind Rami dorsales, spinale Grenzstrang-Ganglien, Rami communicantes, Bandscheibe, Ganglion Gasseri, Ganglion sphenopalatinum, Ganglion stellatum (Geurts u. Stolker 1993, Shealy 1974, Salar et al. 1987, Sluijter u. Mehta 1981, Stolker et al. 1994b, Sweet u. Wepsic 1974, Van Kleef et al. 1996, Uematsu et al. 1974). Daneben werden bei einseitigen, medikamentös schlecht zu beeinflussenden Malignomschmerzen der Tractus spinothalamicus perkutan mit RF-Strom unterbrochen: die perkutane Chordotomie (Rosomoff et al. 1965). RF-Läsionen werden weiterhin u. a. noch in der Kardiologie (Katheterablation), in der Hals-Nasen-Ohren Heilkunde (Somnoplastik) und in der Neurochirurgie angewandt.

■ Indikationen

Einige Voraussetzungen wurden schon erwähnt: es handelt sich um Patienten mit unspezifischen, länger als 3 Monate bestehenden Rückenschmerzen, bei denen konservative Maßnahmen erfolglos sind und eine operative Therapie nicht indiziert ist. Da alle Strukturen in der Wirbelsäule innerviert werden, können potenziell alle Strukturen die Ursache der Schmerzen sein (Groen et al. 1998). Die Kernfrage ist, ob alle Patienten sämtlichen möglichen Testblockaden unterzogen werden müssen, oder ob eine eindeutige Indikation für ein gezieltes Blockadenprogramm möglich ist. Das Problem ist, dass aufgrund klinischer Befunde nur schwer zwischen Schmerzen von Facettengelenken, Bandscheibe, Muskeln, Spinalnerven, usw. unterschieden werden kann. Durch die Überlappung der Innervation der Wirbelsäule sind Schmerzprojektionen ähnlich und abhängig von der Ebene der schmerzverursachenden Struktur, wobei auch die Projektionen benachbarter Niveaus ähnlich sein können (Groen et al 1990, Stolker et al. 1994c). Es wurde versucht, eine klinische Definition des Fazettensyndroms vorzunehmen (Revel et al. 1992, Revel et al. 1998): Alter über 65 Jahre, Schmerzen nicht aggraviert durch Husten, Hyperextension, Vornüberbeugen, wieder Aufrichten oder Extension-Rotation, und Verbesserung im Liegen.

In einer anderen Untersuchung war es nicht möglich, die Patienten, die positiv auf eine Blockade der Fazettengelenke mit Lokalanästhetika reagierten, mit einem klinischen Syndrom zu verbinden (Schwarzer et al. 1994b).

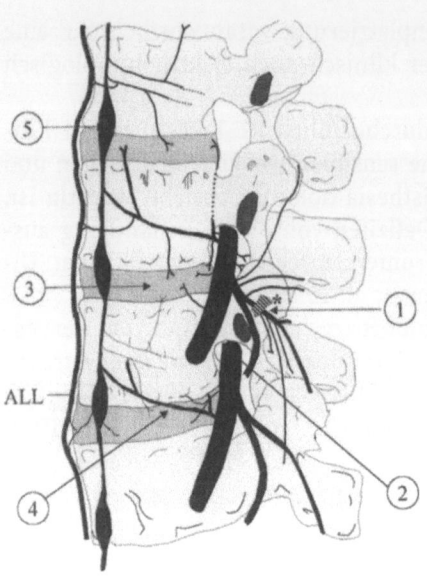

Abb. 1. Schematische Darstellung der Angriffspunkte radiofrequenter Läsionen im lumbalen Bereich. **1** RF-PFG; **2** RF-DRG; **3** RF-Discus; **4** RF-R.-communicans; **5** RF-sympathische Grenzstrang; * mamillo-accessoire Ligament dass den R. medialis und R. dorsalis der Spinalnerven bedeckt. **ALL** Ligamentum longitudinale anterius

Nur bei segmentalen Schmerzen scheint ein klinisches Bild vorhanden: hauptsächlich Beinschmerzen, auf ein Dermatom begrenzt, aber ohne neurologischen Ausfall und ohne Auffälligkeiten bei der Kernspintomografie. Die Feststellung der symptomatischen Ebene musste mittels eine Dermatomkarte auf die Schmerzprojektion zurückgeführt werden. Leider sind auch hier individuelle Variationen und Überlappung der Innervation für Verwirrungen verantwortlich. Die bekannte und klinisch verwendete Dermatom-Verteilungkarte hat sich nicht als „golden standard" bewährt (Wolff et al. 2001).

Grundsätzlich wird angenommen, dass klinische Symptome allein für eine Diagnose nicht ausreichen, aber dass Testblockaden immer notwendig sind, um eine richtige Diagnose zu bestätigen. Mittels Testblockaden wurde festgestellt, dass in einer Gruppe von Rückenschmerzpatienten in etwa 40% die Bandscheibe und in etwa 15% Fazettengelenke für die Schmerzen verantwortlich waren (Schwarzer et al. 1994c). Nur in 4% waren beide Strukture die Ursache der Beschwerden.

Möglicherweise kann die klinische Untersuchung bei der Feststellung der Reihenfolge der Blockaden hilfreich sein. Es gibt auch Autoren, die nur die Kombination von gewissen klinischen Symptomen und dem positiven Ergebnis einer Testblockade als Indikation einer RF-Läsion anerkennen (Stolker et al. 1994c).

Testblockaden

Die Voraussetzungen für Testblockaden sind, dass die Blockaden unter Durchleuchtung durchgeführt werden, wobei Kontrastmittel und eine kleine Menge (etwa 0,5 ml) Lokalanästhetikum verwendet werden muss, um eine zuverlässige Testblockade durchführen zu können (Gallagher et al. 1994, Nash 1990, North et al. 1994, Sluijter u. Mehta 1981, Vervest u. Stolker 1991, Van Kleef et al 1999). Testblockaden werden als positiv bewertet, wenn eine Schmerzreduktion von mehr als 50% erhoben wurde. Inadäquate technische Verfahren und Placeboeffekte sind verantwortlich für falsch positive Ergebnisse (Stolker et al. 1994c). Nicht nur bei Testblockaden der Fazettengelenke an der HWS, sondern aber auch an der LWS wurde ein deutlicher Placeboeffekt festgestellt (Schwarzer et al. 1994a). Wegen der Frequenz falschpositiver Blockaden (38%) werden von Schwarzer et al. (1994a) „Doppelblocks" (d.h. zwei Blockaden, eine mit Lidocain und eine mit Bupivacain positive Auswertung nur bei längerem Effekt vom Bupivacain im Vergleich zu Lidocain - als einzig wertvolles Testverfahren empfohlen.

Auch andere Autoren finden eine hohe Sensitivität, aber eine niedrige Spezifizität der Testblockaden (North et al. 1996). Bei dieser Studie wurden übrigens 3 ml Lokalanästhetikum verwendet, was deutlich zu viel ist um eine selektive und dadurch spezifische Blockade durchführen zu können. Falschnegative Ergebnisse aus anatomischen und technischen Gründen sind durchaus möglich (Stolker et al. 1994c).

Bei der Fazettenblockade ist es fraglich, ob eine intraartikuläre oder eine Nervenblockade erfolgreich ist. Vergleichende Untersuchungen zwischen intraartikulären und Nervenblockaden zeigten keinen Unterschied (Marks 1989, Marks et al 1992, Nash 1986). Viele verwenden deshalb diese Blockaden gleichwertig nebeneinander (Schwarzer et al. 1994a,c,b). Die Nervenblockade wird von einigen als das einzige wertvolle Testverfahren für die perkutane Fazettengelenk-Denervation gesehen (Van Kleef et al. 1999). Eine vergleichende Untersuchung über den Stellenwert als Prognostikum der perkutanen Fazettengelenkdenervation zwischen intraartikulär und Nervenblock fehlt bis jetzt.

Perkutane Fazettengelenkdenervation (PFD)

Die PFD wird erst durchgeführt nach einem positiven Ergebnis der Testblockade. In 2-4 Höhen werden unter Durchleuchtung Kanülen an den Übergang des Processus articularis superior und des Querforsatzes plaziert. Eine ausführliche Beschreibung der Nadelplatzierung ist in der Literatur nachzulesen (Bogduk u. Long 1980, Sluijter u. Mehta 1981). Über die weitere Technik ist man sich nicht einig. Bei der meist üblichen Technik wird Elektrostimulation verwendet. Ein sensibler Stimulationswert von

0,5-1,0 Volt wird empfohlen, wobei Parästhesien im Rücken erzielt werden um die Nähe des Nervs zu prüfen. Andere erwarten eine motorische Antwort im Rücken bei etwa 0,5 Volt. Diese beiden Werte bestätigen eine Nadelposition in der Nähe der Ramus dorsalis. Eine motorische Antwort im Bein (unter 2 Volt) ist Grund zur Neuplatzierung der Kanüle, Der Spinalnerv ist dann zu nah und deswegen gefährdet. Die „Australische Schule" empfehlt, genau wie bei der zervikalen PFD keine Elektrostimulation, sondern eine rein anatomisch bedingte Nadelplatzierung mit mehrere Läsionen (Dreyfuss et al. 2000). Eine Studie, in der die beiden Methoden verglichen werden ist nicht vorhanden. Vor einigen Jahren wurde im lumbalen Bereich noch eine einfachere intraartikuläre Thermoläsion-Technik propagiert (Sanders und Zuurmond 1999). Diese Methode ist jedoch theoretisch nicht gut verständlich und wurde auch nicht anatomisch untersucht oder validiert. Deswegen wird diese Technik nicht oft verwendet.

Über die PFD wurden viele Publikationen veröffentlicht. Die meisten Studien sind unkontrollierte, retrospektive Studien (Überblick 1974–1992 in Stolker et al. 1994, Cho u. Chung 1997, Gocer et al. 1997, Goupille et al. 1993, Jerosch et al. 1993, Tzaan u. Tasker 1997). Es wurden in 42 Studien 4431 Patienten inkludiert. In 54% (14–100%) der Fälle wurde ein gutes Ergebnis erzielt. Es gibt 2 publizierte „randomized-controlled-trials" und eine noch unpublizierte Studie (Gallagher et al 1994, Van Kleef et al. 1999, Van Wijk et al. 2003). In allen drei Studien wurde eine deutliche VAS-Reduktion erzielt. In der noch nicht publizierten Studie wurde trotz VAS-Reduktion keine Zunahme der Aktivitäten festgestellt.

Die Studie über die intraartikulären Technik (Sanders und Zuurmond 1999) zeigt zwar positive Ergebnisse, muss aber als methodisch schwach bewertet werden. In einem „systematic review" wurde die lumbale Fazettengelenkdenervation als eine Behandlung mit „moderate evidence" eingestuft (Geurts et al. 2001).

■ Die Thermoläsion des spinalen Ganglion (RF-DRG oder perkutane partielle Rhizotomie)

Die RF-DRG ist eine partielle Läsion des spinalen Ganglion (siehe oben) und wird nur bei segmentalen Schmerzen, erst nach einer positiven Testblockade des Spinalnervs durchgeführt. Die Kanüle wird im oberen dorsalen Teil des intervertebralen Foramens platziert. Eine genaue Beschreibung der Technik findet man bei Sluijter u. Mehta 1981, Van Wijk et al. 2001. Nach Elektrostimulation, wobei der sensible Reizstrom einen Schwellenwert von 0,4–1,0 Volt erreichen muss, und ein motorischer Reizstrom erst bei einem doppelt so hohen Schwellenwert Kontraktionen im Bein auslösen darf, ist eine Thermoläsion risikofrei durchzuführen. Ein niedrigerer sensibler Schwellenwert als 0,4 hat die Gefahr einer viel zu großen oder totalen Läsion, die zu ernsthaften sensiblen Defiziten führen kann. Die zu verwendenden Temperaturen sollen zwischen 55 und 67 °C betragen während 60 Sekunden. In der letzten Zeit wurde versucht die Behandlungen nicht mit Hitze, sondern mit sog. Pulsed-RF durchzuführen (Sluijter et al 1998, Sluijter u. Van Kleef 1998). Der Vorteil der pulsierten RF ist, dass keine Schädigung der Nerven durch die Thermoläsion auftreten können. Die Pulsparameter wechselten pro Gerät (meistens 2–3 Herz, Pulsdauer etwa 20 Millisekunden). Bis jetzt wurde die gepulste Technik noch nicht im Laboratorium geprüft. Es ist noch nicht bekannt, welche Pulsfrequenz, Puls- und Behandlungsdauer optimal wäre.

Obwohl die RF-DRG schon seit vielen Jahren durchgeführt wird, sind bis jetzt nur placebokontrollierte Studien über RF-DRG im zervikalen Bereich publiziert (Van Kleef et al 1996, Slappendel et al. 1997). Im lumbalen Bereich stehen nur Daten von unkontrollierten Studien zur Verfügung (Sluijter u. Mehta 1981: Van Wijk et al. 2001). Diese Daten betreffen insgesamt 384 Patienten in 3 Studien. In 62% der Fälle wurde ein positives Ergebnis erzielt. In einer noch nicht publizierten „randomized-controlled-trial" wurde nur ein Erfolg erzielt bei Patienten mit Copingfertigkeit (Geurts 2003). Daten von Studien über RF-DRG mit pulsierten RF liegen nicht vor.

■ Perkutane Diskusläsion

Wegen der technischen Beschränkungen der Thermoläsion bezüglich des R. communicans und der Unmöglichkeit einer Thermoläsion der R. recurrens, wurde versucht, eine Thermoläsion direkt in der lumbalen Bandscheibe durchzuführen. Theoretisch ist eine RF-Läsion grundsätzlich zu klein um effektiv sein zu können, d.h. die Temperaturerhöhung erreicht den (innervierten) Anulus fibrosus nicht. Experimentell wurde dies bestätigt (Houpt et al. 1996, Troussier et al. 1995). Trotzdem wurden positive Ergebnisse in einer Pilotstudie erhoben (Van Kleef et al. 1996b). Die plazebokontrollierte Studie zeigte aber keinen signifikanten Erfolg der Behandlung (Barendse et al. 2001). Zur Zeit wird mit einer elektrischen Spirale (Intradiscal Electrothermal Therapy, IDET) eine Temperaturerhöhung in der Bandscheibe erzielt (Saal et al. 2000, Karasek u. Bogduk 2000). Die ersten Erfolge sind positiv, aber der Stellenwert dieser Behandlung soll noch nachgewiesen werden. Für die RF-Thermoläsion der Bandscheibe besteht zur Zeit keine Indikation.

■ Übrige Läsionen

Die Thermoläsion des lumbalen Grenzstranges wird bei chronischen Rückenschmerzen oft durchgeführt. Der Grund dieser Behandlung ist, dass die Innervation des vorderen Teils der Bandscheibe und der paravertebralen Strukturen zusammen mit sympathischen Fasern verlaufen (Groen et al. 1990, Stolker et al. 1994c). Die Technik gleicht im Wesentlichen der alten Technik der Blockade mit Lokalanästhetika oder Alkohol (Moore 1965). Im Vergleich mit einer neurolytischen Blockade hat die Thermoläsion weniger Risiken, die Nadelplatzierung aber muss sehr genau durchgeführt werden (Haynsworth u. Noe 1991, Noe u. Haynsworth 1993). Daten von Patienten mit Rückenschmerzen liegen nicht vor.

Die Thermoläsion des Ramus communicans wird selten durchgeführt. Die Indikation zur Behandlung ist diskogener Schmerz. In der Literatur gibt es nur eine Beschreibung der Technik mit einer Erfolgsrate von 60% bei 38 Patienten (Sluijter 1989). Die Behandlung hat sich bis jetzt wegen anatomischen Schwierigkeiten nicht deutlich durchgesetzt: Es gibt mehrere Rami communicantes pro Segment und meistens sind die Rami communicantes mehrerer Höhen an der Schmerzweiterleitung beteiligt. Die Technik der Thermoläsion ist nicht einfach und es besteht die Gefahr einer Schädigung des Spinalnervs. Unserer Erfahrung nach ist die Behandlung in individuellen Fällen erfolgreich.

Die Diagnose ‚Schmerzen im Iliosakralgelenk' ist schwierig und sicher nicht eindeutig (Daum 1995, Fortin et al. 1994, Fortin et al. 1999, Schwarzer et al. 1995). Die Möglichkeiten zur RF-Thermoläsion der dorsalen Innervation des Iliosakralgelenkes werden zur Zeit untersucht. Wir führen diese Behandlung schon einige Jahre durch. Die Technik ist jedoch schwierig und die Erfolgsraten wechselnd. Es ist nur eine dorsale Behandlung möglich, die ventrale Innervation ist nicht zu erreichen. Wegen der partielle Behandlung darf man auch hier, wie bei der PFD, sicher nicht von einer Iliosakralgelenkdenervation sprechen. Eine anatomische Untersuchung ist für die genaue Nadelplatzierung notwendig. Erst bei einer eindeutigen Diagnose und sicheren Technik ist der Stellenwert dieser Behandlung festzustellen.

■ Stellenwert und Diskussion

RF-Läsionen werden schon seit Jahren durchgeführt. Sie haben sich in erfahrenen Händen als risikoarm gezeigt. Trotzdem besteht Zweifel über die Effektivität. Zwar sind in den letzten Jahren Studien mit einem „randomized controlled-Design" über PFD durchgeführt worden, Anzahl der Patienten ist ziemlich niedrig und man braucht viele Patienten, um überhaupt eine placebokontrollierte Studie durchführen zu können (Gallagher et al 1994, Sanders u. Zuurmond 1999, Van Kleef et al. 1999, Geurts et al. 2001). Eine Multizenterstudie mit großen Zahlen ist notwendig, um, den Stellenwert definitiv feststellen zu können. Bis dann bleibt die Effektivität dieser Behandlung als „moderate Evidence" eingestuft. Dazu kommt noch, dass die richtige Technik der Testblockade (Nervenblock versus intraartikulärer Block) noch herausgefunden werden soll. Auch die Fragen über die Verwendung der Elektrostimulation und die Durchführung einer oder mehrerer Läsionen müssen noch aufgeklärt werden. Es besteht der Eindruck, dass die PFD sicher die Potenz hat, eine „Klasse-I-evidence-based-Therapie" zu werden.

Die Effektivität der RF-DRG ist nur in retrospektiven Studien bestätigt. In der einzigen (noch nicht publizierten) „randomized-controlled-Studie" erscheint die Behandlung nur effektiv in einer Subpopulation mit guten Fähigkeiten, mit den Schmerzen zurecht zu kommen (Coping) (Geurts et al. 2003).

Die RF-Thermoläsion der Bandscheibe hat sich noch nicht durchgesetzt. Über die anderen erwähnten Behandlungen besteht Zweifel. Vielleicht wird die Behandlung des Iliosakralgelenkes in der Zukunft technisch verbessert und die Effektivität dann in einer „randomized-controlled-Studie" bewiesen. Mit der heutigen Technik ist es für eine solche Studie noch zu früh.

Die gepulste RF-Behandlung hat sich noch nicht durchgesetzt. Sie wird zur Zeit im Labor und im Bereich der HWS angewendet. Im Bereich der LWS ist die Effektivität begrenzt. Das geringe Risiko einer Nervenschädigung wäre sicherlich ein Vorteil. Über die Ergebnisse wurde bis jetzt nur ein Fallbericht veröffentlicht (Mungliani 1999).

Trotz einer „negativen" Auswahl von Patienten mit chronischen Schmerzen, wurden mit der RF-Therapie relativ gute Ergebnisse erzielt. Dazu sind eine gute Indikationsstellung und eine exakte Technik wichtig. Der Stellenwert der RF-Läsionen sollte in zukünftigen Untersuchungen in homogeneren Gruppen als bisher weiter bestätigt werden.

■ Literatur

Andersson GBJ, Svensson HO, Oden A (1983) The intensity of work recovery in low back pain. Spine 8:880–884

Andersson GBJ (1999) Epidemiological features of chronic low-back pain. Lancet 354:581–585

Barendse GAM. Van den Berg SGM, Kessels AHF, Weber WEJ, Van Kleef M (2001) Randomized controlled trial of percutaneous intradiscal radiofrequency thermocoagulation for chronic discogenic back pain. No effect of a 90 seconds 70 °C lesion. Spine 26:287–292

Beals RK, Hickman NW (1972) Industrial injuries of the back and extremities. J Bone Joint Surg 54A:1593–1611

Boersma FP, Van Kleef M, Rohof OJJM, Stolker RJ, Touw PPJ, Zuurmond WWA (eds) (1996) Richtlijnen anesthesiologische pijnbestrijding. Utrecht: Nederlandse Vereniging voor Anesthesiologie

Bogduk N, Long DM (1980) Percutaneous lumbar medial branch neurotomy, a modification of facet denervation. Spine 5:193–200

Bogduk N, MacIntosh J, Marsland A (1987) Technical Limitations to the efficacy of radiofrequency neurotomy for spinal pain. Neurosurgery 20:529–535

Cho J, Park YG, Chung SS (1997) Percutaneous radiofrequency lumbar facet rhizotomy in mechanical low back pain syndrome. Stereotact Funct Neurosurg 68:212–217

Cosman ER, Cosman BJ (1985) Methods of making nervous system lesions. In: Wilkins RH, Renchary SS, eds. Neurosurgery. McGraw-Hill, New York, pp 2490–2499

Cosman ER, Nashold BS, Ovelman-Levitt J (1984) Theoretical aspects of radiofrequent lesions in the dorsal root entry zone. Neurosurgery 15:945–950

Coste J, Delecoeuillerie G, Cohen de Lara A, Le Parc JM, Paolaggi JB (1994) Clinical course and prognostic factors in acute low back pain: an interception cohort study in primary care practice. Br Med J 308:577–580

Daum WJ (1995) The sacroiliac joint: an underestimated pain generator. Am J Orthop 24:475–478

Dreyfuss P, Halbrook B, Pauza K, Joshi A, McLarty J, Bogduk N (2000) Efficacy and validity of radiofrequency neurotomy for chronic lumbar zygapophysial joint pain. Spine 15:1270–1277

Fortin JD, Aprill CN, Ponthieux B, Pier J (1994) Sacroiliac joint: pain referral maps upon applying a new injection/arthrography technique. Spine 19:1483–1489

Fortin JD, Kissling RO, O'Connor BL, Vilensky JA (1999) Sacroiliac joint innervation and pain. Am J Orthop 28:687–690

Frymoyer JW, Cats-Baril W (1987) Predictors of low back pain disability. Clin Orthop 221:89–98

Gallagher J, Petriccione di Vadi PL, Wedley JR, Hamann W, Ryan P, Chikanza I, Kirkham B, Price R, Watson MS, Grahame R, Wood S (1994) Radiofrequency facet joint denervation in the treatment of low back pain: a prospective controlled double-blind study to assess its efficacy. Pain Clin 7:193–198

Geurts JWM, Stolker RJ (1993) Percutaneous radiofrequency lesion of the stellate ganglion in the treatment of pain in upper extremity reflex sympathetic dystrophy. Pain Clin 6:17–25

Geurts JWM, Van Wijk RMAW, Groen GJ, Stolker RJ (2001) Efficacy of radiofrequency procedures for the treatment of spinal pain: a systematic review of randomized controlled trials. Reg Anesth Pain Med. In press

Geurts JWM, Van Wijk RMAW, Wynne HJ, Hammink E, Buskens E, Lousby R, Knape JTA, Groen GJ (2003) Radiofrequency lesioning of lumbosacral dorsal root ganglia for refractory sciatica. A randomised, double-blind, sham lesion-controlled trial. Lancet 361:21–26

Gocer AI, Citinalp E, Tuna M, Ildan F, Bagdatoglu H, Haciyakupoglu S (1997) Percutaneous radiofrequency rhizotomy of lumbar spina facet: the results of 46 cases. Neurosurg Rev 20:114–116

Goupille P, Cotty P, Fouquet B, Alison D, Laffont J, Valat JP (1993) Denervation of the posterior lumbar vertebral apophyses by thermocoagulation in chronic back pain. Results of the treatment of 103 patients. Rev Rhum Ed Fr 60:791–796

Groen GJ, Baljet B, Drukker J (1990) Nerves and nerve plexuses of the human vertebral column. Am J Anat 188:282–296

Groen GJ, Stolker RJ, Vervest ACM (1998) Anatomische Grundlagen neurodestruktiver Verfahren im Bereich der Wirbelsäule. In: Hankemeier UB, Hildebrandt J (eds), Neurodestruktive Verfahren in der Schmerztherapie. Springer, Berlin, S 99–112

Houpt JC, Conner ES, McFarland EW (1996) Experimental study of temperature distributions and thermal transport during radiofrequency current therapy of the intervertebral disc. Spine 21:1808–1813

Jerosch J, Castro WH, Halm H, Müller-Silvergieter G (1993) Z Orthop 131:241–247

Karasek M, Bogduk N (2000) twelve-month follow-up of a controlled trial of intradiscal thermal anuloplasty for back pain due to internal disc disruption. Spine 25:2601–2607

Letcher FS, Goldring S (1968) The effect of radiofrequency current and heat on peripheral nerve action potential in the cat. J Neurosurg 29:42–47

Marks RC (1989) Distribution of pain provoked from lumbar facet joints and related structures during diagnostic spinal infiltration. Pain 39:37–40

Marks RC, Houston T, Thulbourne T (1992) Facet joint injection and facet nerve block: a randomised comparison in 86 patients with chronic low back pain. Pain 49:325–328

Mungliani R (1999) The longer effect of pulsed radiofrequency for neuropathic pain. Pain 80:437–439

Nachemson AL (1985) Advances in low back pain. Clin Orthop 200:266–278

Nash TP (1990) Facet joints. Intra-articular steroids or nerve block? Pain Clin 3:77–82

North RB, Han M, Zahurak M, Kidd BH (1994) Radiofrequency lumbar facet denervation: analysis of prognostic factors. Pain 57:77–83

North RB, Kidd DH, Zahurak, Piantadosi S (1996) Specificity of diagnostic nerve blocks: a prospective randomized study of sciatica due to lumbosacral spine disease. Pain 65:77–85

Revel ME, Listrat VM, Chevalier XJ, Dougados M, N'guyen MP, Vallee C, Wybier M, Gires F, Amor B (1992) Facet joint block for low back pain: Identifying predictors of a good response. Arch Phys Med Rehabil 73:824–828

Revel M, Poiraudeau S, Auleley GR, Payan C, Denke A, Nguyen M, Chevrot A, Fermanian (1998) Capacity of the clinical picture to characterize low back pain relieved by facet joint anesthesia. Spine 18:1972–1977

Rosomoff HL, Carroll F, Brown J (1965) Percutaneous Radiofrequency Cervical Cordotomy: Technique. J Neurosurg 23:639–644

Rossignol M, Suissa S, Abenhaim L (1988) Working disability due to ocupational back pain: three year follow-up of 2300 compensated workers in Quebec. J Occup Med 30:502–505

Saal JA, Saal JS (2000) Intradiscal electrothermal treatment for chronic discogenic low back pain: a prospective outcome study with minimum 1-year follow-up. Spine 25:2622–2627

Salar G, Ori II, Fiore D (1987) Percutaneous thermocoagulation for sphenopalatine ganglion neuralgia. Acta Neurochir 84:24–28

Sanders M, Zuurmond WWA (1999) Percutaneous intra-articular lumbar facet joint denervation in the treatment of low back pain: a comparison with percutaneous extra-articular lumbar facet denervation. Pain Clin 11:329–335

Schwarzer AC, Aprill CN, Derby R, Fortin J, Kine G, Bogduk N (1994a) The false positive rate of uncontrolled diagnostic blocks of the lumbar zygapophysial joints. Pain 58:195–200

Schwarzer AC, Aprill CN, Derby R, Fortin J, Kine G, Bogduk N (1994b) Clinical features of patients with pain stemming from the lumbar zygapophyseal joints. Is the lumbar facet syndrome a clinical entity? Spine 19: 1132–1137

Schwarzer AC, Aprill CN, Derby R, Fortin J, Kine G, Bogduk N (1994c) The relative contribution of the disc and the zygapophyseal joint in chronic low back pain. Spine 19:801–806

Schwarzer AC, Aprill CN, Bogduk N (1995) The sacroiliac joint in chronic low back pain. Spine 20:31–37

Shealy CN (1974) The role of the spinal facets in back and sciatic pain. Headache 14:101–104

Slappendel R, Crul BJP, Braak GJJ, Geurts JWM, Booij LHDJ, Voerman VF, De Boo T (1997) The efficacy of radiofrequency lesioning of the cervical spinal dorsal root ganglion in a double blind randomized study: no difference between 40°C and 67°C treatments. Pain 73:159–163

Sluijter ME (1989) Radiofrequency lesions of the communicating ramus in the treatment of low back pain. In: Racz GB (ed) Techniques of neurolysis. Boston: Kluwer Academic Publishers, pp 145–160

Sluijter ME, Mehta M (1981) Treatment of chronic back and neck pain by percutaneous thermal lesions. In: Lipton S. Persistant pain, modern methods of treatment. Vol. 3. Chapter 8. Academic Press, London, pp 141–179

Sluijter ME, Van Kleef M (1998) Characteristics and mode of action of radiofrequency lesions. Current Review of Pain 2:143–150

Sluijter ME, Cosman ER, Rittman WB, Van Kleef M (1998) The effects of pulsed radiofrequency fields applied to the dorsal root ganglion-a preliminary report. Pain Clin 11:109–117

Smith HP, McWhorter JM, Challa VR (1981) Radiofrequency neurolysis in a clinical model. J Neurosurg 55:246–253

Stolker RJ, Vervest ACM, Ramos LMP, Groen GJ (1994a) Electrode positioning in thoracic percutaneous partial rhizotomy: an anatomical study. Pain 57:241–251

Stolker RJ, Verves HCM, Groen GJ (1994b) The treatment of chronic thoracic segmental pain by radiofrequency percutaneous rhizotomy. J Neurosurg 80:986–992

Stolker RJ, Verves HCM, Groen GJ (1994c). The management of chronic spinal pain by blockades: a review. Pain 58:1–20

Stolker RJ, Groen GJ, Matthijssen MAH, Hofstee-Hooftman T, Van Wolferen WJA, Teepen JLJM (1996) Histopathological analysis of percutaneous partial radiofrequency rhizotomy, a first report in humans. Abstracts 8th World Congress on Pain. IASP Publications, Seattle, p 436

Sweet WH, Wepsic JG (1974) Controlled thermocoagulation of trigeminal ganglion and rootlets for differential destruction of pain fibers. J Neurosurg 39:143–156

Troussier B, Lebas JF, Chirossel JP, Peoc'h M, Grand S, Leviel JL, Phelip X (1995) Percutaneous intradiscal radio-frequency thermocoagulation. A cadaveric study. Spine 20:1713–1718

Tzaan WC, Tasker RR (2000) Percutaneous radiofrequency facet rhizotomy-experience with 118 procedures and reaapraisal of its value. Can J Neurol Sci 27:125–130

Uematsu S, Udvarhelyi GB, Benson DW, Siebens AA (1974) Percutaneous radiofrequency rhizotomy. Surg Neurol 2:319–325

Valkenburg HA, Haanen HCM. The epidemiology of back pain. In: White AA, Gordon SL (eds) (1982) Symposium on ideopathic back pain. Mosby, St. Louis, pp 9–22

Van Kleef M, Spaans F, Dingemans W, Barendse GAM, Floor A, Sluijter ME (1993) Effects and side effects of a percutaneous thermal lesion of the dorsal root ganglion in patients with cervical pain syndrome. Pain 52:49–53

Van Kleef M, Barendse GA, Dingemans WA, Wingen C, Lousberg R, De Lange S, Sluijter ME (1995) Effects of producing a radiofrequency lesion adjacent to the dorsal root ganglion in patients with thoracic segmental pain. Clin J Pain 11:325–332

Van Kleef M, Barendse GAM, Wilmink JT, Lousberg R, Bulstra SK, Weber WEJ, Sluijter ME (1996) Percutaneous intradiscal radio-frequency thermocoagulation in chronic non-specific low back pain. Pain Clin 9:259–268

Van Kleef M, Barendse GA, Kessels A, Voets HM, Weber WE, De Lange S (1999) Randomized trial of radiofrequency lumbar facet denervation for chronic low back pain. Spine 24:1937–1942

Van Wijk RMAW, Geurts JWM, Wynne HJ (2001) Long-lasting analgesic effect of radiofrequency treatment of the lumbosacral dorsal root ganglion. J Neurosurg Spine 94:227–231

Van Wijk RMAW, Geurts JWM, Groen GJ et al (2003) Radiofrequency facet denervation in the treatment of chronic low back pain: a randomized, double-blind, placebo-controlled trial. Submitted

Vervest ACM, Stolker RJ (1991) The treatment of cervical pain syndromes with radiofrequency procedures. Pain Clin 4:103–112

Vervest ACM, Stolker RJ (1995) Radiofrequency lesioning for pain treatment: a review. Pain Clin 8:175–189

Vinas FC, Zamorano L, Dujovny M, Zhao JZ, Hodgkinson D, Ho KL, Ausman JI (1992) In vivo and in vitro Study of the Lesions Produced with a Computerized Radiofrequency System. Stereotact Funct Neurosurg 58:121–133

Wahlgren DR, Hampton Atkinson JH, Epping-Jordan JE, Williams RA, Pruitt SD, Klapow, JC, Patterson TL, Grant I, Webster JS, Slater MA (1997) One-year follow-up of first onset low back pain. Pain 73:213–221

Wolff AP, Groen GJ, Crul BJP (2001) Diagnostic lumbosacral segmental nerve blocks with local anesthetics: a prospective double-blind study on the variability and interpretation of segmental effects. Reg Anesth Pain Med 26:147–155

12 Diskogener Rückenschmerz und IDET-Katheter

A. KIRGIS

Bei der intradiskalen elektrothermischen Kathetertherapie (IDET-CATH) handelt es sich um ein neues Verfahren zur Behandlung des diskogenen Rückenschmerzes, das von Joel S. und Jeffrey A. Saal an der Stanford-University in Kalifornien entwickelt wurde.

Seit 1998 findet diese minimalinvasive Operationstechnik an der Bandscheibe in den USA breite Anwendung und hat die FDA-Zulassung erhalten. Ende 1999 wurden die ersten Patienten mit dieser Technik in der Sana-Klinik München-Sendling operiert. Weltweit hatten sich bis Ende des Jahres 2000 ca. 10 000 Patienten dieser Behandlungsmethode unterzogen.

■ Wirkmechanismus

Der intradiskale Katheter (Abb. 1) gibt über eine Heizspirale thermische Energie direkt an die dorsalen Anteile des Anulus fibrosus ab und induziert damit eine Kollagenkontraktion und eine Denervierung lokaler Nozizeptoren.

Der intradiskale Katheter ist elastisch und über eine vorgebogene abgerundete Spitze intradiskal steuerbar. Er weist an seinem Ende, das in der Bandscheibe zu liegen kommt, eine Heizspirale von 5 cm Länge auf, über die die Temperatur dosiert an den Anulus fibrosus abgegeben werden kann. Die exakte Position dieser Heizspirale kann mit Hilfe röntgendichter Markierungen unter Durchleuchtung kontrolliert werden. Aufgrund des speziellen Katheter-Designs ist es möglich, die Heizspirale reproduzierbar verlässig der Innenseite des Anulus fibrosus in seiner dorsalen Zirkumferenz anzulegen (s. Abb. 1).

■ Indikationen und Kontraindikationen für den IDET-Katheter

Die klassische Indikation für den IDET-Katheter ist der diskogene Rückenschmerz, ausgelöst durch degenerative Läsionen des Anulus fibrosus. Es kommt hierbei zu Mikrofrakturen von Kollagenfibrillen mit nachfolgenden Fissuren und/oder Delaminationen im Anulus fibrosus. In diese Läsionen

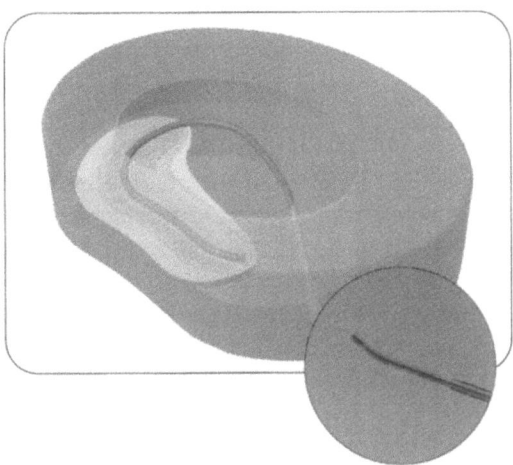

Abb. 1. Lage des intradiskalen Katheters in der Bandscheibe und Kartierung der Temperaturverteilung im Bereich des dorsalen Anulus fibrosus

wächst Granulationsgewebe mit nicht myelinisierten Nervenfasern ein. Zudem ist das dorsale Längsband von sich aus dicht mit Nozizeptoren besetzt. Der geschädigte, instabile Anulus fibrosus triggert den diskogenen Schmerz auf zwei Arten. Zum einen werden die Nozizeptoren und nichtmyelinisierten Nervenfasern mechanisch irritiert, zum anderen kommt es zur chemisch-enzymatischen Sensibilisierung dieser Strukturen durch PLA 2, pH-Erniedrigung, Metalloproteinasen und Stickoxyde. Genau hier setzt das therapeutische Konzept des IDET-Katheters an, der über eine thermische Modulation des Kollagengewebes zu einer Stabilisierung des Anulus fibrosus führt und die Nozizeptoren des hinteren Längsbandes und die freien nicht myelinisierten Nervenfasern thermisch denerviert.

■ **Die klassische Indikation** sind somit die Degeneration der Bandscheibe/n mit geringer Höhenminderung des Zwischenwirbelraumes und die Bandscheibenprotrusion bis hin zum kleinen intraanulären Bandscheibenvorfall.

Klinisch klagen die Patienten über chronisch-rezidivierende oder persistierende tiefsitzende Rückenschmerzen mit Schmerzverstärkung bei Belastung. Häufig anzutreffen ist eine reduzierte Sitztoleranz mit Schmerzverstärkung bei längerem Sitzen, die den Patienten zwingt, aufzustehen, herumzugehen oder sich hinzulegen. Wegweisend für ein diskogenes Schmerzsyndrom ist der Hust-, Nies- und/oder Pressschmerz. Nervenwurzelkompressionszeichen mit segmental zuzuordnender Schmerzausstrahlung oder neurologischem Defizit sind wegweisend für große oder sequestrierte Bandscheibenvorfälle und fallen somit aus dem Indikationsspektrum für den IDET-Katheter heraus.

Bei der klinischen Untersuchung wird in Höhe des betroffenen Segmentes ein interspinöser Druckschmerz angegeben, die Lendenwirbelsäule ist in allen Ebenen teilfixiert, der Inklinationsschmerz überwiegt in der Regel den Reklinationsschmerz. Das Laseguezeichen ist allenfalls endgradig positiv, der Neurostatus sollte unauffällig sein.

■ **Kontraindikationen** für die Methode stellen sequestrierte oder große subligamentäre Bandscheibenvorfälle ebenso dar, wie eine relevante Spinalkanalstenose und/oder Rezessusstenose. Eine Höhenminderung der Bandscheibe um mehr als 50% oder eine segmentale Instabilität sprechen ebenfalls gegen den Einsatz des IDET-Katheters.

Andere Schmerzursachen sind differenzialdiagnostisch auszuschließen. Pars pro toto genannt seien hier der Fazettenschmerz, rheumatische Erkrankungen, funktionelle Schmerzen, die Fibromyalgie, parainfektiöse Ursachen, systemische- und Stoffwechselerkrankungen, psychosoziale Ursachen (Schmerzchronifizierung/-somatisierung u. a.).

■ Bildgebende Diagnostik

Zu einer vollständigen Abklärung gehören:
- Röntgenaufnahmen der LWS in zwei Ebenen, ggf. seitliche Funktionsaufnahmen
- MRI
- Diskographie

Auf Nativröntgenaufnahmen der LWS in zwei Ebenen darf in keinem Fall verzichtet werden. Sie geben wertvollen Aufschluss über die Statik der Wirbelsäule in beiden Ebenen, über degenerative Veränderungen im Bereich der Wirbelbogengelenke und über Anzeichen der segmentalen Instabilität. Besteht der Verdacht auf eine Segmentinstabilität im Sinne der Pseudospondylolisthesis oder der Spondyloretrolisthesis, so sollte dies durch zusätzliche seitliche Funktionsaufnahmen erhärtet werden.

Das MRI als weiterführende Diagnostik gibt uns Aufschluss über die Qualität bzw. das Stadium der Degeneration der Bandscheibe/n. Neben der Ausdehnung der Bandscheibenprotrusion bzw. des Bandscheibenvorfalles lässt das MRI deren Beziehung zu neuronalen Strukturen erkennen und gibt zudem einen Hinweis darauf, ob es sich um intraanuläre, subligamentäre Läsionen oder freie Bandscheibensequester handelt. Auch kann die Aussage über eine spinale Enge, Rezessus-und/oder Foramenstenose im MRI ausreichend sicher getroffen werden und erfordert nur in Ausnahmefällen ein zusätzliches CT.

Das MRI gibt außerdem Aufschluss über die Qualität der Bandscheiben der Nachbarsegmente und ist hier von hoher prognostischer Aussagekraft, da vorgeschädigte Nachbarbandscheiben das Langzeitergebnis nach intradiskaler elektrothermischer Kathetertherapie naturgemäß nachteilig beeinflussen.

Auf die Diskographie kann in der präoperativen Diagnostik ebenfalls nicht verzichtet werden, da wir mit Hilfe des MRI bei mehreren degenerativ veränderten Bandscheiben nicht sicher sagen können, welche den Schmerz generiert und das MRI in seltenen Fällen auch falsch negative Untersuchungsbefunde liefert.

Mit Hilfe der Diskographie kann der Grad der Bandscheibendegeneration klassifiziert werden. Weit wichtiger ist jedoch die Schmerzprovokation (memory-pain), ausgelöst in der klinisch relevanten Bandscheibe.

Bei der Diskographie der schmerzverursachenden Bandscheibe gibt der Patient nach Injektion von 0,5-1 ml Kontrastmittel an, dass er jetzt den typischen Schmerz erfahre, unter dem er auch sonst leide.

Dies ist für die spätere intradiskale elektrothermische Kathetertherapie wegweisend, da nur die schmerzverursachende Bandscheibe/n mit dieser Methode behandelt werden soll/en. Klinisch stumme Bandscheiben sollten unbehandelt bleiben, auch wenn sie erhebliche degenerative Veränderungen aufweisen.

Behandlungsalternativen zum IDET-Katheter

Konservative Therapie. Es versteht sich von selbst, dass der diskogene Rückenschmerz zu allererst geduldig und konsequent konservativ behandelt werden sollte. Nur bei Beschwerdepersistenz stellt sich die Indikation zum IDET-Katheter

Perkutane Nukleotomie. Bei der perkutanen Nukleotomie wird Material aus dem Bereich des degenerativ veränderten Nucleus-pulposus entfernt. Damit wird der intradiskale Druck reduziert. Die perkutane Nukleotomie greift also nicht ursächlich an der geschädigten Struktur, d.h. am Anulus fibrosus an.

Dies erklärt die hohe Rate an Schmerzrezidiven nach perkutaner Nukleotomie.

Laser und Radiofrequenzy. Das Problem beider Methoden liegt in der Unmöglichkeit die Lichtkabel bzw. Elektroden in gleicher Weise exakt im Bereich des dorsalen Anulus fibrosus zu platzieren, wie dies – aufgrund des speziellen Designs – mit dem IDET-Katheter gelingt. Zudem kann thermische Energie nicht in gleicher Weise kontrolliert und dosiert abgegeben werden, wie bei der intradiskalen elektrothermischen Kathetertherapie. Laser und Radiofrequenzy führen somit zu einem mehr oder minder unkontrollierten Schrumpfungseffekt.

■ **Bandscheibenendoprothese, dynamisch-neutralisierende Stabilisierungssysteme (Dynesys) und Spondylodese.** Diese aufwendigen Eingriffe sind in der Regel ein „zuviel an operativer Therapie" für diskogene Schmerzen als Folge leichter und mittelgradiger Bandscheibendegenerationen.

■ Wissenschaftliche Grundlagen der IDET-Katheter-Therapie

Die Wirkung der IDET-Katheter-Therapie basiert zum einen auf der thermischen Zerstörung von anulären Nozizeptoren, zum anderen auf der thermischen Modifikation von Kollagengewebe.

Hitzeentwicklung über 45 °C hat sowohl an zentralen wie auch an peripheren Nervenstrukturen irreversible Läsionen zur Folge.

Der Anulus fibrosus der Bandscheiben ist im Wesentlichen aus Kollagen Typ I und Typ II zusammengesetzt, die eine ähnliche molekulare Struktur aufweisen. Sie liegen als Tripelhelix-Molekül vor. Die Stränge der Tripelhelix sind durch Wasserstoffbrücken miteinander verbunden. Bei einer Temperatur von 60 °C zerfallen diese Wasserstoffbrücken, das Tripelhelix-Molekül zieht sich zu einem Knäuel zusammen und bewirkt somit die Kontraktion/Schrumpfung.

Als optimale Temperatur für diese Kollagenkontraktion werden 65 °C angegeben. Über 75 °C wird kein darüber hinausgehender Schrumpfungseffekt erzielt.

Kartierung der Temperaturverteilung bei der IDET-Katheter-Therapie im dorsalen Anulus fibrosus der Bandscheibe

Ein wesentliches Problem der Methode bestand nun darin, dass am Ort des Bandscheibenschadens Temperaturen von über 65 °C erreicht werden mussten, um eine optimale Kollagenkontraktion zu erzielen und Temperaturen von über 45 °C, um anuläre Nozizeptoren definitiv auszuschalten. Andererseits aber durften im Bereich der Spinalnerven keine gefährdenden Temperaturen auftreten.

So wurden Laborversuche mit Kadaver-Bandscheiben zur Kartierung der durchschnittlichen Maximaltemperaturen bei einer maximalen Kathetertemperatur von 90 °C durchgeführt.

Es zeigt sich hier, dass die erzielten Temperaturen intradiskal durchschnittlich bei 76,8 °C lagen, die im äußeren Anulus fibrosus bei 44,8 °C, die Temperaturen im Epiduralraum bei 41,7 °C.

In-vivo-Studien an Patienten bestätigten die Resultate der in-vitro-Temperaturmessungen intradiskal und im Anulus fibrosus. Dagegen lagen die epiduralen Temperaturen um mehr als 3 °C (bei 38,0 °C) unter den in vitro erzielten epiduralen Temperaturen. Dies ist auf den Konvektionseffekt der epiduralen Gefäße zurückzuführen.

Somit konnte nachgewiesen werden, dass therapeutische Temperaturen intradiskal und im Anulus fibrosus erreicht werden, dagegen epidural bei korrekter Katheterlage kein Nervenschaden zu befürchten ist.

Volumenreduktion

Der Effekt der Volumenreduktion an der Bandscheibe wurde an Leichenpräparaten untersucht. Die durchschnittliche Reduktion des Gesamtbandscheibenvolumens als Folge morphologischer Veränderungen an der Bandscheibenoberfläche betrug 12,7%. Die geschätzte Abnahme des Gewebevolumens im Bereich der erhitzten Region allein wurde auf 40% geschätzt.

Ergebnisse

Es fehlen kontrollierte randomisierte prospektive Doppelblindstudien, die die Effektivität der intradiskalen elektrothermischen Kathetertherapie belegen. Vorliegende retrospektive und prospektive Untersuchungen benennen die Erfolgsquote der Methode mit 70–80%.

Unter den vorliegenden Untersuchungen ist die prospektive Studie von Joes S. und Jeffrey A. Saal aus dem Jahre 2000 über die klinischen Ergebnisse von 62 Patienten nach intradiskaler elektrothermischer Behandlung sicherlich die aussagekräftigste. Darin handelt es sich ausschließlich um Patienten aus der Praxis der Autoren.

Einschlusskriterien für den Eingriff

- lumbale Schmerzen seit mindestens 6 Monaten
- normaler neurologischer Befund
- negativer Lasègue-Test
- keine Zeichen der Nervenkompression im MRI
- keine vorangegangenen Operationen
- Schmerzreproduktion durch provokative Diskographie
- Erfolglosigkeit einer ausgiebigen konservativen Behandlung.

Beurteilt wurden die Patienten nach der in der USA üblichen Visual Analogue Painscale (visuelle analoge Schmerzskala – VAS) und nach einem Rückenschmerz - Fragebogen mit der Unterteilung in Schmerz und Funktionen des täglichen Lebens Short Form (SF) – 36 Health Status Questionnaire Physical Funktion subscale und SF – 36 Bodily Pain subscale Scores.

Die durchschnittliche Nachuntersuchungszeit betrug 16 Monate. Die Verbesserungen in Bezug auf die visuelle Analogskala bei einer Schmerzreduktion um 3 Punkte war hochsignifikant, ebenso die Verbesserung in Bezug auf Funktion und Schmerz nach den SF-36-Fragebögen. Die durchschnittliche Verbesserung nach der visuellen Analogskala betrug 3.0 Punkte. Nach dem SF-36-Score besserte sich der Schmerz bei 74%, die Funktion bei 71% der Patienten.

Im eigenen Patientengut wurden seit Oktober 1999 24 Patienten mit der IDET-Kathetertherapie behandelt, 15 davon monosegmental, 9 bisegmental. Es gab keine Komplikationen. Bei 3 Patienten konnte der Katheter nicht optimal über die gesamte dorsale Zirkumferenz des Anulus fibrosus platziert werden, sodass nur ein Teil des dorsalen Anulus erreicht werden konnte. Von 19 Patienten, deren Eingriff länger als 3 Monate zurücklag, gaben 15 Patienten eine Schmerzbesserung von 3 oder mehr Punkten auf der visuellen Analogskala (VAS) an. Die Sitztoleranz, die vor dem Eingriff bei 15 Patienten eingeschränkt war, hatte sich bei 13 mehr als verdoppelt.

Anforderungen an die Operationstechnik

Der Eingriff muss unter OP-Bedingungen erfolgen. Es genügt eine Lokalanästhesie in Kombination mit intravenöser Sedierung (z.B. Ultiva über Perfusor). Der Eingriff sollte nicht gleichzeitig mit der Diskographie durchgeführt werden. Da bei der Diskographie Kontrastmittel in die Bandscheibe injiziert wird, sollte diesem die Chance zur Resorption gegeben werden, damit die thermische Energie an das flüssigkeitsarme Gewebe des Anulus fibrosus abgegeben werden kann. In der Regel genügt ein Intervall von 1–2 Tagen zwischen Diskographie und IDET-Kathetertherapie.

Der Patient kann bei diesem Eingriff in Bauchlage oder Seitenlage liegen. Der Zugang zur Bandscheibe entspricht dem der Diskographie. Der Eingriff wird unter Durchleuchtungskontrolle durchgeführt.

Nach Positionieren des IDET-Katheters entlang des posterioren Aspekts des Anulus fibrosus zwischen 4.00 Uhr und 8.00 Uhr wird die Sonde schrittweise von 65 °C auf 90 °C in 1-°C-Schritten alle 30 Sekunden erwärmt. Die Maximaltemperatur von 90 °C soll über 4 Minuten aufrecht erhalten werden.

Postoperativer Verlauf

Nicht alle Patienten berichten über eine Schmerzreduktion unmittelbar nach Operation. Aufgrund der lokalen Reizung kann es zur kurzfristigen 1–2-wöchigen Schmerzzunahme kommen. In der Regel wird das präoperative Schmerzniveau 1–2 Wochen nach dem Eingriff wieder erreicht. Eine Besserung tritt bei monosegmentalem Eingriff 4–12 Wochen nach Operation, bei bisegmentalem Eingriff erst nach 6–12 Wochen ein.

Das klinische Endergebnis nach IDET-Kathetertherapie wird erst 6–9 Monate nach dem Eingriff erreicht.

Dabei ist es die Regel, dass der Patient nach dieser Zeit nicht vollständig schmerzfrei ist, sondern dass das präoperativ nicht tolerable Schmerzniveau auf ein verträgliches Maß gesenkt worden ist.

Nachbehandlung

Die restriktiven Nachbehandlungsrichtlinien orientieren sich an der Remodelling-Dauer des kollagenen Bindegewebes von ca. 3 Monaten. Daher verordnen wir ein verstärktes Mieder für 6 Wochen (z. B. Softec-Lumbo kurz). Bei Bedarf können Antiphlogistika gegeben werden. Während der ersten 2 postoperativen Wochen sollte die Sitzbelastung eine Stunde pro Tag nicht überschreiten. Sitzende und leichte Arbeiten können nach 2-4 Wochen wiederaufgenommen werden, körperlich schwere Arbeiten nach 3 Monaten.

Während der ersten 6 postoperativen Wochen ist nur vorsichtige isometrische stabilisierende Krankengymnastik erlaubt. 6-12 Wochen postoperativ ist neben der stabilisierenden Krankengymnastik auch Dehnungsgymnastik unter Fixieren der LWS möglich. Erst nach Ablauf von 12 Wochen postoperativ kann mit medizinischer Trainingstherapie und Muskelaufbautraining begonnen werden. Sportliche Aktivitäten können, je nach Sportart, 4-6 Monate nach Operation erlaubt werden.

Ausblick

Die intradiskale elektrothermische Kathetertherapie ist nicht in der Lage, die Disposition des Patienten in Bezug auf degenerative Bandscheibenschäden zu heilen. Aufgrund des natürlichen Verlaufs der Bandscheibendegeneration – insbesondere auch der der Nachbarsegmente – wird der Patient in der Regel nicht vollständig schmerzfrei, sondern allenfalls schmerzgebessert.

Daher ist vor dem Eingriff eine detaillierte Aufklärung des Patienten über
- die Bandscheibenerkrankung einschl. der individuellen Disposition und des spontanen Krankheitsverlaufs
- die IDET Katheter Operation
- und das zu erwartende Ergebnis einschl. des postoperativen zeitlichen Ablaufs

zwingend notwendig. Dies ist entscheidend, da die Erwartungshaltung des Patienten das Ergebnis dieses minimalinvasiven Wirbelsäuleneingriffs wesentlich beeinflusst.

Literatur und Unterlagen über die Behandlungstechnik sind über die Firma Smith&Nephew GmbH, Osterbrooksweg 71, 22869 Schenefeld, www.smith-nephew.de.

IDET-Katheter und Zusatzinstrumentarium:
Herstellung Firma ORATEC, Vertrieb in Deutschland derzeit über die Firma Smith&Nephew GmbH, Osterbrooksweg 71, 22869 Schenefeld, www.smith-nephew.de.

13 Minimal invasive epidurale Wirbelsäulenkathetertechnik nach Prof. Racz

R. Schneiderhan

■ Beschreibung des Verfahrens

Die minimal invasive epidurale Wirbelsäulenkathetertechnik nach Prof. Gabor Racz ist eine Behandlungsmethode, die unter kurzstationären Bedingungen bei folgenden Indikationen wie z. B. Bandscheibenvorwölbung, Bandscheibenvorfall und postoperative epidurale Narbengewebebildungen nach operativen Wirbelsäuleneingriffen eingesetzt oder durchgeführt wird. Jährlich werden etwa 100.000 solcher Eingriffe weltweit durchgeführt. Die Anzahl der Anwender in der Bundesrepublik Deutschland hat in den letzten Jahren sprunghaft zugenommen. Die betroffenen Segmente der Lendenwirbelsäule werden mit dem Zugang über den Hiatus sacralis erreicht. Die Brustwirbelsäule sowie die Halswirbelsäule werden über den direkten Zugang in den Epiduralraum im oberen Bereich der Brustwirbelsäule erreicht.

Eine genaue Platzierung des lenk- und steuerbaren Kathetersystems ist bei dieser minimal invasiven Behandlungsmethode zwingend erforderlich. Dies ermöglicht eine zielgenaue Abgabe begrenzter Volumina an durch den Katheter einzubringender Arzneimittel, die dann zielgenau ihre spezifische Wirkung entfalten.

Hierfür werden die Termini wie „Neuroplastik" bzw. „Gewebeschrumpfung" bzw. „Entfernung von Weichteilprozessen" in unterschiedlichen rückenmarknahen Schichten in der nationalen und internationalen Literatur verwendet. Der osmotische Effekt der in das Kathetersystem injizierten hypertonen Kochsalzlösung führt zu einer Schrumpfung von angrenzendem Gewebe und zu einer Flüssigkeitsvolumenzunahme im Epiduralraum. Dies führt zu einer Mikrodissektion von epiduralen Verklebungen. Die Enzyminjektion führt zu einem Auflösen der Proteoglykane der Grundsubstanz. Dieses wiederum führt zu einem Lösen epiduraler Verklebungen. Der Lokalanästhesieeffekt führt zu einer gezielten Schmerzunterbindung und der antiödematöse Effekt zu einer Schrumpfung benachbarter Weichteile und somit Entlastung der betroffenen Nervenwurzel. Überdies wird durch die gezielte Injektion von zusätzlichen Lokalanästhetika die Empfindlichkeit auf mechanische Reize bei Nozizeptoren sowie nozizeptiven Axonen erreicht.

Die Forderung nach exakter Platzierung der Katheterspitze im Bereich des ventralen Epiduralraumes der betroffenen Seite und der betroffenen Höhe führt zu einem erheblichen Zeitaufwand und setzt eine entsprechend lange Lernkurve des Operateurs voraus. Durch Platzierung des steuerbaren Katheters im Bereich der zu behandelnden Stellen wird durch ein geschicktes Torquieren der Katheterspitze ein mechanisches Lösen von Vernarbungen und Verklebungen erreicht. Die Schwierigkeit und der große Zeitaufwand einer gezielten Platzierung ist in den individuellen Besonderheiten und den häufig anzutreffenden Veränderungen, Einengungen sowie Verklebungen des Epiduralraumes durch ausgedehnte Vernarbungen in Folge von Voroperationen oder mehrfacher Kortisoninjektionen bei z. B. Bandscheibenvorfällen.

Schließlich wird die exakte Platzierung der Katheterspitze unter Vermeidung von Druckschäden nervaler Strukturen gefordert. Die Injektion der Medikamentenkombination z. B. in einer von narbigen Adhäsionen umgebenen epiduralen Nische nach unspezifischer Platzierung eines Katheters im Epiduralraum kann zu einer erheblichen Druckschädigung nervaler Strukturen führen.

Eine Röntgen-Bildwandlerkontrolle ggf. unter Einsatz von Röntgenkontrastmittel stellt eine unverzichtbare Maßnahme zur Beurteilung der einzelnen Behandlungsschritte dar.

An den darauffolgenden zwei Tagen werden dann wiederholt Medikamente zielgenau durch das Kathetersystem appliziert.

Die EWK stellt ein minimal invasives Therapieverfahren da, durch welches mikrochirurgische, endoskopisch assistierte sowie offene Wirbelsäulenoperationen vermieden werden können. Chronische Nervenwurzelreizung z. B. bei Postdiskektomiesyndrom sowie postoperativer epiduraler Narbengewebebildung können durch diese Behandlungsmethode langwierige und kostenintensive Therapiemaßnahmen vermeiden. Langwierige konservative Behandlungsmaßnahmen sowie stationäre Rehabilitationsmaßnahmen können mit der EWK vermieden werden.

Einleitung

Die minimal invasive epidurale Wirbelsäulenkathetertechnik unter Einsatz eines speziell entwickelten Kathetersystems wurde Anfang der 80iger Jahre von Prof. Gabor Racz in den USA entwickelt. Vielseitig wurden sowohl die technischen Vorgehensweisen wie auch die Kathetertechnik selbst weiterentwickelt. Mit dem Zugang über den Hiatus sacralis werden die betroffenen Segmente der Lendenwirbelsäule und die meisten Bereiche der Brustwirbelsäule erreicht.

Die Brustwirbelsäule sowie die Halswirbelsäule wird über den direkten Zugang in den Epiduralraum im oberen Bereich der Brustwirbelsäule erreicht.

Waren es 1998 noch weniger als zehn Anwender in der Bundesrepublik Deutschland, so gab es im Jahr 2000 mehr als 100 Anwender mit gegenwärtig steigender Tendenz. Im Jahr 2000 waren es 43 Kliniken, die diese Behandlungsmethode einsetzen, davon 17 Universitätskliniken bzw. Lehrkrankenhäuser von Universitäten.

Qualitätsrichtlinien

Anlässlich der Konsensuskonferenz „Invasiv-interventionelle Schmerztherapie" des Schmerztherapeutischen Kolloquiums im Februar 2000 in Innsbruck wurden Standards zur Durchführung dieser Behandlungsmethode festgelegt:

Präoperative Vorbereitungen

- EKG (nicht älter als zehn Tage)
- Blutlaboruntersuchungen (nicht älter als zehn Tage)
- Absetzen von blutverdünnenden Medikamenten (z. B. Aspirin) oder Umstellung der Medikation (z. B. Marcumar auf Heparin) in Kooperation mit den behandelnden Internisten
- Röntgen-Thoraxaufnahmen (bei Patienten über 60 Jahren)

- **Wichtig:** Gefordert werden Normwerte der Gerinnungsparameter

Räumliche Voraussetzungen

- Durchführung unter stationären Bedingungen
- Aseptischer Operationssaal einer Klinik mit Vorbereitungsbereich
- Intensiv- bzw. Wachstation ist Voraussetzung
- Höhenverstellbarer und lageverstellbarer Operationstisch
- Bildwandler mit Monitor und der Möglichkeit einer Bilddokumentation mit Papierausdruck oder Röntgenbild
- Überwachungseinheit (Pulsoxymeter, kontinuierliche EKG-Überwachung, kontinuierliche Blutdruckmesseinrichtung)
- Sterilisationseinrichtung

Maßnahmen zur Dokumentation

- Dokumentation des Bildwandlerbildes in zwei Ebenen nach endgültiger Platzierung des Katheters und Kontrastmittelinstillation mit Dokumentation auf Röntgenfolie oder Papier.
- Zusätzliche Erfassung der Untersuchungsergebnisse einschließlich der Patientenbefragung wie bei „Follow up" aufgeführt.
- Gefordert werden von der Arbeitsgemeinschaft Invasive-interventionelle Schmerztherapie des Schmerztherapeutischen Kolloquiums Nachuntersuchungen und entsprechende Dokumentationen („Follow up").
- Befragung der Patienten nach folgendem Schema:
Durchführung einer klinischen Untersuchung sowie Befragung der Patienten mittels standardisiertem Fragebogen vor Durchführung der EWK.
- Klinische Untersuchung der Patienten sowie Befragung mittels standardisiertem Fragebogen in einem Zeitraum zwischen drei bis vier Wochen postoperativ.
- Befragung der Patienten mittels standardisiertem Fragebogen drei Monate nach Durchführung der EWK.
- Untersuchung und Befragung der Patienten mittels standardisiertem Fragebogen nach einem halben bzw. nach einem Jahr.

Weitere Qualitätsstandards

- Eine Infektionsprophylaxe durch intravenöse Antibiotikagabe am Operationstag sowie am ersten und zweiten postoperativen Tag sowie eine orale Antibiose für weitere sechs Tage mit einem abgestimmten Antibiotikum wird dringend empfohlen (siehe Abb.).
- Eine Thromboseprophylaxe während der stationären Behandlung ist selbstverständlich.
- Generell wird die Durchführung des Eingriffes in Kooperation mit einem Anästhesisten empfohlen.
- Empfehlenswert ist es, diesen Eingriff in Analgosedierung des Patienten durchzuführen.
- Je nach Zugangsweg erfolgt zusätzlich eine lokale Betäubung im Bereich der Hautdurchtrittsstellen des Introducers.
- Die Erbringung der Leistung ist an einen qualifizierten Facharzt gebunden.

Technische Vorgehensweise

Die minimal invasive epidurale Neurolyse und Neuroplastik (Wirbelsäulenkathetertechnik nach Prof. Racz, abgekürzt EWK) unterscheidet sich im Wesentlichen von Anlagen eines Periduralkatheters zur epiduralen Anästhesie. Je nach Lokalisation der Beschwerdesymptomatik bzw. der pathomorphologischen Veränderungen wird entweder über einen speziellen Introducer durch den Hiatus sacralis und nachfolgend in den Canalis sacralis eingegangen oder ein direkter Zugang in den Epiduralraum mittels Spezialintroducer im Bereich des betroffenen Wirbelsäulenabschnittes vorgenommen. Im Gegensatz zu den herkömmlichen Epiduralkathetern zur Schmerzbehandlung handelt es sich bei dem epiduralen Wirbelsäulenkatheter nach Prof. Racz um einen steuer- und lenkbaren Spezialkatheter, der durch unterschiedliche Drahtsysteme und durch unterschiedliche Längen sowie durch unterschiedliche Flexibilitätsgrade der einzelnen unterschiedlichen Katheter entsprechend den pathomorphologischen Veränderungen bzw. entsprechender Lokalisationen vor den Eingriffen ausgewählt wird.

Dies bedeutet, dass das Kathetersystem bei besonderer Höhe der Lokalisation des zu behandelnden Prozesses bis zu 60 oder gar 70 cm tief durch den Epiduralraum hindurch bis hin zu dem zu behandelnden Prozess gesteuert werden muss.

Die genaue Platzierung ist notwendig, um eine maximale Konzentration der dann durch den Katheter einzubringenden Wirkstoffe genau dort zu erreichen, wo das Gewebe durch diese beeinflusst werden soll. Die exakte Lage des Katheters z. B. an der Nervenwurzel, der postoperativen epiduralen Narbe oder der epiduralen Verklebung ist somit wesentliche Voraussetzung dafür, dass die Einengung der Nervenwurzel bzw. der Bandscheibe durch zielgenaue Abgabe begrenzter Volumina an Arzneimitteln beseitigt oder zur Rückbildung gebracht werden kann.

Hierin liegt ein weiterer, entscheidender Unterschied bezüglich der Art der Therapie und ihrer technischen Durchführung zu einer epiduralen oder subarachnoidalen Spinalanästhesie. Denn bei letzterer wird weitgehend ungezielt und dementsprechend ohne Kontrolle der Führung und Lage der Injektionsnadel an irgendeiner Stelle des Rückens bzw. der Wirbelsäule in den jeweiligen Raum, nämlich in den Epiduralraum bzw. in den Subarachnoidalraum eingegangen, um durch den danach eingeführten Kunststoffkatheter mit Hilfe einer Lokalanästhetikagabe eine ungezielte Anästhesie der umgebenden Strukturen durchzuführen.

Es werden **drei unterschiedliche Zugangswege** unterschieden:

- **Kaudal:** Zugang über den Canalis sacralis: Einsatz für die Behandlung von Veränderungen im Bereich der Lendenwirbelsäule, ggf. Brustwirbelsäule (Abb. 1).

- **Zervikal und thorakal – interspinöser bzw. paraspinöser Zugang:**
Bei diesem Zugang wird paraspinös 1 cm kontralateral der zu behandelnden Seite ein bis zwei Segmente unterhalb des zu behandelnden Segmentes in den Epiduralraum eingegangen. Lokalisation: Behandlung im Bereich der Brustwirbelsäule sowie im Bereich der Halswirbelsäule (Abb. 2).

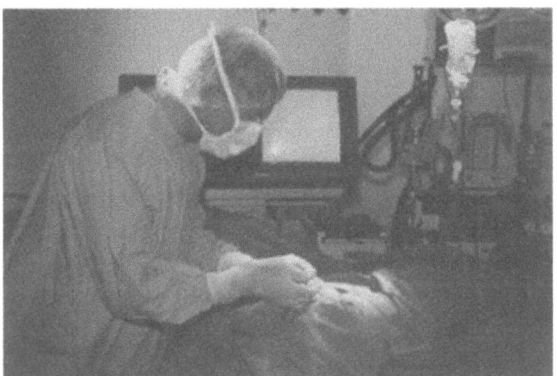
Abb. 1

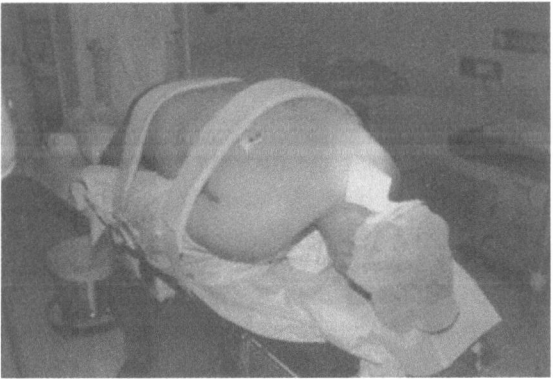
Abb. 2

Transforaminaler Zugang: Der technisch schwierige Zugang ist der transforaminale Zugang, bei dem 4–5 cm lateral des Processus spinosus ca. ein Segment kaudal des betroffenen Segmentes mit dem Introducer in den Epiduralraum eingegangen wird. Zugang in den Epiduralraum drei bis vier Querfinger paraspinös kontralateral der zu behandelnden Stelle und Eingehen mit einem entsprechend vorgebogenen und vorgeformten Spezialintroducer zunächst schräg, dann tangential und dann wieder schräg bis zum Eintritt in den ventralen Epiduralraum. Indikation: Bei ausgeprägten postoperativen epiduralen Narbenbildungen/-fibrosen, bei epiduralen Adhäsionen, bei ausgeprägten Spinalkanalstenosen durch fortgeschrittene Spondylarthrose bzw. durch fortgeschrittene Osteochondrose mit Höhenminderung und bei Wirbelsäulenskoliosen.

Besondere Anwendungen

- Doppelkathetertechnik
- Bei anatomischen Besonderheiten
- Bei epiduralen Hindernissen (z. B. Fibrose, Narbengewebe)

Auch hier zeigt sich bereits ein wesentlicher Unterschied zu den anästhesiologischen Vorgehensweisen, bei denen die Injektionsnadel gerade nicht über den Eingang des Canalis sacralis bzw. durch einen transforaminalen Zugang eingeführt werden muss.

Wesentliches therapeutisches Charakteristikum

Von Prof. Racz und den Anwendern dieser Behandlungsmethode wird gefordert, dass die Katheterspitze im ventralen Epiduralraum der zu behandelnden Segmenthöhe platziert werden muss (Abb. 3).

Wichtige Gründe die für eine Platzierung der Katheterspitze im ventralen Epiduralraum der zu behandelnden Segmenthöhe sprechen

Im Falle einer Nervenwurzelkompression durch einen Bandscheibenvorfall oder eine Bandscheibenvorwölbung muss die höchste Wirkstoffkonzentration eben genau im Bereich dieser bedrängenden weichteiligen Strukturen erreicht werden.

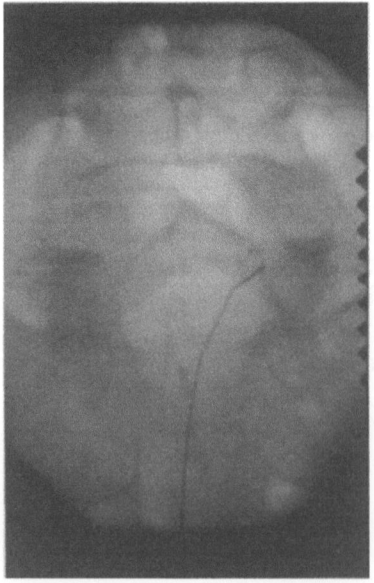

Abb. 3. Platzierung der Katheterspitze im ventralen Epiduralraum

Gleiches gilt sowohl für die Behandlung von Ligamentum flavum Hypertrophie als auch für die Behandlung von postoperativen epiduralen Vernarbungen und Verklebungen.

Im ventralen Epiduralraum liegen 90% der Schmerzrezeptoren des rückenmarknahen Bereiches. Dies ist ein weiterer Grund, weshalb genau dort im ventralen Epiduralraum die Katheterspitze liegen muss.

Die genaue Platzierung ist notwendig, um eine maximale Konzentration der dann durch den Katheter einzubringenden Wirkstoffe genau dort zu erreichen, wo das Gewebe beeinflusst werden soll.

Die exakte Lage des Katheters z.B. an der Nervenwurzel, der postoperativen epiduralen Narbe oder epiduralen Verklebung ist somit wesentliche Voraussetzung dafür, dass die Einengung der Nervenwurzel bzw. der Bandscheibenvorfall durch zielgenaue Abgabe begrenzter Volumina an Arzneimitteln beseitigt oder zur Rückbildung gebracht werden kann.

Kriterien der korrekten Platzierung des Katheters:
- Exakte Höhe
- Exakte Seite
- Ventraler Epiduralraum

1. Platzierung an der exakten Seite und 2. exakten Höhe

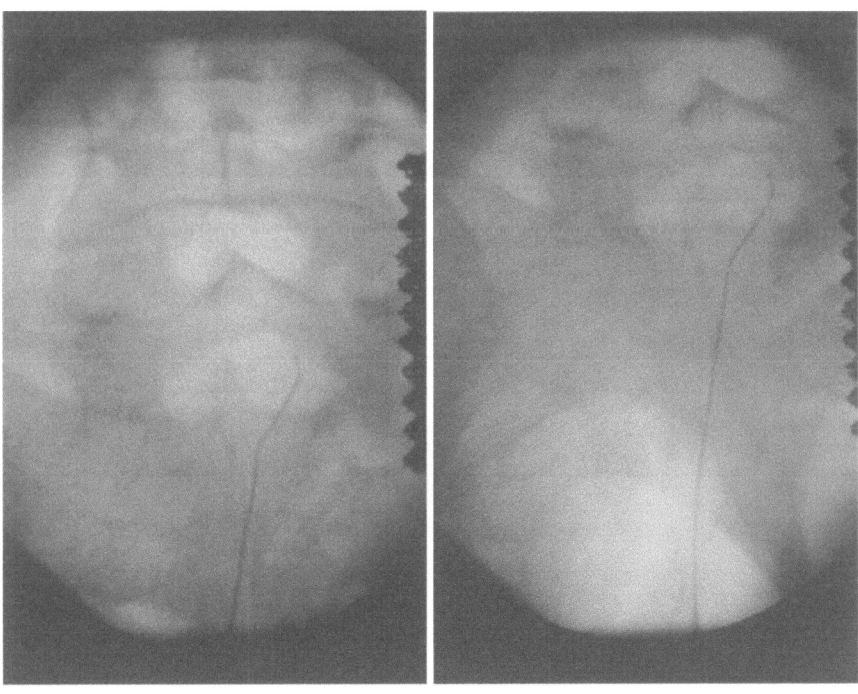

Abb. 4

3. Platzierung der Katheterspitze im ventralen Epiduralraum (s. Abb. 3)

Besondere Schwierigkeiten bei dem exakten Platzieren

Bei der Methode nach Racz handelt es sich somit um ein aufwändiges und spezialisiertes therapeutisches Verfahren.

Der Vortrieb des Katheters muss hierbei unter ständiger Bildwandler- und Kontrastmittelkontrolle erfolgen (Abb. 5).

Denn die besondere Schwierigkeit des Vortriebs, der Steuerung und Variierung des Kathetersystems, welche im ventralen Anteil des Epiduralraums zu erfolgen hat, besteht in den zu beachtenden individuellen Besonderheiten und Variationen der Anatomie der Patienten und den häufig anzutreffenden Veränderungen, Einengungen und Verklebungen des Epiduralraums durch ausgedehnte Vernarbungen infolge von Voroperationen oder mehrfachen Kortisoninjektionen bei Bandscheibenvorfällen.

Diese liegt überdies darin begründet, dass im ventralen Bereich des Epiduralraums 80% der Venengefäße des rückenmarksnahen Bereiches verlaufen.

Hieraus folgt, dass der Eingriff mit der besonders naheliegenden Gefahr von intraspinalen Blutungen und Kompressionen verbunden ist. Auf die Besonderheit der Dislokation der Katheterspitze bei der zielgenauen Platzierung des Katheters durch Eindringen in benachbarte rückenmarksnahe Bereiche wie z.B. Subarachnoidalraum bzw. Intraspinalraum wurde oben bereits hingewiesen.

Auch hier unterscheidet sich die technische Vorgehensweise wesentlich von der Anlage einer Peridural- oder Spinalanästhesie. Hieraus ergibt sich

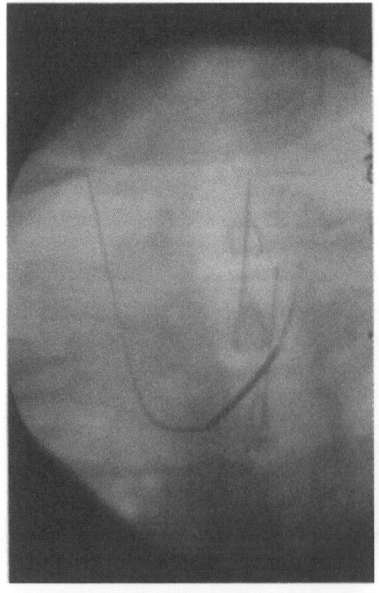

Abb. 5

weiter, dass der Einsatz dieser Kathetertechnik höchste Anforderungen an das Geschick, das technische Know-how und die Erfahrung des Operateurs stellt.

Bereits diese Unterschiede machen deutlich, dass sich die Behandlung nach Racz nach Art der Durchführung, dem damit verbundenen Zeitaufwand, der Schwierigkeit und der Risikobelastung wesentlich von der seitens der Spinalanästhesie oder Periduralanästhesie unterscheidet, bei welchen die Injektion des Anästhetikums vergleichsweise einfach direkt in der zu behandelnden Höhe des Peridural- oder Subarachnoidalraumes vorgenommen werden kann.

Die Forderung nach einer exakten Platzierung im Bereich des ventralen Epiduralraumes der betroffenen Seite und der betroffenen Höhe führt zu einem erheblichen Zeitaufwand und setzt eine entsprechend lange Lernkurve voraus. Die Platzierung des steuerbaren Katheters im Bereich der zu behandelnden Stellen erreicht durch ein geschicktes Torquieren der Katheterspitze ein mechanischen Lösen von Vernarbungen und Verklebungen.

Dieser Behandlungsschritt lässt sich mit dem Ablösen von Briden oder Verklebungen z. B. in einem Gelenk vergleichen. Jedoch handelt es sich bei der Katheterbehandlung um ein deutlich schwierigeres Procedere, da deutlich weniger Raum im Bereich der epiduralen Engen zur Verfügung steht.

Nach erfolgreicher Platzierung des Katheters an der gewünschten Stelle wird eine abschließende Kontrastmitteldarstellung und eine Bildwandlerkontrolle in a.p.- und seitlichem Strahlengang durchgeführt.

Es zeigen sich nunmehr die tatsächlich vorliegenden Flussverhältnisse nach zuvor durchgeführter mechanischer Lösung von Vernarbungen und Verklebungen.

Nach nochmaliger Kontrolle des neurologischen Befundes werden die Medikamente injiziert (Abb. 6).

Wir injizieren bei Lokalisation im Bereich der Lendenwirbelsäule und Brustwirbelsäule ca. 20 ml Naropin sowie erstmalig am Tag der Intervention eine Kortisonmedikation und nachfolgend eine 10% ige Kochsalz Enzym Gemisch-Lösung mit der Menge 10 ml. An den beiden darauffolgenden Tagen

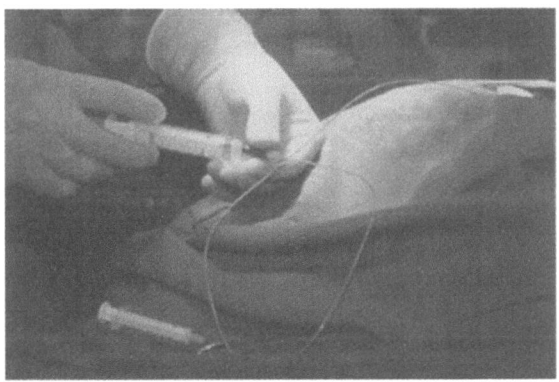

Abb. 6

injizieren wir noch jeweils zweimalig die Medikamentenkombination mit Naropin sowie hypertoner Kochsalzlösung und den Enzymen. Nach der letztmaligen Injektion (fünfte Injektion) entfernen wir den Katheter. Für die Behandlung der Halswirbelsäule und der oberen Brustwirbelsäule gelten entsprechend verringerte Gesamtvolumina.

■ **Anmerkung:** Zur Vermeidung des Auftretens von Druckmaxima durch die Medikamenteninstillation mit den entsprechenden oben aufgeführten Volumina ist aus folgenden Gründen die *Kenntnis* der exakten *Lage* und der *Abflussverhältnisse* für den Operator von immenser Bedeutung:

1. Von einem therapeutischen Nutzen kann nur ausgegangen werden, wenn die Katheterspitze an den oben bereits ausgeführten definierten Punkten platziert wird. Eine unkontrollierte Injektion einer Medikamentenkombination an irgendeine Stelle des Epiduralraumes kann im günstigsten Falle zu keinerlei Ansprechen der Therapie führen. Dies liegt darin begründet, dass aufgrund der zum Teil lang anhaltenden Schmerzsymptomatik bei Patienten unterschiedliche entzündliche Veränderungen im Bereich der rückenmarksnahen Bereiche zu Verklebungen und Abflussbehinderungen geführt haben. Dies kann zur Folge haben, dass die Medikamentenkombination lediglich im Bereich der dorsalsten Abschnitte des Epiduralraumes ihre Wirkung entfaltet. Die relevanten, zu behandelnden Bereiche werden jedoch keinesfalls erreicht.
2. Eine unspezifische Platzierung eines Katheters im Epiduralraum mit der Lage der Spitze des Katheters z. B. in einer von narbigen Adhäsionen umgebenen epiduralen Nische kann zu einer Druckschädigung nervaler Strukturen nach Injektion der Medikamentenkombination und der oben genannten Volumina führen. Auch diese essentiellen Überlegungen verlangen eine zielgenaue Platzierung, wie sie oben bereits dargelegt wurde.

Zusammenfassung der Indikationen zur Durchführung der minimal invasiven epiduralen Wirbelsäulenkathetertechnik nach Prof. Racz

- Bandscheibenprotrusion/Bandscheibenprolaps
- Wurzelreizung, Wurzelreizsyndrom durch mechanische Irritation bei hypertrophem Ligamentum flavum oder bei hypertrophen Facettgelenkarthrosen
- Postdiskektomiesyndrom
- Epidurale Fibrose sowie postoperative epidurale Narbengewebebildung

■ **Quelle:** Lysis of epidural adhesions utilizing the Epidural Approach von G. B. Racz, J. E. Heavner, J. H. Diede; Therapie von Bandscheiben bedingten Lumboischialgien durch die perkutane Epiduralkathetertechnik, Indikation, Technik und Ergebnisse einer vergleichenden Studie, C. Devens, A. Veihelmann, H. J. Refior, Orthopädische Klinik, Klinikum Großhadern, LMU München.

Auf welchem Wirkungs-Prinzip beruht die Wirbelsäulen-Kathetertechnik nach Racz?

1. Mechanisches Lösen von Verklebungen und Vernarbungen durch gezieltes Manipulieren an dem lenk- und steuerbaren Kathetersystem.
2. Enzymatische Lösung von epiduralen Vernarbungen und Verklebungen.
3. Verbesserung der Resorption des betroffenen Weichteilgewebes für Lokalanästhetika.
4. Schmerzlösender und repolarisierender Effekt auf die betroffenen Nervenstrukturen insbesondere auf die betroffene Nervenwurzel.
5. Die hypertone Kochsalzlösung führt zu einer Abschwellung sowie einer Entzündungshemmung. Der osmotische Effekt einer hypertonen Kochsalzlösung im Epiduralraum führt zu einer Schrumpfung von angrenzendem Weichteilgewebe und zu einer Flüssigkeitsvolumenzunahme im Epiduralraum.

Quelle: Ergebnisse der Konsensuskonferenz „Invasive-interventionelle Schmerztherapie" des Schmerztherapeutischen Kolloquiums vom Februar 2000 in Innsbruck

Bei der Racz-Methode wird ein gewünschter und gezielter Einfluss auf die unterschiedlichen im Epiduralraum anzutreffenden Gewebearten ausgeübt.

Bei diesem minimal invasiven Eingriff wird durch die genaue Platzierung des Katheters an den einengenden extraduralen oder extraspinalen Strukturen und die anschließenden Arzneimittelinjektionen erreicht, dass der raumfordernde Prozess beseitigt oder zur Rückbildung (Schrumpfung) gebracht wird, wodurch eine Entlastung der Bandscheibe und der geschädigten Nervenwurzel erfolgt. Zudem werden durch die zusätzliche Induzierung einer speziellen Enzymlösung rückenmarksnahe Verklebungen und Vernarbungen gelöst.

Hierfür werden die Termini wie „Neuroplastik" bzw. „Gewebeschrumpfung" bzw. „Entfernung von Weichteilprozessen" in unterschiedlich rückenmarknahen Schichten in der nationalen und internationalen Literatur verwendet. Auch dies macht deutlich, dass die Racz-Behandlung weder nach ihrer Art und technischen Durchführung noch ihrer Wirkungsweise einer Anästhesie vergleichbar ist, sondern weit eher das Bild chirurgischer Leistungen aufweist.

Die Kollegen C. Devens, A. Veihelmann, Prof. H. J. Refior, Orthopädische Klinik, Klinikum Großhadern der LMU München haben in ihrer Veröffentlichung „Therapie von bandscheibenbedingten Lumboischialgien durch die perkutane Epiduralkathetertechnik, Indikation, Technik und Ergebnisse einer vergleichenden Studie" die Wirksamkeit dieser Behandlungsmethode wie folgt zusammengefasst:

1. Lokalanästhesie-Effekt (Naropin) → führt zu einer gezielten Schmerzunterbindung
2. Antiödematöser Effekt (10%-ige NaCl-Lösung) → führt zur Entlastung der betroffenen Nervenwurzel(n)
3. Entzündungshemmender Effekt → führt zu einer Reduktion der Empfindlichkeit auf mechanische Reize bei Nozizeptoren und nozizeptiven Axonen
4. Schnellere Wirkung (ergänzende enzymatische Wirkung) → führt zu einem schnelleren Wirkungseintritt anderer Medikamente

Am deutlichsten hat das Wirkprinzip E.M. Lewandowski in seiner Veröffentlichung in Pain Digest 1997 auf den Seiten 323 bis 330 wiedergegeben.

Hierbei wird insbesondere der Einfluss des Enzympräparates zusammengefasst:
1. Hyaluronidase löst epidurale Verklebungen.
2. Hyaluronidase löst die Proteoglycane der Grundsubstanz auf und führt somit direkt zu einer Zunahme der Kapillarpermeabilität (Seite 325).
3. Proteoglycane sind Inhalt der Grundsubstanz sowie der Kelloidsubstanz und in epiduralen Verklebungen vorhanden.
4. Dieser Effekt wurde auch als „Hypodermoklysis" in der Veröffentlichung von O. Hefter, S.K. Dobken, M.H. Yudell im Journal of Pediatry bezeichnet.
5. Die Dura, die sich aus Kollagenfasern, Elastinfasern und oberflächlichen Fibroblasten zusammensetzt, ist von der Gabe der Hyaluronidase unbeeinträchtigt.
6. Die Resorption des betroffenen Gewebes für Lokalanästhetika wird somit verbessert (Quelle siehe oben). Dieser Effekt wurde in einer Studie von Zahl und Mitarbeitern (Anesthesiology 1990, 72, 230–232) bestätigt.
7. In einer Studie von Songer MN-Ghos wurde ein weiterer Effekt der Hyaluronidase beschrieben. Hyaluronidase konnte in einer Studie an Hunden wie auch an Menschen eine signifikante geringere Ausbildung von epiduralen Fibrosen nach Rückenmarksoperationen oder rückenmarksnahen Operationen erreichen (Quelle siehe oben).
8. Auch Stolcke und Mitarbeiter („The management of chronic spinal pain by blockade" – Pain 1994, 58, 1–90) konnten diesen Effekt nach Gabe von Hyaluronidase in einer Studie bei 28 Patienten bestätigen.
9. Wirksamkeit der hypertonen Kochsalzlösung: Die hypertone Kochsalzlösung hat einen schmerzlösenden lokalen Effekt (Quelle 1, Seite 343). Eine hypertone Kochsalzlösung führt zu einer Abschwellung sowie zu einer Entzündungshemmung (Quelle siehe oben). Der osmotische Effekt einer hypertonen Kochsalzlösung im Epiduralraum führt zu einer Schrumpfung von angrenzendem Gewebe und zu einer Flüssigkeitsvolumenzunahme im Epiduralraum (Quelle 2, Seite 327). Dies führt zu einer Mikrodissektion von epiduralen Verklebungen.

■ **Quelle 1:** Lysis of Epidural Adhesions Utilizing the Epidural Approach – Gabor B. Racz, MD, James E. Heavener, DVM an James H. Diede, MD in Interventional Pain Management 1996

■ **Quelle 2:** Therapie Efficacy of Solutions Used in Caudal Neuroplasty – Eric M. Lewandowski, MD in Pain Digest (1997) 7:323–330

■ **Quelle 3:** Epidural Neuroplasty – Gabor B. Racz, James E. Heavener und P. Prithvi Raj in Seminars in Anesthesia Vol. 16, No 4 (Dec) 1997:302–312

14 Sind konventionelle epidurale Techniken unzureichend?

J. KRÄMER

Gleich zu Beginn meines Beitrags möchte ich die Antwort zum Vortragstitel geben:

Konventionelle epidurale Techniken sind zur Behandlung des lumbalen Wurzelkompressionssyndroms zureichend.

Die Begründung für diese Antwort ergibt sich aus den Therapieempfehlungen der Arzneimittelkommission der deutschen Ärzteschaft in ihrer zweiten Auflage 2000. Dort heißt es in den Arzneiverordnungen in der Praxis für den Bereich Kreuzschmerzen, dass positive Ergebnisse einzelner klinischer Studien gemeinsam mit metaanalytischen Auswertungen der vorliegenden Daten eine analgetische Wirkung der epiduralen Injektionsbehandlung sehr wahrscheinlich machen. Diese Therapieempfehlungen stützen sich im Wesentlichen auf Angaben aus der internationalen Literatur u. a. von Watts mit einer Metaanalyse zur Effektivität epiduraler Kortikosteroidbehandlung bei der Behandlung des Wurzelkompressionssyndroms und von McQuay: epidurale Kortikosteroide bei Ischialgie. Diese aus den Jahren 1995 und 1998 zusammengestellten Arbeiten basieren auf Ergebnissen, die mit konventionellen Techniken erzielt wurden. Dazu zählt die epidural/sakrale Injektion über den Hiatus sacralis und die epidural/dorsale interlaminäre Applikation mit der Loss of resistance-Technik. Zu diesen Zeitpunkten waren die heute zur Diskussion stehenden epidural/perineuralen Techniken und die Kathetertechniken nach Racz noch nicht allgemein üblich.

Bei den Therapieempfehlungen der Arzneimittelkommission, an deren Erstellung u. a. auch die Mitglieder der Kommission Neuroorthopädie/Schmerztherapie der Allianz deutscher Orthopäden (DGOOC und BVO) beteiligt waren, ergaben neben der Effektivität der epiduralen Injektionen auch eine wenn auch nicht so gut belegte Effektivität der lumbalen Spinalnervanalgesien, der Rückenschulen und der Bewegungstherapie. Bettruhe erwies sich bei 6 kontrollierten Studien eher als negativ. Das heißt, man sollte Patienten mit Kreuz- und Ischiasbeschwerden eher mobil halten, als ihnen Bettruhe zu verordnen.

Prinzip der lumbalen/epiduralen Schmerztherapie

Mit der Applikation schmerzstillender, entzündungshemmmender Mittel in den lumbalen Epiduralraum will man Einfluss auf das aseptisch entzündliche Geschehen, hervorgerufen durch mechanische Kompression, gewinnen. Das Behandlungsziel beim lumbalen Wurzelsyndrom ist die Schmerzbeseitigung, eine Förderung des epiduralen Venenabflusses, eine Wurzelabschwellung und eine Unterbrechung des Chronifizierungsprozesses. Die Hauptindikation stellt das lumbale Wurzelsyndrom dar, das durch eine Bedrängung von der Bandscheibe her entstehen kann, aber auch bei der lateralen Spinalkanalstenose und beim Postdiskotomiesyndrom auftritt. Mit der epiduralen Injektion von Analgetika und Antiphlogistika will man die dekompensierte Enge im Wirbelkanal in den Zustand der Kompensation zurückführen.

Bei der *diskogenen* Nervenwurzelkompression ist zu berücksichtigen, dass neben der eigentlichen Wurzelsymptomatik auch sekundäre Beschwerden von den Wirbelgelenken, Muskeln und Bändern der Lumbosakralregion ausgehen. Das akute Beschwerdebild, hervorgerufen durch eine intradiskale Massenverschiebung mit Nervenwurzelkompression, hält einige Wochen bis Monate an, so dass das Behandlungskonzept mit der epiduralen Injektionsbehandlung auf diesen Zeitraum zugeschnitten sein muss. Epidurale Injektionen, die gezielt den anterioren Anteil des Epiduralraumes treffen, wo das Bandscheibenmaterial in einem Segment gegen umschriebene Anteile der Nervenwurzel drückt, ist hier der Vorzug zu geben.

Bei der *Spinalkanalstenose* unterscheidet man die laterale meist monosegmentale Form von der polysegmentalen Form, bei der mehrere Wurzeln betroffen sind. Da die betroffenen Segmente in der Regel ab L4/5 aufwärts betroffen sind, ist hier der Vorzug den interlaminären epiduralen Injektionen zu geben und zwar bei monoradikulärer Form der epidural/perineuralen Injektion und polyradikulärer Stenose und bei der zentralen Spinalkanalstenose den epidural/dorsalen Injektionsmethoden.

Die dritte Indikation stellt schließlich das Postdiskotomiesyndrom dar, bei dem die betroffene Nervenwurzel über einen mehr oder weniger großen Abschnitt von der Narbe eingemauert ist. Hier kommen nur Injektionstechniken in Frage, welche die Wurzel in der Narbe direkt erreichen, also die epidural/perineurale Injektion.

Injektionsformen

Grundsätzlich ist der lumbale Epiduralraum über mehrere Wege zu erreichen. Interlaminär erreicht man den epidural/dorsalen Raum mit der epidural/dorsalen Injektion und den epidural/ventralen Raum mit der epidural/perineuralen Injektion. Von kaudal her erreicht man den lumbalen Epiduralraum auch über den Hiatus sacralis entweder als einzelne epidural/sakrale Injektion oder als epidural/sakraler Katheter. Schließlich gibt es noch den Zugang über das Foramen intervertebrale von posterolateral her und den Zugang über die Bandscheibe als intradiskale Injektion. Der Zugang zum Epiduralraum setzt allerdings eine Perforation des Anulus fibrosus, wie z. B. beim Bandscheibenvorfall, voraus. Standardmäßig konventionell werden epidural/sakrale und epidural/dorsale Injektionen durchgeführt. Die epidural/perineurale Injektion stellt eine neue Injektionstechnik dar, die es in breiter Anwendung erst seit 4 Jahren gibt.

Die Indikation für epidural/sakrale Injektion stellen kaudale Wurzelsyndrome, also S1-Syndrome, dar. Auch beim Postdiskotomiesyndrom mit ausschließlicher Kompression der S1-Wurzeln kann man die epidural/sakrale Injektion sinnvoll anwenden. Bei uns hat sich weiterhin die Coccygodynie als Indikation für die epidural/sakrale Injektion ergeben. Bei der epidural/sakralen Injektion benötigt man größere Volumina (mindestens 10 cm^3) und Dosen (20–40 mg Triamcinolon), um auch die betroffene Nervenwurzel in ausreichender Dosierung zu erreichen.

Bei der epidural/dorsalen Injektion injiziert man das Medikament in den dorsalen Abschnitt des Epiduralraums zwischen Ligamentum flavum und Dura. Die injizierte Flüssigkeit sammelt sich zunächst im dorsalen Epiduralraum und diffundiert dann allmählich auch nach ventral zu den Wurzeln. Auch hier sind größere Mengen von Flüssigkeit und Kortison erforderlich, um die betroffene Wurzel in ausreichender Dosierung zu erreichen. Hauptindikation stellen polyradikuläre Symptome und zentrale Spinalkanalstenosen dar.

Bei der epidural/perineuralen Injektion sucht man mit der Doppelnadeltechnik den anterolateralen Epiduralraum auf und zwar in dem Bereich, in dem die Wurzelkompression stattfindet. Das gezielte Aufsuchen der betroffenen Nervenwurzel im Recessus lateralis ist technisch schwieriger als die epidural/sakrale und epidural/dorsale Injektionstechnik. Der Vorteil besteht darin, dass schon geringe Mengen Lokalanästhetika (1/2 cm^3) und Kortison (z. B. 10 mg Triamcinolon) eine deutliche Wirkung erzielen, wie wir es in unserer kontrollierten Studie nachweisen konnten. Hauptindikation für die epidural/perineurale Injektion ist das monoradikuläre Lumbalsyndrom, die laterale Spinalkanalstenose und vor allem das Postdiskotomiesyndrom. Da diese Indikationen die Hauptmenge der Wurzelkompressionssyndrome darstellen, führen wir an unserer Klinik fast nur noch epidural/perineurale Injektionen durch.

Die *Injektionsmittel* für die konventionellen Injektionen und auch für die epidural/perineuralen Injektionen sind nach wie vor Lokalanästhetika, z. B. Lidocain 1%ig, Mepivacain 1%ig oder Bupivacain 0,25%ig. Als Kortison hat sich das Triamcinolonhexacetonit bewährt, bei der epidural/sakralen und epidural/dorsalen Injektion mit 20–40 mg, bei der epidural/perineuralen Injektion mit 10 mg.

Wegen der Kontraindikationen beim Kortison – insbesondere auch bei wiederholter Injektion – sucht man immer wieder nach Alternativen bei den Antiphlogistika. Zur Zeit führen wir lumbale epidural/perineurale Injektionen mit Antiinterleukin I durch. Das Interleukinrezeptorantagonistenprotein (IRAP) entwickelt lokal sowohl in entzündeten Gelenken, als auch in der Umgebung von Nervenwurzeln eine antiphlogistische Wirkung, die sich bei uns im Rahmen einer retrospektiven Studie bei insgesamt 32 Patienten als erfolgversprechend gezeigt hat. Spezielle Nebenwirkungen, insbesondere lokale Reaktionen, konnten wir bisher nicht beobachten. Die folgende prospektiv randomisierte Studie epidural/perineurale Injektion mit IRAP versus Triam 10 mg und Lidocain wird die Effektivität der Methode prüfen.

Die Frage, ob konventionelle epidurale Techniken unzureihend sind bzw. sich noch verbessern lassen, lässt sich durch unsere vergleichende Studie zwischen der epidural/konventionellen Kortikoidinjektion und der epidural/perineuralen Kortikoidinjektion beantworten. Die epidural/perineuralen Injektionen schnitten im Ergebnis gegenüber der epidural/konventionellen d.h. epidural/dorsalen Injektion deutlich besser ab. Beide epiduralen Injektionstechniken waren besser als eine Kontrollgruppe mit paravertebralen Injektionen. Bei konventioneller Technik kam es zu 3,6% Kopfschmerzen, bei epidural/perineuralen Injektionen 1,9%. Diese geringere Kopfschmerzrate ist nicht auf eine geringere Anzahl von Durapunktionen, sondern auf die Verwendung von 29G-Feinkanülen bei der epidural/perineuralen Technik zurückzuführen. In beiden Gruppen konnten keine gravierenden Nebenwirkungen nachgewiesen werden. Insbesondere kam es nicht zu Infektionen oder Nervenwurzelläsionen. Auch bei den Patienten, bei denen schließlich eine mikroskopische Bandscheibenoperation notwendig wurde, zeigten sich keine Auffälligkeiten an den Nervenwurzeln oder in deren Umgebung.

■ Single Shot oder Epiduralkatheter?

Beide Applikationen gibt es sakral oder interlaminär. Für die Langzeittherapie, die praktisch bei allen lumbalen Wurzelsyndromen in Frage kommt, empfehlen sich Einzelinjektionen über einen großen Zeitraum. Wir haben bei unseren Operationspatienten gesehen, dass auch noch mehrere Wochen nach einer Kortisonkristallsuspensionsinjektion in den Epiduralraum die Kristalle im perineuralen Gewebe sichtbar sind. Wie eingangs erwähnt, zieht sich die Behandlung einer diskogenen oder ossär induzierten Wurzelbehandlung über mehrere Wochen bzw. Monate. Beim Postdiskotomiesyndrom dauert die Behandlung sogar mehrere Jahre.

Begleitend ist bei der Single Shot-Methode eine physikalische Therapie unmittelbar nach der Injektion möglich.

Kathetertechniken sind als Kurzzeittherapie bei starkem Akutschmerz in der Regel im Rahmen einer stationären Therapie indiziert. Eine wiederholte Anwendung des Katheters, ob sakral oder interlaminär, ist für die Langzeittherapie wegen der Infektionsgefahr problematisch. Auch eine begleitende physikalische Therapie ist bei diesem Katheter nur beschränkt möglich.

Epidurale Injektionen in der Praxis

Bei einer Umfrageaktion im Raum Nordrhein-Westfalen bei insgesamt 143 niedergelassenen Orthopäden wurde die derzeitige Praxis der Injektionstechnik bei epiduralen Injektionen ermittelt. 89% dieser niedergelassenen Orthopäden verwenden epidurale Injektionen. Im Mittel führen sie 20–30 Injektionen pro Woche durch. Die bevorzugte Applikationsform verteilt sich ziemlich gleichmäßig auf sakrale, dorsale und perineurale Techniken. Nur in einer Praxis wurde die Kathetertechnik durchgeführt. Bevorzugtes Lokalanästhetikum war Lidocain gefolgt von Mepivacain und Bupivacain. Bei den Steroiden wurde bevorzugt Triamcinolon eingesetzt, gefolgt von Prednisolon und Dexametason. Als Komplikationen wurden vorwiegend vorübergehende Kreislaufreaktionen (15), hohe Spinalanästhesien (8) und eine Infektion angegeben.

Epidurale Injektionen CT-gesteuert?

Epidurale Injektionen werden in orthopädischen Praxen in der Regel nach anatomisch/palpatorischen Orientierungspunkten, d. h. ohne Verwendung eines bildgebenden Verfahrens durchgeführt. Ein Bildwandler bzw. CT wurde nur gelegentlich bei besonders schwierigen Fällen verwendet. Konventionelle sowie epidural/perineurale Injektionstechnik und Kathetertechniken werden in speziellen Kursen am anatomischen Präparat eingeübt. Für einige Techniken (z. B. epidural/perineural) gibt es besonders lange Lernkurven.

Schlussfolgerung

Konventionelle epidurale Techniken sind für die Behandlung des lumbalen Wurzelsyndroms geeignet. Allerdings lassen sich die Ergebnisse durch neuere Techniken wie z. B. durch die epidurale/perineurale Injektion optimieren. Die Wirksamkeit ist nachgewiesen und durch die Arzneimittelkommission der deutschen Ärzteschaft in ihren Therapieempfehlungen belegt. Die Injektion durch den Sakralkanal oder interlaminär erfolgt nach anatomisch/palpatorischen Orientierungspunkten und wird nur ausnahmsweise bildgebend gesteuert durchgeführt. Für alle Injektionstechniken ist ein entsprechendes Training erforderlich.

■ Literatur

1. Arzneimittelkommission der deutschen Ärzteschaft (2000) Empfehlungen zur Therapie von Kreuzschmerzen. Arzneiverordnung in der Praxis, Sonderheft
2. Koes BW, Scholten RJPM, Mens JMA, Bouter LM (1999) Epidural Steroid Injections for Low Back Pain and Sciatica: An Updated Systematic Review of Randomized Clinical Trials. Pain Digest 9:241–247
3. Krämer J, Ludwig J, Bickert U, Nentwig V, Traupe M (1997) Lumbar epidural perineural injection: a new technique. Eur Spine J 6:357–361
4. McQuay H, Moore A (eds) (1998) Epidural corticosteroids for sciatica. In: An evidence-vased resource for pain relief. The Bath Press Ltd, pp 216–218
5. Watts RW, Silagy CA (1995) A meta-analysis on the efficacy of epidural corticosteroids in the treatment of sciatica. Anaesth Intens Care 23:564–569

15 Chemonukleolyse und andere intradiskale Therapieformen – Ist ihre Anwendung noch berechtigt?

A. HEDTMANN

■ Einführung

Carl Hirsch aus Schweden hatte 1959 die Idee, man müsse den natürlichen Alters- und Degenerationsprozess der Bandscheibe durch Injektion geeigneter Substanzen fördern. Dadurch sollte die Phase degenerationsbedingter, temporärer Instabilität der Bandscheibe beschleunigt durchlaufen und die Phase der reaktiven Teilversteifung des Segments mit wieder erreichter Beschwerdefreiheit schneller erreicht werden.

Die Ära der intradiskalen Therapien begann mit der Diskografie. Erstbeschreiber waren Lindblom (1948), Erlacher (1949) und Fischer (1949) mit posterior-medianem, transduralen Zugang. Zaaijer (1951) beschrieb den lateralen Zugang und Erlacher (1952) den posterolateralen Zugang.

Witt (1951) machte bereits 1951 die Beobachtung, dass bei manchen Patienten die Beschwerden nach Diskografie verschwanden oder verringert waren. Er führte dies bereits auf Änderungen der osmotischen Verhältnisse in der Bandscheibe zurück.

In den 50er und 60er Jahren wurden kontinuierlich die Grundlagen für das Verständnis der Mechanismen des osmotischen Systems der Bandscheiben erarbeitet. Als man den hohen intradiskalen Druck erkannt hatte, war die wissenschaftliche Basis für die Chemonukleolyse gelegt.

Die erste und bis heute einzige, klinisch zugelassene Substanz für den klinischen Gebrauch ist das Chymopapain. In den 30er Jahren des letzten Jahrhunderts begann in der Chemie eine Ära rasch waschenden Wissens über die Wirkungsweise von Enzymen. Viele Naturstoffe wurden auf die Existenz von Enzymen und deren Anwendungsmöglichkeiten untersucht.

Jansen und Balls isolierten im Jahr 1941 erstmalig das Chymopapain aus Papaya-Pflanzen. Thomas (1956) erforschte die biologischen Effekte des Chymopapains im Tierversuch. Intravenöse Injektion bei noch nicht ausgewachsenen Kaninchen führte zu einem reversiblen Kollaps der Kollagenstrukturen des Knorpelgewebes. Der spektalulärste Befund war ein transientes Herabhängen der Ohren der Kaninchen.

Weitere Forschungen zeigten dann, dass die Substanz nicht das Kollagen selbst angriff, aber die langen Proteoglykanketten der Grundsubstanz spaltete (Bryant et al. 1958; Smith et al. 1963, Stern 1969), die man damals noch als saure Mucopolysaccharide bezeichnete.

■ Experimentelle und klinische Anwendungen von Chymopapain

Lyman Smith fand 1962 heraus, dass Chymopapain einen nukleolytischen Effekt hatte (Smith et al. 1963). Er führte die erste und erfolgreiche Studie an Dackeln durch, die eine chondrodysplastische Hunderasse mit häufigen Bandscheibenvorfällen darstellen. Er prägte den Ausdruck „Chemonucleolyse" und behandelte die ersten Patienten. Die erste Veröffentlichung erfolgte 1964.

Im Licht heutiger Voraussetzungen und Vorsichtsmaßnahmen hätte es wahrscheinlich noch 10 weitere Jahre gedauert, bis Chymopapain für klinische Versuche freigegeben worden wäre.

Es begann eine turbulente Phase enthusiastischer Anwendung des Chymopapains in den USA und in Kanada. Häufig wurden gleichzeitig mehrere Etagen behandelt. 1975 waren bereits etwa 16000 Patienten behandelt worden (Nordby 1985) und es lagen schon zahlreiche wissenschaftliche Veröffentlichungen vor. Die meisten zeigten eine Erfolgsrate in der Größenordnung von ca. 75–85% (Smith und Brown 1967, Brown 1969, Ford 1969, Smith 1969, Stewart 1969, Weiner und Macnab 1970, Macnab et al. 1971, Smith 1972, Beatty 1973, Macnab 1973, Parkinson und Shields 1973, Day 1974, Onofrio 1975, Watts et al. 1975, Wiltse et al. 1975, Javid 1980, McCulloch 1980).

In der späten Zulassungsphase hatte die FDA (food and drug administration) in den USA in den Jahren 1975/76 eine Doppelblind-Studie gefordert. Die Ergebnisse dieser Studie wurden von Cloud et al. 1976, Schwetschenau et al. 1976 und Martins et al. 1978 mitgeteilt: Sie zeigten nur eine Erfolgsrate des Chymopapains von 58% versus 49% der Injektion nur der Lösungssubstanz, die man nach heutiger Kenntnis nicht so ohne weiteres als Placebo klassifizieren kann.

Diese Studie hatte vielfältige Fehler (Javid et al. 1983):
- inadäquate Patientenselektion
- unzureichende Nachuntersuchung durch unstrukturiertes Telefoninterview
- zu niedrige Dosis des Chymopapains (Discase)
- unregistrierter Code-Bruch
- fehlende oder unzureichende Dokumentation der intradiskalen Nadellage

Spätere, korrekt durchgeführte Doppelblindstudien von Fraser (1982 und 1984) wiesen eindeutig die Effizienz des Chymopapain in der Behandlung des lumbalen Bandscheibenprolapses nach. Morris und Stromberg (1983) zeigten ebenso wie eine neue, von der FDA zertifizierte Doppelblind-Studie von Javid et al. (1983) die klinische Effektivität des Chymopapains. In der

Studie von Javid et al. (1983) wurde bei Behandlung mit 3000 IE Chymopapain eine Rate von 82% guten Ergebnissen nach 6 Monaten erreicht gegenüber 40% in der Kontrollgruppe mit Injektion physiologischer Kochsalzlösung. Die sog. non-responders nach Kochsalzinjektion konnten zu 91% erfolgreich später durch Veruminjektion mit Chymopapain behandelt werden. Eine offene, multizentrische Studie (die sog. Illinois trial) mit 1498 Patienten bestätigte diese Ergebnisse mit einer Erfolgsrate von 87%. Als Konsequenz gab die FDA das Chymopapain im November 1982 für die Phase IV frei.

Eine 10-Jahres-Nachuntersuchung von Gogan und Fraser (1992) zeigte eine stabile subjektive Erfolgsrate von 80% der Patienten, hingegen waren nur 34% der Kontrollgruppe mit Kochsalzinjektion zufrieden. Objektiv bestand eine Erfolgsrate von 77% hinsichtlich des radikulären Beinschmerzes im Vergleich zu nur 38% der Kontrollgruppe.

Die biochemischen Effekte können durch einen temporären Anstieg des Keratan-Sulfates im Blut (Jefferey et al. 1987) wie auch durch erhöhte Proteoglycan-Ausscheidung im Urin während einiger Tage (Stern et al. 1968) dargestellt werden. Die biomechanischen Auswirkungen lassen sich z.B. in Form der abnehmenden Höhe des Zwischenwirbelraumes erfassen.

Tierexperimente von Garvin et al. (1965) bestätigten einen dosisabhängigen Effekt auf den Nucleus pulposus: Die inneren Anteile des Anulus fibrosus wurden nur bei höheren Dosen angegriffen. Die Autoren beschrieben eine Höhenminderung des Zwischenwirbelraumes und eine begleitende Zunahme der Wirbelsäulenflexibilität. Die Zellen der Bandscheibe blieben bei Anwendung von Dosen im therapeutischen Bereich bis 4000 IU/Bandscheibe vital.

Bradford et al. (1983) wiesen im Tierexperiment ein Potential zur Nukleusregeneration nach Chemonukleolyse nach. Patt et al. (1993) kamen bei der Analyse von Bandscheibenmaterial zuvor mit Chymopapain behandelter Patienten zu demselben Ergebnis. Wiltse (1983) fand bei jüngeren Individuen regelmäßig eine Nukleusregeneration in Form einer wieder zunehmenden Bandscheibenhöhe. Clere et al. (1986) fanden eine durchschnittliche Höhenzunahme der Bandscheiben von 18%. Im Unterschied dazu fanden Leivseth et al. (1999) in einer klinischen Studie bei Verwendung von 4000 IE Chymopapain/Bandscheibe keinerlei Regenerationszeichen und bei 3000 IE nur in wenigen Fällen eine Regeneration.

Nebenwirkungen und Komplikationen

Insgesamt erscheint die Anwendung von Chymopapain trotz ganz vereinzelter Berichte über sog. transverse Myelitiden mit Querschnittssymptomatik sehr sicher. Die überwiegende Zahl von schweren neurologischen Komplikationen trat in den Händen von Operateuren auf, die bis dato nur eine geringe Anzahl an Chemonukleolysen (oft weniger als 5) durchgeführt hatten und vielfache Fehlpunktionen der Bandscheibe sowie lange Zeiten der Prozeduren sind in diesen Fällen ebenfalls dokumentiert. Insofern erscheinen vor allem punktionstechnische und weniger substanzspezifische Probleme des bei intrathekaler (nicht aber bei epiduraler Anwendung) zweifelsfrei stark neurotoxischen Chymopapains für die seltenen aber schwerwiegenden Komplikationen verantwortlich. Im Vergleich zur offenen Diskotomie ist die Chymopapain-Chemonukleolyse sogar ausgesprochen nebenwirkungsarm: Die europäische Sammelstudie von Bouillet (1990) mit 43 622 Diskotomie-Fällen und 2051 Chemonukleolysen zeigte gravierende Komplikationen bei 0,45% der Chemonukleolysen und bei 4,2% der Diskotomieoperationen. Gravierende neurologische Komplikationen transienter wie permanenter Art traten nach Chemonukleolyse in 0,04% der Fälle und nach Diskotomie in 0,24% der Fälle auf, also 6-mal so häufig.

■ **Allergische Reaktionen.** Chymopapain als Protein hat das Potential, allergisch zu sein. Die berichtete Inzidenz von anaphylaktischen Reaktionen lag zwischen knapp 0,2% (Bouillet 1987/1990, Europäische Multicenter-Studie) und 2% (Watts 1975). Die Rate allergischer Reaktionen scheint in Amerika höher zu sein als in Europa und hängt wahrscheinlich mit dem weitverbreiteten Gebrauch von Chymopapain-enthaltenen Fleischweichmachern in Amerika zusammen. Die Rate zeigte sinkende Tendenz nach der Einführung des gereinigten Chymopapains (Chymodiactin) in der ersten Hälfte der 80er Jahre. In der europäischen Multicenterstudie wurde eine Gesamtrate an Allergien von 1,8% gefunden (Bouillet 1990).

Infektiöse Komplikationen sind nach Chemonukleolyse seltene Ereignisse. Sie treten erheblich seltener als nach Diskotomie auf und liegen nur 1%. In der europäischen Multicenter-Studie traten nach Chemonukleolyse in 0,25% infektiöse Diszitiden und Spondylodiszitiden auf und nach Diskotomie vergleichsweise in 0,58%, also doppelt so häufig (Bouillet 1990).

■ Kollagenase

Sussman (1968) entdeckte eine hohe Spezifität des Enzyms Kollagenase für menschliches Faserknorpelgewebe, insbesondere des Nucleus pulposus, während hyaliner Knorpel nicht angegriffen wurde.

Sussman (1968, 1969, 1971) sowie Sussman und Mann (1969) führten die erste experimentelle Studie zur Diskolyse mit Kollagenase durch und fanden keine signifikanten, unerwünschten Begleiteffekte. Im Unterschied dazu beschrieb Garvin (1974) Läsionen des Anulus fibrosus und der Längsbänder ebenso wie Blutungen nach intrathekaler Anwendung von Kollagenase. Diese Autoren benutzten ungereinigte Kollagenase, die weitere Peptide und trypsinähnliche Proteasen enthielt. Bromley et al. (1980) führten die erste experimentelle Studie mit gereinigter Collagenase durch. Die ersten klinischen Anwendungen führten Gomez et al. (1979) durch. Sussman et al. (1981) und Gomez et al. (1981) berichteten über den erfolgreichen klinischen Einsatz der Kollagenase. Über eine erste FDA-zertifizierte Doppelblind-Studie wurde von Bromley et al. (1984) eine Erfolgsrate von 80% gegenüber 33% in der Kontrollgruppe berichtet.

Eine europäische, multizentrische Studie wurde temporär unterbrochen, da Artigas et al. (1984) aus Berlin über histolytische Veränderungen in den Deckplatten, im Anulus fibrosus, den Längsbändern der Dura berichteten. 72,7% der 11 behandelten Patienten mussten operiert werden. Diese Beobachtungen konnten von anderen Autoren nicht verifiziert werden und bleiben bis heute unklar.

Hedtmann et al. (1992) führten eine prospektiv-randomisierte Studie mit Kollagenase vs. Chymopapain an 100 Patienten durch. Die Erfolgsrate betrug nach 1 Jahr 78% in der Chymopapain-Gruppe und 70% in der Kollagenase-Gruppe. Nach 3 Jahren betrug die Erfolgsrate 72% mit Kollagenase und 80% mit Chymopapain.

Bis heute hat die Kollagenase keine endgültige Zulassung, offensichtlich eher aus industriepolitischen und Marktgründen und weniger weil die Substanz ungeeignet wäre. Die Dosisfindung war allerdings zum Ende der klinischen Studien in der ersten Hälfte der neunziger Jahre noch nicht abgeschlossen.

Andere chemonukleolytische Substanzen

Mehrere, potentiell nukleolytisch wirkende Substanzen sind seit der ersten Hälfte der neunziger Jahre in Erforschung. Besonders vielversprechend erscheinen Hyaluronidase und vor allem Chondroitinase. Ihre potentielle Überlegenheit scheint vor allem ihre niedrige Toxizität zu sein. Die tatsächliche klinische Effektivität ist noch offen.

Aprotinin

Krämer arbeitete an intradiskaler Therapie mit Aprotinin seit 1973. Der Einsatz ging auf die Beobachtung der hohen Affinität des basischen Aprotinins zu den sauren Proteoglykanen zurück. Der resultierende Komplex aus Proteoglykanen und Aprotinin ist hydrophob und reduziert damit die Hydration des Nucleus, senkt damit den intradiskalen osmotischen Effekt. Krämer und Laturnus (1982) fanden eine Erfolgsrate von 59%. Die Methode wird in Deutschland und Frankreich nur noch gelegentlich angewandt, vor allem bei Patienten mit transdiskaler Fissur und epiduralem Kontrastmittelabfluss bei der Diskografie, zumal keine arzneimittelrechtliche Freigabe für die intradiskale Anwendung vorliegt. Ein zusätzlicher Effekt kann durch die Einwirkung des basischen Peptids Aprotinin auf entzündliche und damit auch im Milieu sauer veränderte Nervenwurzeln vorliegen.

Clarisse et al. (1986) berichteten über eine Erfolgsrate von 61% bei 140 Patienten.

Perkutane Nukleotomie/Diskotomie – mechanisch, automatisch und Laser-assistiert

Die perkutane Nukleotomie gewann zunehmendes klinisches Interesse in den achtziger Jahren. Verschiedenste Techniken wurden entwickelt, die letztlich überwiegend auf Beobachtungen von Hult (1951) zurückgeführt werden können: Er behandelte Patienten mit Kreuzschmerz und radikulärem Beinschmerz durch retroperitoneale Fensterung der Bandscheibe über einen transabdominellen Zugang. Das gemeinsame Prinzip aller nukleotomierenden Techniken ist die Reduktion des intradiskalen Druckes durch verschiedene Mechanismen, wodurch die protrudierten Areale des Anulus fibrosus in die Lage versetzt werden, sich zurückzuziehen, wodurch die Nervenwurzel dekomprimiert wird. Alle Nukleotomiemethoden sind nicht sinnvoll bei extradiskal sequestrierten oder sogar migrierten Bandscheibenfragmenten.

Mechanische perkutane Nukleotomie/Diskotomie

Hijikata (1975) führte die erste perkutane Diskotomie durch. Die Methode wurde in Europa vor allem durch Suezawa und Schreiber populär, die später die Prozedur unter endoskopischer Kontrolle durchführten (Schreiber et al. 1989). In den USA wurde die Methode vor allem von der Arbeitsgruppe um Kambin zur „arthroskopischen Mikrodiskektomie" weiterentwickelt. Hermantin et al. (1999) berichteten in einer prospektiv randomisierten Studie eine Erfolgsrate von 93% für konventionelle Diskotomie und 97% für arthroskopische Mikrodiskotomie.

Automatisierte perkutane Nukleotomie/Diskotomie

Onik et al. (1985) führten eine automatisierte Technik (APLD) mit einer oszillierenden Saugfräse ein. Diese Prozedur war weltweit bis 1991 bereits mehr als 50 000-mal durchgeführt worden mit einer stark schwankenden Erfolgsrate zwischen 29% und 85% (Kahanovitz et al. 1990; Maroon et al. 1989, Onik et al. 1990), wobei die Einschlusskriterien in vielen Studien oft unzureichend definiert waren und häufig auch Patienten ohne eigentliche radikuläre Syndrome behandelt wurden.
Eine prospektiv-randomisierte Studie wurde in Frankreich an 141 Patienten durchgeführt (Revel et al. 1993), die entweder mit Chymopapain-Chemonucleolyse oder mit automatisierter, perkutaner Nukleotomie behandelt wurden. Nach einem Jahr betrug die Erfolgsrate der Chemonukleolyse-Patienten 66% und diejenige der APLD-Patienten nur 37%.

Laser-assistierte perkutane Nukleotomie

Die Methode wurde von Choy in den USA und Ascher in Österreich eingeführt, die 1986 den ersten Patienten mit einem Nd:YAG-Laser behandelten (Choy et al. 1987). Es handelt sich dabei um ein Verfahren, bei dem man sich auf die Reversibilität einer Protrusion verlässt, wenn der intradiskale Druck sinkt. Da es sich beim Nd:YAG-Laser um einen thermischen Infrarotlaser handelt, ist durch die thermische Wirkung auch eine Kollagenschrumpfung zu erwarten.

Klinische Studien von Choy et al. (1993) und Siebert (1993) erbrachten Erfolgsraten von 78,4% bzw. 78%.

Die einzige gravierende Komplikation sind Diszitiden mit einer Häufigkeit von weniger als 1%.

Mehrere Arbeitsgruppen in den USA wie in Europa arbeiten weiter am Einsatz sowohl von Nd:YAG- wie auch von Holmium:YAG-Lasern.

Synoptische Betrachtung der perkutanen Nukleotomie-Techniken

Sie haben überwiegend Erfolgsraten von 60–80% in unkontrollierten Studien, wobei die Einschlusskriterien weit variieren und nicht nur radikuläre Syndrome umfassen. Die prospektiv-randomisierte Vergleichsstudie von Revell et al. (1993) ergab für die automatisierte perkutane Nukleotomie nur eine Erfolgsrate von 37%. Der klinische Wert dieser Methoden ist weiterhin noch unbestimmt.

Die Perspektive der Laser-assistierten Techniken ist eine selektivere, posteriore Diskus-Dekompression, die verfeinerte Techniken der Nadelplatzierung erfordert, ggf. in Kombination mit endoskopischer Kontrolle.

■ Schlussfolgerungen

Mechanische, zentral volumenreduzierende Techniken der automatisierten perkutanen Nukleotomie haben sich nicht ausreichend bewährt. Nach einem großen Anwendungsboom in den achtziger und frühen neunziger Jahren sind sie heute nur noch wenig verbreitet.

Chymopapain, das mittlerweile fast 40 Jahre in Gebrauch ist, hat den Test der Zeit bestanden: Es liegen reproduzierte 10-Jahresergebnisse vor, die zeigen dass die kurz- und mittelfristigen Ergebnisse auch langfristig stabil sind. Insofern kommen Gibson, Grant und Waddel auch im Cochrane Database Syst. Rev. 2000 zu dem Ergebnis: „Chemonucleolysis is more effective than placebo but less effective than surgical discectomy...". Die Chemonukleolyse mit Chymopapain ist in ihrer Erfolgsrate zwar etwas schlechter als die Diskotomie, hat aber den Härtetest der Kriterien der sog. evidenzbasierten Medizin bestanden, anders als die anderen intradiskalen

Therapien. Es muss im Vergleich zur Diskotomie aber berücksichtigt werden, dass nach heutiger Erkenntnis geschlossene Bandscheibenvorfälle auch geschlossen behandelt werden sollten, es sich also nicht um identische, in Frage kommende Patienten handelt. Insofern handelt es sich auch nur bei einem kleinen Teil der Patienten um konkurrierende Verfahren.

- Die Chemonukleolyse mit Chymopapain ist somit immer noch der goldene Standard der intradiskalen Therapie. Die Zukunft intradiskaler Therapie liegt wahrscheinlich auf zwei unterschiedlichen Wegen: Einerseits geht chemisch die Suche nach Substanzen mit ähnlicher Effektivität wie Chymopapain aber noch weniger Nebenwirkungen weiter.
Andererseits wäre mit nicht neurotoxischen Substanzen sogar ein direkter posteriorer Zugang über den Spinalkanal zu epiduralen Sequestern möglich.
Die Lasertechniken haben weiterhin ihren Stellenwert, ebenso die mechanischen, nicht automatisierten Techniken. Die Indikation ist aber schmal und gehört in die Hände des erfahrenen Wirbelsäulenchirurgen. Stärker selektive Techniken sind hier in den nächsten Jahren zu erwarten und die Zukunft wird voraussichtlich vor allem durch die Kombination mit Endoskopie auch den routinemäßigen Zugang zu sequestrierten Prolapsen ermöglichen (Hermantin et al. 1999), wobei der Übergang von den intradiskalen Techniken zu den transforaminalen, endoskopischen Prozeduren damit fließend wird.

■ Literatur

Agre K, Wilson RR, Brim M, McDermott DJ (1984) Chymodiactin Postmarketing Surveillance. Spine 9:479

Alexander HA, Burkus JK, Mitchell JB, Ayers V (1989) Chymopapain Chemonucleolysis Versus Surgical Discectomy in a Military Population. Clin Orth 244:158-165

Artigas J, Brock M, Mayer HM (1984) Complications following chemonucleolysis with collagenase. J Neurosurg 61:679

Ascher PW (1994) In: Simmons JE. Europ Spine J 3:219-221

Beatty RA (1973) Treatment with chymopapain. J Neurosurg 39:793

Benoist M (1985) Experience of Chemonucleolysis in France, Belgium and Italy. In: Sutton JC (ed) Current Concepts in Chemonucleolysis. Int Congress and Symposion Series of the Royal Society of Medicine 72:47

Block JA, Schnitzer TJ, Andersson GB, Lenz ME, Jeffery R, McNeill TW, Thonar EJ (1989) The effect of chemonucleolysis on serum keratan sulfate levels in humans. Arthritis Rheum 32:100-104

Bouillet R (1983) Complications of discal hernia therapy. Comparative study regarding surgical therapy and nucleolysis by chymopapain. Acta Orth Belg 49 Suppl 1:48

Bouillet R (1987) Complications de la nucleolyse discale par la Chymopapaine. Acta Orth Belg 53:250

Bouillet R (1990) Treatment of sciatica: A comparative survey of complications of surgical treatment and nucleolysis with chymopapain. Clin Orth 251:144-152

Boult M, Fraser RD, Jones N, Osti O, Dohrmann P, Donnelly P, Liddell J, Maddern GJ (2000) Percutaneous endoscopic laser discectomy. Aust N Z J Surg 70:475-479

Bradford DS, Cooper KM, Oegema TR (1983) Chymopapain, chemonucleolysis and nucleus pulposus regeneration. J Bone Jt Surg 65-A:1220

Bradford DS, Oegema TR, Cooper KM, Wagano K, Chao EY (1984) Chymopapain, chemonucleolysis and nucleus pulposus regeneration. Spine 9:135

Bromley JW, Hirst JW, Osman M, Steinlauf P, Gennance R, Stern H (1980) Collagenase: an experimental study of intervertebral disc dissolution. Spine 5:126

Bromley JW, Gomez JG (1983) Lumbar intervertebral discolysis with collagenase. Spine 8:322

Bromley JW, Varma AO, Santoro AJ, Cohen P, Jakobs R, Berger L (1984) Double-blind evaluation of collagenase injections for herniated lumbar discs. Spine 9:486

Bromley JW, Varma AO, Suh-Yuh WU (1987) Long-term statistical evaluation of herniated disc patients treated with collagenase. Book of Abstracts. Paper presented to the Int Soc for the Study of the Lumbar Spine (ISSLS), Rome

Brown JE (1969) Clinical studies on chemonucleolysis. Clin Orthop 67:94

Brown MD (1976) Chemonucleolysis with Discase. Spine 1:115

Brown MD (1986) Chemonucleolysis (Discolysis) with Collagenase. Spine 11:123

Bryant JH, Leder IG, Stetlen D Jr (1958) The release of chondroitin sulfate from rabbit cartilage following the intravenous injection of crude papain. Arch Biochem 76:122

Carruthers CC, Kousaie KN (1982) Surgical treatment after chemonucleolysis failure. Clin Orth 165:172

Cauchoix J, Deburge A (1983) Operative observations and results of surgery after failure of chemonucleolysis. Acta Orth Belg 49:78

Choy DSJ, Case RB, Fielding W (1987) Percutaneous Laser Nucleolysis of Lumbar Disks. N Eng J Med 317:771-772

Choy DSJ, Ascher PW, Saddekni S, Alkaitis D, Liebler W, Hughes J, Diwan S, Altman P (1992) Percutaneous Laser Disc Decompression. Spine 17:949-956

Choy DSJ, Ascher PW, Ranu HS, Saddekni S, Alkaitis D, Liebler W, Hughes J, Diwan S, Altman P (1992) Percutaneous laser disc decompression. A new therapeutic modality. Spine 17(8):949-956 [Publiziertes Erratum erschien in Spine 18 (1993) 939]

Chu KH (1987) Collagenase Chemonucleolysis via Epidural Injection: A review of 252 cases. Clin Orth 215:99

Clarisse J, Lesoin F, Pruvo JP, Courtecuisee P, Krivosic I (1986) Nucleolysis Using Aprotinin Injection: A Study of 140 Cases. In: Bonneville JF (ed) Focus on Chemonucleolysis. Springer, Berlin Heidelberg New York London Paris Tokyo, p 147

Clere P, Runge M, Bonneville JF (1986) Results after Chemonucleolysis. In: Bonneville JF (ed) Focus on Chemonucleolysis. Springer, Berlin Heidelberg New York London Paris Tokyo, p 87

Cloud GA, Doyle JE, Sanford RL et al (1976) Final Statistical Analysis of the Discase Double Blind Clinical Trial. Travenol Laboratories, Biostatistical Services Dept, Deerfield, Ill

Crawshaw C, Frazer AM, Merriam WF (1984) A comparison of surgery and chemonucleolysis in the treatment of sciatica: A prospective randomized trial. Spine 9:195

Dabezies EJ, Beck C, Shoji H (1986) Chymopapain in Perspective. Clin Orth 206:10-14

Davies W, Onik G (1989) Clinical Experience with Automated Percutaneous Lumbar Discectomy. Clin Orth 238:98–103

Day PL (1969) Lateral approach for lumbar discogram and chemonucleolysis. Clin Orth 67:90

Day PL (1974) Early, interim and long term observations on chemonucleolysis in 876 patients with special comments on the lateral approach. Clin Orth 99:64

Deburge A, Rocolle J, Benoist M (1985) Surgical findings and results of surgery after failure of chemonucleolysis. Spine 10:812

Dickson IR, Happey F, Pearson CH, Naylor A, Turner RL (1967) Variations in the protein components of human intervertebral disc age. Nature (London) 215:52

Dubuc FL, Apfelbach H, Simmons JW, Javid M, Nordby EJ (1986) Four Brief Reports on Long-term Results of Intradiscal Chymopapain. Clin Orth 206:42

Edholm P, Fernström J, Lindblom K (1967) Extradural disc puncture. Acta Radiol 6:322

Edwards W, Orme T, Orr-Edwards B (1987) CT discography: Prognostic value in the selection of patients for chemonucleolysis. Spine 12:792

Eismont FJ, Currier B (1989) Current Concepts Review: Surgical Management of Lumbar Intervertebral Disc Disease. J Bone Jt Surg 71-A:1266–1271

Erlacher PR (1952) Nucleography. J Bone J Surg 34-B:204

Eyre DR, Muir H (1977) Quantitative analysis of types I and II in human intervertebral discs at various ages. Biochim Biophys Acta 492:29

Fett H (1988) Die Chemonukleolyse in der Therapie des radikulären Lumbalsyndroms. Med Diss, Ruhr-Universität Bochum

Fischer FK (1949) Neue Methoden zur Darstellung von Bandscheibenveränderungen bei Lumbago und Ischia. Schweiz Med Wschr 73:213

Ford LT (1969) Clinical use of chymopapain in lumbar and dorsal disk lesions. Clin Orth 67:81

Flanagan N, Smith L (1986) Clinical Studies of Chemonucleolysis Patients with Ten- to Twenty-year Follow-up Evaluation. Clin Orth 206:15–17

Fraser RD (1982) Chymopapain for the treatment of intervertebral disc herniation: a preliminary report of a double-blind study. Spine 7:608

Fraser RD (1984) Chymopapain for the treatment of intervertebral disc herniation: the final report of a double-blind study. Spine 8:815

Garvin PJ (1974) Toxicity of collagenase: The relation to enzyme therapy of disc herniation. Clin Orth 101:286

Garvin PJ, Jennings RB (1973) Long-term effects of chymopapain on intervertebral discs of dogs. Clin Orth 92:281

Garvin PJ, Jennings RB, Smith L, Gesler RM (1965) Chymopapain: a pharmacologic and toxicologic evaluation in experimental animals. Clin Orth 41:204

Garvin PJ, Jennings RB, Stern IJ (1977) Enzymatic digestion of the nucleus pulposus: A review of experimental studies with chymopapain. Orth Clin North Am 8:27

Gibson JNA, Grant IC, Waddell G (2000) Chemonucleolysis: Cochrane Database Syst Rev

Goald HJ (1978) Microlumbar discectomy, follow-up of 147 patients. Spine 3:183

Gogan WJ, Fraser RD (1992) Chymopapain – A 10-Year, Double-Blind Study. Spine 17:388–394

Goldstein T, Mik J, Dawson E (1989) Early Experience with Automated Percutaneous Lumbar Discectomy in the Treatment of Lumbar Disc Herniation. Clin Orth 238:77–82

Gomez JG, Patino J, Fonnegra J (1979) Percutaneous discolysis with collagenase. Neurologia 3:355

Gomez JG, Patino J, Lopez P (1981) Lumbar discolysis with collagenase. Neurolog Columb 5:658

Gower WE, Pedrini V (1969) Age-related variations in protein-polysaccharide from human nucleus pulposus, annulus fibrosus and costal cartilage. J Bone Jt Surg 51-A:1154

Hall BB, McCulloch JA (1983) Anaphylactic reactions following the intradiscal injection of chymopapain under local anesthesia. J Bone Jt Surg 65-A:1215

Hedtmann A, Steffen R, Krämer J (1987) Prospective comparative study of intradiscal high-dose and low-dose collagenase versus chymopapain. Spine 12:388

Hedtmann A, Steffen R, Krämer J (1988) Chemonukleolyse und Diskolyse - intradiskale Injektionsbehandlung. In: Delank HW, Schmitt E (Hrsg) Vertebragene Radikulopathien und Pseudoradikulopathien. Hippokrates, Stuttgart, p 107

Hedtmann A, Fischer HJ, Krämer J (1989) Differential indication for chemonucleolysis and percutaneous discotomy according to the behaviour of the nucleus after treatment. In: Mayer HM, Brock M (eds) Percutaneous lumbar discectomy. Springer, Berlin Heidelberg New York London Paris Tokyo Hong Kong, p 128

Hedtmann A, Fett H, Steffen R, Krämer J (1992) Chemonukleolyse mit Chymopapain und Kollagenase. 3-Jahres-Ergebnisse einer prospektiv-randomisierten Studie. Z Orthop 130:36-44

Hermantin FU, Peters T, Quartararo L, Kambin P (1999) A prospective, randomized study comparing the results of open discectomy with those of video-assisted arthroscopic microdiscectomy. J Bone J Surg 81-A:958-965

Hijikata S, Yamiagishi M, Nakayama T (1975) Percutaneous discectomy: A new treatment method for lumbar disc herniation. J Toden Hosp 5:5-13

Hijikata S (1989) Percutaneous Nucleotomy - A New Concept Technique and 12 Years Experience. Clin Orth 238:9-23

Hirsch C (1959) Studies on the pathology of low back pain. J Bone Jt Surg 41-B:237

Hoppenfeld S (1989) Percutaneous removal of herniated lumbar discs. Clin Orth 238:92-97

Jaabay GA (1986) Chemonucleolysis: Eight- to Ten-year Follow-up Evaluation. Clin Orth 206:24-31

Jansen EF, Balls F (1941) Chymopapain, a new crystalline proteinase from papaya latex. J Biol Chem 137:459-460

Javid MJ (1980) Treatment of herniated lumbar disk syndrome with chymopapain. JAMA 243:2043-2048

Javid MJ (1996) Postchemonucleolysis discectomy versus repeat discectomy: a prospective 1- to 13-year comparison. J Neurosurg 85:231-238

Javid MJ (1995) Chemonucleolysis versus laminectomy: a cohort comparison of effectiveness and charges. Spine 20:2016-2022

Javid MJ, Nordby EJ, Ford LT, Hejna WJ, Whisler WW, Burton C, Millett DK, Wiltse LL, Widell EH, Boyd RJ, Newton SE, Thisted R (1983) Safety and efficacy of chymopapain (chymodiactin) in herniated nucleus pulposus with sciatica. JAMA 249:2489

Jeffery RM, Block JA, Schnitzer TJ, Anderson GBJ, McNeill TW, Sinkora G, Thonar EJ (1987) Proteoglycan degradation after chemonucleolysis. ISSLS meeting, Rome, Book of Abstracts

Kahanovitz N, Viola K, Goldstein T, Dawson E (1990) A multicenter analysis of percutaneous discectomy. Spine 15:713-717

Kambin P, Schaffer J (1989) Percutaneous lumbar discectomy. Review of 100 patients and current practice. Clin Orthop 238:24–34

Kambin P, Cohen LF (1993) Arthroscopic microdiscectomy versus nucleotomy techniques. Clin Sports Med 58:159–164

Kambin P (1990) Leserbrief zu: A multicenter analysis of percutaneous discectomy. Spine 15:713–715

Kotilainen E (1994) Microinvasive lumbar disc surgery. A study on patients treated with microdiscectomy or percutaneous nucleotomy for disc herniation. Ann Chir Gynaecol Suppl 209:1–50

Krempen J, Minnig DI, Smith BS (1975) Experimental Studies on the Effect of Chymopapain on Nerve Root Compression Caused by Intervertebral Disk Material. Clin Orth 106:336–349

Keyes D, Compere E (1932) The normal and pathological physiology of the nucleus pulposus of the intervertebral disc. J Bone Jt Surg 14:897

Kolditz D, Krämer J, Steffen R, Ernzerhoff G, De la Garza S (1986) Vergleichende Untersuchungen über die klinische Wirksamkeit von Chymopapain (Chymodiactin) und Kollagenase (Nucleolysin). In: Schleberger R, Krämer J (Hrsg) Chemonukleolyse. Enke, Stuttgart, S 9

Krämer J, Laturnus H (1982) Lumbar intradiscal instillation with aprotinin. Spine 7:7

Krämer J, Kolditz D, Gowin R (1985) Water and electrolyte content of human intervertebral discs under variable load. Spine 10:69

Krämer J (1996) Bandscheibenbedingte Erkrankungen, 4. Aufl. Stuttgart, Thieme

Kutschera HP, Buchelt M, Lack W, Beer R (1997) Circumferential measurement of anulus deviation after laser nucleotomy. Lasers Surg Med 20(1):77–83

Lagarrogie J, Lazorthes Y, Verdie JC, Richaud J (1991) Analysis of the results of surgery and nucleolysis using papain in 1085 cases of lumbar disk hernias. Neurochirurgie 37:96–104

Laturnus H, Hackenbroch MH (1986) Ergebnisse und Erfahrungen mit der intradiskalen Injektion von Chymopapain. In: Schleberger R, Krämer J (Hrsg) Chemonukleolyse. Enke, Stuttgart, S 75

Lavignolle B, Vital JM, Baulny D, Grenier F, Castagnera L (1987) Etude comparative de chirurgie et chemonucleolyse dans le traitement de sciatique. Acta Orthop Belg 53:241–249

Lecuire F, Jaffar-Bandjee Z, Basso M, Sorba L, Honore M, Rebouillat J (1994) Long term result of lumbar disk chemonucleolysis (an 8–12-years follow-up). Rev Chir Orthop Reparatrice Appar Mot 80:468–475

Lee SH, Lee SJ, Park KH et al (1996) Vergleich der manuellen, perkutanen endoskopischen Laserdiskektomie mit Chemonukleolyse und automatisierter Nucleotomie. Orthopäde 25:49–55

Leivseth GM, Salvesen R, Hemminghytt S, Brinckmann P, Frobin W (1999) Do human lumbar discs reconstitute after chemonucleolysis? A 7-year follow-up study. Spine 15:342–347

Lenz G, Schulitz KP, Roggenland G (1986) Die Chemonukleolyse lumbaler Bandscheibenvorfälle mit Kollagenase (Nukleolysin). In: Schleberger R, Krämer J (Hrsg) Chemonukleolyse. Enke, Stuttgart, S 46

Lindblom K (1948) Diagnostic puncture of intervertebral disc in sciatica. Acta Orthop Scan 17:231

Macnab I, McCulloch JA, Weiner DS, Hugo EP, Galway RD, Dall D (1971) Chemonucleolysis. Can J Surg 14:280–289

Macnab I (1973) Chemonucleolysis. Clin Neurosurg 20:183-192
Macunias RJ, Onofrio BM (1986) The Long-term Results of Chymopapain: Ten-Year Follow-up of 268 Patients After Chemonucleolysis. Clin Orth 206:37
Mansfield F, Polivy K, Boyd R, Huddleston J (1986) Long-term Results of Chymopapain Injections. Clin Orth 206:67-69
Maroon JC, Onik G, Sternau L (1987) Percutaneous automated discectomy. A new approach to lumbar surgery. J Neurosurg 66:14
Maroon JC, Onik G, Sternau L (1989) Percutaneous automated discectomy. Clin Orth 238:64-70
Martins AN, Ramirez A, Jonston J, Schwetschenau PR (1978) Double-blind evaluation on chemonucleolysis for herniated lumbar discs. Late results. J Neurosurg 49: 816-827
McCulloch JA (1980) Chemonucleolysis: experience with 2000 cases. Clin Orth 146:128
McCulloch JA, Macnab I (1983) Sciatica and Chymopapain. Williams and Wilkins, Baltimore London
McDermott D, Agre K, Brim M, Demma FJ, Nelson J, Wilson RR, Thisted RA (1985) Chymodiactin in patients with herniated lumbar intervertebral disc(s). An open-label, multicenter study. Spine 10:242
Morris JM, Stromberg L (1983) Double blind study of chymopapain. ISSL Meeting Cambridge, Book of Abstracts
Nordby EJ (1983) Current concepts review: chymopapain in intradiscal therapy. J Bone Jt Surg 65-A:1350
Nordby EJ (1985) A comparison of discectomy and chemonucleolysis. Clin Orth 200:279-283
Nordby EJ (1986) Eight- to 13-Year Follow-up Evaluation of Chemonucleolysis Patients. Clin Orth 206:18
Nordby EJ, Fraser RD, Javid MJ (1996) Chemonucleolysis. Spine 21:1102-1105
Onik G, Helms CA, Ginsburg L, Hoaglund FT, Morris J (1985) Percutaneous lumbar diskectomy using a new aspiration probe. AJR 144:1137-1140
Onik G, Mooney V, Maroon JC, Wiltse L, Helms C, Schweigel J, Watkins R, Kahanovitz N, Day A, Morris J et al (1990) Automated percutaneous discectomy: a prospective multi-institutional study. Neurosurgery 26:228-232
Onik G, Helms CA (1991) Automated percutaneous lumbar diskectomy. AJR 156: 531-538
Onofrio BM (1975) Injection of chymopapain into intervertebral discs. Preliminary report on 72 patients with symptoms of disc disease. J Neurosurg 42:384-388
Parkinson D, Shields C (1973) Treatment of protruded lumbar intervertebral discs with chymopapain (Discase). J Neurosurg 39:203-208
Patt S, Brock M, Mayer HM, Schreiner C, Pedretti L (1993) Nucleus pulposus regeneration after chemonucleolysis with chymopapain? Spine 18:227-231
Postacchini F, Lami R, Massobrio M (1987) Chemonucleolysis versus surgery in lumbar disc herniation: correlation of the results of pre-operative clinical pattern and size of the herniation. Spine 12:87-96
Postacchini F, Cinotti G, Perugia D (1992) Microdiscectomy in treatment of herniated lumbar disc. Ital J Orthop Traumatol 18:5-16
Poynton AR, O'Farrell DA, Mulcahy D, Corrigan NT, McManus F (1998) Chymopapain chemonucleolysis: a review of 105 cases. J R Coll Surg Edinb 43(6):407-409
Revel M, Payan C, Vallee C, Laredo JD, Lassale B, Roux C, Carter H, Salomon C, Delmas E, Roucoules J et al (1993) Automated Percutaneous Lumbar Discectomy

Versus Chemonucleolysis in the Treatment of Sciatica. A Randomized Multicenter Trial. Spine 18:1–7

Schmid UD (2000) Mikrochirurgie des lumbalen Bandscheibenvorfalles. Überlegene Ergebnisse der Mikrochirurgie im Vergleich zu Standard- und perkutanen Operationen. Nervenarzt 71:265–274

Schreiber A, Suezawa Y, Leu HJ (1989) Does percutaneous nucleotomy with discoscopy replace conventional discectomy? Eight years of experience and results in treatment of herniated lumbar disc. Clin Orth 238:35–42

Schwetschenau P, Ramirez A, Johnson J, Barnes E, Wiggs C (1976) Double blind evaluation of intradiscal chymopapain for herniated lumbar disc. J Neurosurg 45:622

Shepperd J, James SE, Leach AB (1989) Percutaneous Disc Surgery. Clin Orth 238:43–49

Siebert W (1993) Percutaneous Laser Disc Decompression: The European Experience. Spine: State of the Art Reviews 7(1):103–133

Simmons JE, Nordby JE, Hadjipavlou AG (2001) Chemonucleolysis: the state of the art. European Spine Journal 10:192–202

Smith L, Garvin PJ, Jennings RB, Gesler RM (1963) Enzyme dissolution of the nucleus pulposus. Nature 198:1311

Smith L (1964) Enzyme dissolution of the nucleus pulposus in humans. JAMA 187:137

Smith L (1969) Chemonucleolysis. Clin Orth 67:72

Smith L (1972) Chemonucleolysis. J Bone Jt Surg 54-A:1795

Smith L, Garvin PJ, Gesler RM, Jennings RB (1963) Enzyme dissolution of the nucleus pulposus. Nature 198:1311

Smith L, Brown JE (1967) Treatment of lumbar intervertebral disc lesions by direct injection of chymopapain. J Bone Jt Surg 49-B:502

Smith S, Leibrock LG, Gelber BR, Pierson EW (1987) Acute herniated nucleus pulposus with cauda equina compression syndrome following chemonucleolysis. J Neurosurg 66:614

Stam J (1996) Consensus over diagnostiek en behandeling van het lumbosacrale radiculaire syndroom. Nederlandse Vereniging voor Neurologie. Ned Tijdschr Geneeskd 140(52):2621–2627

Stern IJ (1969) Biochemistry of chymopapain. Clin Orthop 6:42

Stewart WJ (1969) Lateral diskograms and chemonucleolysis in the treatment of ruptured or deteriorated lumbar disks. Clin Orth 67:88

Suezawa Y, Rüttimann B (1983) Indikation, Methodik und Ergebnisse der perkutanen Nukleotomie bei lumbaler Diskushernie. Z Orthop 121:25

Suezawa Y, Schreiber A (1988) Perkutane Nukleotomie mit Diskoskopie, 7jährige Erfahrung und Ergebnisse. Z Orthop 126:1

Sussman BJ (1968) Intervertebral discolysis with collagenase. J Nat Med Ass 60:184

Sussman BJ (1971) Experimental intervertebral discolysis. A critique of collagenase and chymopapain. Clin Orth 80:181

Sussman BJ, Mann M (1969) Experimental intervertebral discolysis with collagenase. J Neurosurg 31:628–635

Sussman BJ, Bromley JW, Gomez JC (1981) Injection of collagenase in the treatment of herniated lumbar disk. Initial clinical report. JAMA 245:730–732

Sutton JC (1985) Canadian experience with chemonucleolysis. In: Sutton JC (ed) Current Concepts in Chemonucleolysis. Int Congress and Symposion Series of the Royal Society of Medicine 72:225

Sutton JC (1986) Chemonucleolysis in the Management of Lumbar Disc Disease. A Minimum Six-Year Follow-up Evaluation. Clin Orth 206:56-60

Thomas L (1956) Reversible collapse of rabbit ears after intravenous papain and prevention of recovery by cortisone. J Exp Med 104:245

Thomas JC, Wiltse LL, Widell EH Jr, Spencer CW III, Zindrick MR, Field BT (1986) Chemonucleolysis: A Ten-Year Retrospective Study. Clin Orth 206:61-66

Tregonning GD, Transfeldt EE, McCulloch JA, Macnab I, Nachemson A (1991) Chymopapain versus conventional surgery for lumbar disc herniation. 10-year results of treatment. J Bone J Surg 73-B:481-486

Troisier O, Cypel D (1986) Discography: An Element of Decision: Surgery Versus Chemonucleolysis. Clin Orth 206:70-78

Valat JP, Eveleigh MC, Fouquet B et al (1986) Chemonucleolysis in the treatment of disc lumbo-radiculagia. Cooperative study of 333 cases (in französisch). Rev Rhum Mal Osteo Artic 53:467-471

Watts C, Hutchinson G, Stem J, Dark K (1975) Comparison of intervertebral disc disease treatment by chymopapain injection and open surgery. J Neurosurg 42:397-400

Watts C (1977) Complications of chemonucleolysis for lumbar disk disease. Neurosurgery 1:2

Weiner DS, Macnab I (1970) The use of chymopapain in degenerative disc disease: a preliminary report. Can Med Assoc J 102:1252-1256

Wiltse LL, Widell EH, Yuan HA (1975) Chymopapain chemonucleolysis in lumbar disk disease. JAMA 231:474

Wiltse LL (1983) Chemonucleolysis in the treatment of lumbar disc disease. Orth Clin North Am 14:605-622

Witt AN (1951) Praktische Erfahrungen mit der Nucleographie. Z Orthop 80:157

Zaaijer JH (1951) Extradural discography in disc lesions. Arch Chir Neerl 3:157

Zierski J, Henss M, Tonn JC (1985) Chymodiactin for lumbar chemonucleolysis in Germany. In: Sutton JC (ed) Current Concepts in Chemonucleolysis. Int Congress and Symposion Series of the Royal Society of Medicine 72:137

16 „Ligamentose" und Proliferationstherapie

H. P. Bischoff

Die Rückenschmerzursachen: Bandscheibenvorfall, spinale Enge, Entzündung, Tumor, Osteoporose und Intervertebralarthrose sind allgemein bekannt und auch klinisch klar definiert.

Der Rest wird gern in den viel gebrauchten, schön klingenden, aber oft mit wenig Inhalt gefüllten Begriff „Weichteilrheumatismus" eingereiht. Myose – Tendomyose – Ligamentose und Ligamentopathie sind Begriffe, mit denen jeder heute ebenso häufig umgeht wie mit dem Begriff Hypermobilität und sich dabei aber ebenso schwer tut mit einer klaren Definition und vor allem der klinischen Differenzierung.

Zunächst ist festzustellen, dass Ligamente aus dichtem Bindegewebe mit im Gegensatz zu Sehnen nicht nur parallel gebündelten Kollagenfasern bestehen. Dadurch sind Belastungen im dreidimensionalen Raum möglich. Zwischen den Kollagenfasern sind Fibroblasten angeordnet, die ihrerseits Kollagenmoleküle synthetisieren. Das ermöglich direkt vor Ort stattfindende proliferative, reparative und regenerative Vorgänge, die wir letztlich mit der Prolotherapie in Gang setzen wollen.

Die Aufgabe der Ligamente ist die Sicherung der Knochen – Knochenverbindung und damit der mechanischen Gelenkstabilität. Ligamente können diese Aufgaben entweder bei Dauerstress durch Überlastung, oder – häufiger – durch anlagebedingte oder durch degenerative Veränderungen hervorgerufene Laxität nicht optimal erfüllen. Die Laxität kann auch durch hormonelle Einflüsse, wie z. B. in der Schwangerschaft verstärkt werden. Eine durch degenerative Veränderungen hervorgerufene Laxität tritt z. B. ein, wenn die Höhenminderung der Bandscheiben schneller voranschreitet als es die Kompensationsfähigkeit der Ligamente ausgleichen kann. Das führt dann zur segmentalen Instabilität mit der Folge des Zuges an Muskelansätzen und -ursprüngen, vermehrter Wirbelgelenkblockierungen, Zug an den Gelenkkapseln und Pressdruck auf den Gelenkknorpel in unphysiologischer Stellung.

Und damit führt es letztlich zum rezidivierenden oder chronischen Schmerzsyndrom.

Eine Instabilität ist klar definiert als eine durch Insuffizienz des Bewegungsleitsystems ermöglichte normüberschreitend große Bewegung der Gelenkpartner mit Verlust der Kontrollmöglichkeit des Organismus, die letztlich zu akuten oder chronischen Symptomen, einschließlich struktureller Veränderungen führt. Sie ist klinisch durchaus feststellbar. Die klinische Untersuchung kann durch radiologische Funktionsuntersuchungen ergänzt werden, wobei die Bedeutung eines schützenden muskulären Hypertonus der gegebenenfalls eine Hypomobilität vortäuscht, nicht unterschätzt werden darf.

Wenn eine ligamentäre Insuffizienz vorliegt, wird sich die Therapie nach dem Grad der Instabilität, nach dem Zustand der Ligamente, dem Alter und dem Allgemeinzustand des Patienten richten. Bei hochgradigen Instabilitäten – vor allem mit der Gefahr fortschreitender oder schwerwiegender neurologischer Schäden – sowie bei Versagen der anderen Therapieverfahren, ist häufig die Indikation zur Spondylodese zu stellen. Auch die Indikation zur Orthesenversorgung ist zu überprüfen.

Vor allem bei jüngeren Patienten mit ausreichender körperlicher Trainierbarkeit wird zunächst ein stabilisierender krankengymnastischer Aufbau versucht. Dieser sollte aber nach 6–8 Wochen erste meßbare Erfolge zeigen. Die Gesamttherapiedauer – auch in Eigenregie – kann 1 Jahr umfassen. Danach ist keine Erfolgssteigerung mehr zu erwarten. Die Trainierbarkeit von Ligamenten, sowohl in Bezug auf Funktion als auch in Bezug auf Reißfestigkeit und Zugbelastung ist im Tierversuch nachgewiesen.

Für die Fälle, bei denen der stabilisierende krankengymnastische Aufbau nicht zum Ziel führt und die Spondylodese – oder die Arthrodese der Sakroiliakalgelenke – nicht dringend indiziert erscheint, stellt die Prolotherapie eine wesentliche und nach inzwischen vielfältiger Erfahrung erfolgversprechende Erweiterung des therapeutischen Konzeptes dar. Eine in der Argentalklinik durchgeführte Pilotstudie bei Patienten mit einer Spondylolisthesis Meyerding I brachte nach Anwendung der Prolotherapie tendenziell eine Schmerzlinderung, aber vor allem funktionell signifikant eine Bewegungsbesserung.

Bei der Prolotherapie handelt es sich um ein Injektionsverfahren, bei dem bindegewebsproliferationsfördernde Medikamente in den insuffizienten Bandapparat injiziert werden. Dies geschieht mit dem Ziel, die Rehabilitation von inkompetenten Ligamenten zu erreichen. Mit dieser Injektionsform wird eine medikamentös induzierte Proliferation neuen Bindegewebes durch Stimulation der vorhandenen Fibroblasten eingeleitet. Das Verfahren wurde erstmals 1956 von Georg Hacket veröffentlicht. In Deutschland wurde es bereits seit Mitte der 60-iger Jahre in der Klinik für Manuelle Therapie in Hamm und seit Gründung der Argentalklinik unter meiner Leitung in dieser durchgeführt und weiterentwickelt.

Als proliferationsfördernde Substanzen werden in Deutschland vor allem Glukose und hypertone Kochsalzlösung (als hyperosmolare Substanzen) und Chinin Dihydrochlorid als irritierende Substanz verwendet. Bei der Kombination des Chinin Dihydrochlorid mit Catechu-Tunktur (DAB 6) ist der Patient darüber aufzuklären, dass es sich hier um eine nicht geprüfte Substanz handelt, deren Wirkungs- und Nebenwirkungspotenzial letztlich nicht bekannt ist. Diese Substanz war lange im Medikament Sagitta Proct enthalten. Da der Herstellerfirma aber die Kosten für das Nachzulassungsverfahren unverhältnismäßig hoch erschien, ist heute in diesem Präparat nur noch Chinin Dihydrochlorid enthalten.

Phenol, Glyzerin, Sodiummorrhuat sind meines Wissens in Deutschland unüblich.

Die genannten Medikamente werden in das insuffiziente Ligament injiziert und lösen einen in drei Stufen ablaufenden Vorgang aus.

In der ersten Phase kommt es zum Freiwerden von Zellfragmenten (durch Zelluntergang) und damit zu einer initialen inflammatorischen Reaktion mit Einwanderung von Granulozyten. Diese Phase dauert etwa 3 Tage (Lebensdauer der Granulozyten). Wegen des durch die hyperosmolaren oder irritierenden Substanzen hervorgerufenen Zellunterganges am Injektionsort wird auch die Zerstörung von Nozizeptoren als Teilursache des therapeutischen Erfolges diskutiert. Letztlich ist aber durch die Arbeiten von Liu und seiner Arbeitsgruppe (1983) und Maynard und seiner Arbeitsgruppe (1985) die Neubildung von Kollagen im Bindegewebe mit Verbesserung der Belastbarkeit der Ligamente nachgewiesen.

In der zweiten Stufe kommt es zur Einwanderung von Makrophagen und Monozyten und zur humoralen Stimulierung der Fibroblasten. Diese zweite Stufe hat eine Dauer von ca. 10 Tagen.

In der dritten Phase kommt es dann zur Produktion neuen Kollagens durch die stimulierten Fibroblasten. Diese Dauer wird mit 14–21 Tagen beziffert.

Für die Prolotherapie werden die genannten Substanzen mit einem Lokalanästhetikum verdünnt. Bei Glukose wird bei Erstinjektion mit 12% gearbeitet, dieses kann gesteigert werden bis 18%, in seltenen Fällen bis 20%. Bei Chinin Dihydrochlorid wird 1 Ampulle Sagitta Proct CH mit 5 ml eines 1%-igen Lokalanästhetikums verdünnt. Hier findet keine Dosissteigerung statt um die Chinindosis nicht zu hoch anzusetzen. Bei der Injektion wird zunächst vorsichtig bis zum Knochenkontakt vorgegangen, dann die Nadel 1–2 mm zurückgezogen und pro Injektionsort werden 0,1–0,3 ml injiziert. Im Bereich der Wirbelsäule sind es vor allen Dingen die Ligamenta interspinosa und das Ligamentum supraspinale die behandelt werden. Es werden jeweils auch die beiden Nachbarsegmente mit in die Behandlung einbezogen. Die Injektion findet vor allem am Ligament-/Dornfortsatzübergang statt. Am Kreuzdarmbeingelenke werden wegen des ausgedehnten Bandapparates jeweils 10–15 Depots dicht vor dem Knochenkontakt gesetzt.

Die Menge der Proliferationsflüssigkeit ist abhängig von:
- der Substanz,
- der Konzentration der Substanz und
- dem Ausmaß der Instabilität.

Die Länge der einzelnen Injektionsserien ist abhängig von:
- der Substanz,
- dem Ausmaß der Instabilität und
- der bei der Injektion feststellbaren Gewebsreaktion.

Es ist allgemein zu beobachten, dass sich ab der 3. oder 4. Injektion mit der Nadel eine zunehmende Festigkeit des Ligamentes erfassen lässt. Man verspürt dann häufig bereits an Stellen, an denen die Nadel anfangs glatt hineinging, direkt ein knirschendes Geräusch. Der Abstand zwischen den einzelnen Injektionen soll mindestens 3 Tage (Abklingen der inflammatorischen Reaktion) betragen. Besser ist es einen Abstand von 5-7 Tagen einzuhalten. Der Patient ist darauf hinzuweisen, dass selbstverständlich die erste inflammatorische Reaktion zu einer vorübergehenden Schmerzverstärkung führt. Weitere Nebenwirkungen, auf die der Patient hinzuweisen ist, sind lokale per injectionem induzierte Blutungen und extrem seltene allergische Reaktionen. Fehlinjektionen in Gefäße oder Wurzeltaschen sind durch die auch bei der therapeutischen Lokalanästhesie vorgeschriebene Aspiration in mindestens zwei Einstellungen zu vermeiden.

Abschließend ist zu sagen, dass die Prolotherapie nicht nur eine symptomatische Therapie darstellt, sondern bei schmerzauslösender ligamentärer Insuffizienz auch eine kausale Therapie ist und die Wiederherstellung der gelenkführenden Kompetenz der Ligamente zur Funktionsverbesserung führt.

■ Literatur

1. Banks AR (1991) A rationale for prolotherapy. J Orthop Med 13:54-59
2. Bischoff HP (1997) Chirodiagnostische und chirotherapeutische Technik, 3. erweiterte und überarbeitete Auflage, Spitta-Verlag, Balingen
3. Butler DL, Grood ES, Noye FR (1978) Biomechanics of ligaments and tendons. Exerc Sport Sci Rev 6:125
4. Hackett GS (1956) Ligament and tendon relaxation treated by prolotherapy. Springfield, Illinois.
5. Klein RC, Dorman TA, Johnson CE (1989) Proliferant injections for low back pain: histologic changes of injected ligaments and objective measurements of lumbar spine mobility before and after treatment. J Neurol Orthop Med Surg 10:123-126
6. Maynard JA, Pedrini VA et al. (1985) Morphological and biochemical effects of sodium morrhuate on tendons. J Orthop Res 3:236-248
7. Ongley MJ, Klein RG et al. (1987) A new approach to the treatment of chronic low back pain. Lancet 18:143-146

17 Chronischer Wirbelsäulenschmerz: letzter Ausweg Spinal Cord Stimulation (SCS), spinale Opioidapplikation?

R. THOMA

■ Einleitung

Persistierende Rücken- und Beinschmerzen sind eine der häufigsten Komplikationen von Bandscheibenvorfällen ohne oder nach operativen Eingriffen [28, 32].

Die betroffenen Patienten klagen über Rückenschmerzen mit oder ohne Ausstrahlung in die Beine. Bei radikulären Schmerzen treten brennende und ausstrahlende Spontanschmerzen oder auch durch Belastung evozierbare Schmerzen auf, die sich oft in Form von Schmerzattacken äußern. Hiervon zu unterscheiden sind Schmerzen mit pseudoradikulärer oder auch rumpfnaher Ausstrahlung sowie lokale Beschwerden, die in der Regel auf Störungen der Bewegungssegmente zurückzuführen sind.

Therapeutisch werden häufig Nerven- bzw. Wurzelblockaden sowie die epidurale oder wurzelnahe Applikation von Corticosteroiden angewandt. Schließlich kommen hochpotente Opiode zum Einsatz, die aber oft wirkungslos bleiben oder wegen nicht beherrscharen Nebenwirkungen abgesetzt werden müssen. Als invasive schmerztherapeutische Methoden haben sich die intrathekale Opioidapplikation durch eine implantierte Medikamentenpumpe [16, 35] und die elektrische Rückenmarksstimulation (SCS) [25, 30] bewährt. Die relative Sicherheit der Verfahren und ihre Effizienz sowohl bei zervikaler wie lumbaler Radikulopathie konnte inzwischen in größeren Kollektiven belegt werden und entspricht auch positiven eigenen Erfahrungen.

Diese Verfahren zur Neuromodulation sind im Gegensatz zu den früher weit verbreiteten neurodestruktiven Verfahren reversibel [31]. Durch die moderne differenzierte Therapiemöglichkeit mit verschiedenen retardierten Opioiden und durch neue medikamentöse Konzepte zur Behandlung neuropathischer Schmerzen ist der Einsatz dieser invasiven Verfahren heute seltener geworden.

In diesem Beitrag sollen weniger die Verfahren an sich, die technischen Möglichkeiten, die Probleme der technischen Durchführung, die Nebenwirkungen und Komplikationen dargestellt werden, sondern die Problematik der Patientenselektion und Indikationsstellung beim chronifizierten Rückenschmerzpatienten. Sind diese invasiven Verfahren Methoden, die als

Ultima Ratio dann eingesetzt werden, wenn wir „mit dem Rücken zur Wand stehen"? Welche Kriterien gibt es, die den Einsatz der Neuromodulation bereits frühzeitig erforderlich machen?

Ein großer Teil der Daten, die über die Verfahren der Neuromodulation zur Verfügung stehen, stammen aus persönlicher Erfahrung, guter klinischer Praxis, Fallberichten, kleinen Patientenserien, retrospektiven und nicht randomisierten Studien. In diesem Zusammenhang unterscheiden sich die Verfahren der Neuromodulation nicht von anderen operativen und nichtoperativen Verfahren der invasiven Schmerztherapie. Auf einem Konsensus-Meeting unter der Führung der Europäischen Vereinigung der IASP-Chapter (EFIC) wurde 1998 ein Konsensuspapier veröffentlicht, das Richtlinien zur Anwendung der Verfahren der Neuromodulation festlegt [13].

■ Fallbericht

Ein 58-jähriger Bauingenieur stellt sich im November 1999 erstmals in der Schmerzambulanz vor. Vorausgegangen waren mehrfache lumbale Bandscheibenoperationen auf verschiedenen Etagen. Der Patient ist bei der Erstuntersuchung nur im Rollstuhl mobilisierbar. Neben nicht radikulären Rückenschmerzen stehen linksseitige Beinschmerzen mit deutlicher neuropathische Komponente (dynamische und statische Allodynie) im Vordergrund. Es handelt sich um einen Dauerschmerz ohne einschießenden Schmerzcharakter. Neurologische Defizite bestehen nicht. Im lumbalen MRT finden sich Hinweise für eine epidurale Fibrose. Die medikamentöse Therapie bestand in der Gabe von Cox-2-Hemmern (25 mg Rofecoxib) und einem schwachen Opioid (1200 mg Tramadol pro Tag). Im Rahmen der Aufnahmeuntersuchung werden folgende psychometrische Testverfahren durchgeführt: Schmerzempfindungsskala (SES) affektiv und sensorisch, Pain-Disability-Index (PDI) und die Allgemeine Depressionsskala (ADS). Erhöht war lediglich der PDI-Wert als Zeichen einer erhöhten subjektiven Behinderungseinschätzung.

Es wird die Diagnose eines chronischen Failed-back-surgery-Syndroms mit neuropathischen Beinschmerzen nach mehrfacher lumbaler Bandscheibenoperation gestellt. Medikamentös wird zunächst eine Therapie mit bis zu 3600 mg Gabapentin pro Tag in Kombination mit L-Methadon bis zu 60 mg pro Tag begonnen. Hierunter ist eine maximale Schmerzreduktion um 10% möglich.

Zur Klärung einer sympathischen Schmerzkomponente wird eine diagnostische Blockade des lumbalen Grenzstranges mit einer reproduzierbaren Schmerzreduktion um mehr als 70% über mehr als 12 h durchgeführt. Therapeutisch werden über einen sakral eingeführten und in den ventralen Epiduralraum platzierten Katheter unter Röntgenkontrolle und KM-Gabe 40 mg Triamcinolon und 10 ml Bupivacain 0,25% injiziert. Hierunter lässt sich der Rückenschmerz um 40% reduzieren, der neuropathische Beinschmerz bleibt unbeeinflusst. Die anschließend durchgeführte kontinuierliche rückenmarksnahe Opioidapplikation führt zu einer 90%-igen Reduktion des Rückenschmerzes. Der neuropathische Beinschmerz bleibt wiederum unbeeinflusst.

Die elektrische Rückenmarksstimulation über eine perkutan eingeführte und in Höhe Th10 platzierte 4-polige Elektrode führt zu einer 80%-igen Reduktion des neuropathischen Beinschmerzes. Hierbei bleibt der Rückenschmerz leider unbeeinflusst. Da zu diesem Zeitpunkt die Beinschmerzen im Vordergrund stehen, erfolgt nach entsprechender Teststimulation über 2 Wochen der Entschluss zur Implantation eines voll implantierbaren SCS-Systems mit Impulsgenerator. Nach anfänglicher sehr guter Schmerzreduktion klagt der Patient unter zunehmender Mobilisierung über erheblich verstärkte Rückenschmerzen mit ausgeprägter myofaszialer Komponente. Kompliziert wird der Verlauf durch eine psychische Überforderungsreaktion mit zunehmendem Kontrollverlust, Hilflosigkeit, Angst und Depression. Die direkt nach der SCS-Implantation zunächst reduzierte Medikamentendosis wird vom Patienten sukzessive erhöht: neben Fentanyl TTS (200 µg/h) nimmt er zusätzlich bis zu 600 mg nichtretardiertes Morphin pro Tag. Die Stimulationsparameter der SCS-Elektrode hatte er nach 6 Wochen auf maximale Werte für Amplitude, Impulsbreite und Frequenz gesteigert. 4 Monate nach Implantation ist die Batterie des Impulsgenerators erschöpft. Während der nun folgenden Stimulationspause werden zur Überbrückung über einen epiduralen Katheter Opioide und Lokalanästhetika appliziert. Nach erneutem ausführlichen psychologischen Screening erfolgt die Indikation zum Wechsel des Generators unter folgenden Bedingungen: In einem Vertrag mit dem Patienten werden klare Richtlinien für die Fortsetzung der SCS-Therapie und den Einsatz von Opioiden und anderen medikamentösen und nicht medikamentösen Therapieverfahren festgelegt. Der Patient verpflichtet sich, sich bei erneuter Steigerung der Stimulationsparameter und/oder der Opioid – Zusatzmedikation in der Schmerzambulanz vorzustellen. Es wird festgelegt, dass Opioide nur durch die Schmerzambulanz verschrieben werden. Nach Stabilisierung der Situation wird der Patient in ein stationäres multimodales Therapieprogramm aufgenommen. Unter laufender SCS-Stimulation und einer Medikation mit 100 µg/h Fentanyl TTS und 1800 mg Gabapentin pro Tag ist der Patient physiotherapeutisch beübbar, kann an den verhaltenstherapeutischen Sitzungen und am Schmerzbewältigungstraining in der Gruppe sowie an der medizinischen Trainingstherapie teilnehmen.

Indikation für invasive neuromodulierende Verfahren

Der dargestellte Fall zeigt die Schwierigkeiten der Indikationsstellung bei chronifizierten Rücken- und Beinschmerzen. In allen Empfehlungen besteht Einigkeit darüber, dass nur die Patienten für ein Neuromodulationsverfahren in Betracht gezogen werden sollten, bei denen eine konservative, medikamentöse Therapie in adäquater Dosis bei adäquatem Dosisintervall und eine suffiziente Prävention oder Behandlung der Nebenwirkungen ausreichend lange (4 Wochen oder länger) durchgeführt wurde.

Der Patient sollte sorgfältig über das jeweilige Verfahren der Neuromodulation und seine praktischen Konsequenzen einschließlich der Nebenwirkungen informiert werden. Er muss für die Therapie motiviert werden und realistische Erwartungen an den Therapieerfolg haben.

Die psychologische Evaluation vor Indikationsstellung zur Implantation ist von großer Bedeutung. Das psychologische Screening muss in der frühen Phase stattfinden und durch einen in der Schmerztherapie erfahrenen Psychologen durchgeführt werden. Es ist wichtig, dass der Patient ausreichend über das psychologische Screening informiert ist. Neben dem psychologischen Interview kommen testpsychologische Instrumente zur Anwendung. Psychologisches Screening ist auch im Follow-up von entscheidender Bedeutung.

Es gibt eine Reihe von Kontraindikationen für Neuromodulationsverfahren: Psychiatrische Erkrankungen (aktive Psychose, schwere Depression oder Somatisierung), schlechte Compliance und/oder ungenügendes Verständnis der Therapie, fehlende soziale Unterstützung, Drogen und Alkoholabusus oder „drug seeking behaviour".

■ Spinal-cord-Stimulation (SCS)

Wirkweise und Effektivität

Seit der Einführung der Methode im Jahre 1967 sind über 300 Publikationen erschienen. Aufgrund einer systematischen Literaturanalyse, die auf der Auswertung von 39 englisch- und französischsprachigen Studien basiert, berichten Turner et al. [30], dass durchschnittlich 59% der Patienten mit Low-backpain durch SCS eine Schmerzreduktion von mehr als 50% hatten. In mehreren Studien wird von der Zunahme der täglichen Aktivitäten in einem Bereich von 30–100% der Patienten berichtet [2, 21, 24, 26, 27, 30]. Bei den meisten handelt es sich um retrospektive Untersuchungen und Fallberichte. Ein großer Nachteil vieler Studien sind unterschiedliche Erfassungskriterien für die Schmerzreduktion und unterschiedliche Outcome-Kriterien.

Burchiel et al. [4] untersuchten 70 Patienten mit chronischen Rücken- und Beinschmerzen untersucht. Es wurden einheitliche Selektionskriterien angewandt. Die Beurteilung der Schmerzproblematik und der Lebensqualität erfolgte vor und nach der Implantation des SCS-Systems. Die Therapie war bei 55% der Patienten mit einer Schmerzreduktion von wenigstens 50% erfolgreich. Komplikationen traten in 17% der Fälle auf und erforderten eine operative Revision.

Die Hypothesen zur Wirkweise von SCS [22, 23] sind in Tabelle 1 zusammengefasst. Tabelle 2 zeigt Komplikationsraten der SCS-Therapie.

Indikation

Die Hauptindikation für SCS ist der neuropathische regionale Schmerz. Als Indikationsstellung wird eine objektivierbare Läsion eines Nerven, einer Wurzel oder eines Plexus gefordert. Eine Ausbreitung des Schmerzes in Regionen, die an das Innervationsgebiet der nervalen Struktur angrenzen, werden nicht als Kontraindikation angesehen.

Folgende Symptome sind gute Indikationen für SCS [2, 9, 19, 20]: Schmerz durch periphere Nervenläsion infolge eines Entrapment, eines ak-

Tabelle 1. SCS-Hypothesen zur Wirkweise

- Stimulation des Hinterstranges, nicht der Hinterwurzel
- Entscheidend: Distanz epidurale Elektrode – Myelon
- Zugänglich v. a. präganglionäre periphere Nervenläsionen (Postnucleotomie, CRPS...)
- Antidrome Aktivierung duranaher Aβ-Fasern
- Beeinflussung spinaler Loops
- Hemmung deszendierender Bahnen
- Hemmung der sympathischen Efferenz
- Antidrome Aktivierung primär afferenter Fasern
- GABAerge Mechanismen
- Verstärkung der Wirkung durch Gabapentin?
- Freisetzung von CGRP und Substanz P aus Nozizeptoren
- Kein opioiderger Mechanismus

Tabelle 2. SCS-Komplikationen [nach 17]

Versager	3–4%
Infektion	3–5%
Dislokation/Bruch der Elektrode	11–36%
CSF-Leckage	1%
Meningitis	0,5%

zidentellen Traumas oder eines chirurgischen Eingriffs, wie z. B. nach Herniotomie oder gynäkologischen Interventionen (N. ilioinguinalis), chirurgischen Eingriffen am Knie (N. infrapatellaris), Venenstripping (N. saphenus) und Mastektomie (N. costobrachialis). Stumpfschmerzen nach Amputation sprechen besser an als Phantomschmerzen. Weitere gute Indikationen sind: Postherpetische Neuralgie, die Plexopathie nach Radiatio und Polyneuropathie (diabetische, alkoholische und Post-Chemotherapie-Polyneuropathien), solange eine Funktion der myelinisierten, dicken Fasern gegeben ist. Schmerz aufgrund von inkompletten Rückenmarksverletzungen kann ebenso wie ein segmentaler Schmerz in Höhe der Rückenmarksverletzung gut von SCS profitieren. Chronische zervikale und lumbosakrale Radikulopathien aufgrund von Wurzelkompression, Ischämie oder nach chirurgischen Interventionen, akzidentellen Traumata oder Arachnoiditis sprechen gut auf SCS an [15]. Dieses sog. Failed-back-surgery-Syndrom ist ein typisches Beispiel eines gemischten nozizeptiven und neuropathischen Schmerzes. Der radikuläre Schmerz spricht hierbei gut auf SCS an, der Rückenschmerz kaum. In den letzten Jahren wurden auch gefäßbedingte Schmerzen bei arterieller Verschlusskrankheit erfolgreich mit SCS behandelt [17].

Keine Indikationen für SCS sind ein kompletter sensomotorischer Querschnitt, Karzinomschmerzen oder Deafferentierungsschmerz bei spinalem Wurzelausriss [34].

Intrathekale Opioidtherapie

Wirkweise

Die intrathekale Langzeitapplikation von Opioiden fand 1981 Eingang in die klinische Praxis. Zuvor waren die spinalen Opioidrezeptoren entdeckt und die direkte Wirkung der Opioide am Rückenmarkshinterhorn demonstriert worden. Zunächst war die Therapie nur für Tumorpatienten genutzt worden [14]. Heute ist der Einsatz der Technik auch beim Nichttumorschmerz als effektive und – beim richtigen Einsatz – nebenwirkungsarme Methode weltweit akzeptiert. Die Untersuchungen von Winkelmüller und Winkelmüller [35] haben dies eindrucksvoll gezeigt (s. Abb. 1).

Intrathekale Opioide führen zu einer wirksamen Analgesie ohne die normalen motorischen oder sensiblen Funktionen zu beeinflussen. Sie müssen über einen in den subarachnoidalen Raum eingeführten Silikonkatheter appliziert werden. Prinzipiell wäre ein Katheterzugang sowohl zum Epidural- wie auch zum Subarachnoidalraum denkbar. Aufgrund der häufigen technischen Komplikation des kontinuierlichen epiduralen Zuganges mit epiduralen Fibrosen um die Katheterspitze ist der intrathekalen Applikation der Vorzug zu geben. Aus Gründen des Infektionsschutzes kommen nur voll implantierbare Systeme zur Anwendung. Eine Langzeittherapie mit perkutan ausgeleiteten Kathetern verbietet sich.

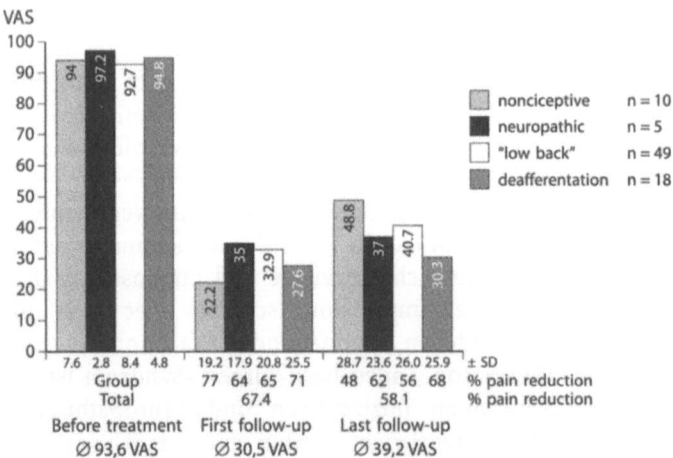

Abb. 1. Die Wirksamkeit der intrathekalen Langzeitanwendung von Opioiden beim Nichttumorschmerz (nach [35])

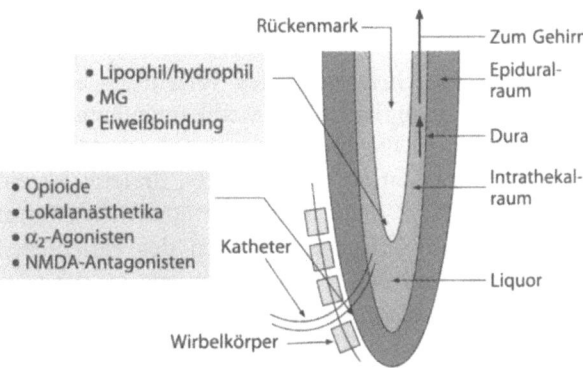

Abb. 2. Die Wirkweise intrathekal verabreichter Substanzen [modifiziert nach [17]]

Tabelle 3. Nebenwirkungen der rückenmarksnahen Analgesie

▪ Atemdepression – früh: durch systemische Resorption – spät nach 12–24 h: durch rostrale Zirkulation im Liquor	0,1–7%
▪ Pruritus	bis 100%
▪ Übelkeit/Erbrechen	20–30%
▪ Harnverhalt	20–50%
▪ Ödembildung	?
▪ Potenzstörung	?

Die Pharmakokinetik intrathekal verabreichter Medikamente wird beeinflusst von den chemischen Eigenschaften des verabreichten Medikaments: Lipophilie/Hydrophilie, ihrem Molekulargewicht und der Eiweißbindung (Abb. 2). Zur Anwendung kommen neben Opioiden Lokalanästhetika, Alpha-2-Agonisten und NMDA-Antagonisten. Eine Zulassung besteht nur für den intrathekalen Gebrauch von Morphin, das weltweit als Goldstandard gilt. Es ist hydrophil und hat eine lange Rezeptorbindung. Breite Anwendung in Deutschland hat auch die intrathekale Verabreichung von Buprenorphin gefunden. Dieses ist für segmentale Schmerzen aufgrund seiner Lipophilie besser geeignet [18].

Intrathekal verabreichte Medikamente wirken auf prä- und postsynaptische Rezeptoren in der Substantia gelatinosa des Rückenmarkhinterhorns. Vorteil gegenüber der systemischen Anwendung ist die kontinuierliche, regionale Applikation im Bereich der spinalen Rezeptoren. Die Nebenwirkungen der rückenmarksnahen Opioidtherapie sind in Tabelle 3 dargestellt.

Indikation

Aufgrund der Invasivität des Verfahrens und der durch das regelmäßige Befüllen der implantierten Medikamentenpumpe mit der Zeit zunehmende Infektrisiko ist die Indikation streng zu stellen. Entscheidend vor der definitiven Implantation des gesamten Systems ist ein ausführliches Screening mit einer länger dauernden kontinuierlichen intrathekalen Opioidapplikation unter den Alltagsbedingungen des Patienten, um die Wirksamkeit des Verfahrens und evtl. Nebenwirkungen zu sehen und die Akzeptanz durch den Patienten zu gewährleisten. Hierfür können perkutan ausleitbare Langzeitkatheter (z. B. DuPen-Langzeitkatheter) zum Einsatz kommen, die mit einer Dacronmanschette ausgestattet sind und so einen besseren Infektionsschutz bieten. Wichtig ist die Austestung der Wirksamkeit durch ein kontinuierliches Verfahren. Eine erfolgreiche Bolusinjektion von Opioiden hat sich in der Testphase nicht bewährt.

Die Testphase sollte unter häuslichen Belastungskriterien erfolgen. Es ist hervorzuheben, dass spinale Opioide bei Patienten mit einem opioidsensiblen Schmerz zum Einsatz kommen. Die Opioidsensibilität kann nur durch die kontinuierliche Dauerapplikation überprüft werden. Spinale Bolusinjektionen haben sich nicht bewährt.

Aufgrund der Möglichkeit schwerwiegender Komplikationen ist eine dauerhafte professionelle Betreuung des implantierten Patienten zu gewährleisten. Bei chronifizierten Schmerzen ist eine Indikationsstellung in einem multiprofessionellen Team wichtig. Hierbei ist es erforderlich, dass sowohl die Ärzte als auch alle anderen Teammitglieder die anatomischen, physiologischen und neuropharmakologischen Grundlagen des Verfahrens kennen. Dies verbessert die Sicherheit des Verfahrens und ermöglicht es, Systemkomplikationen und Nebenwirkungen rechtzeitig zu erkennen.

■ Das Problem der Chronifizierung

Die molekularbiologische Forschung der letzten Jahre über die Plastizität des Rückenmarks hat neue Erkenntnisse über die komplexe Wirkweise von neuromodulierenden Verfahren auf Rückenmarksebene hervorgebracht [5].

Entscheidend ist, dass eine genaue Diagnose der zugrundeliegenden Schmerzätiologie und des Schmerztyps erfolgt. Hierfür ist eine sorgfältige neurologische Untersuchung mit quantitativen sensorischen Tests entscheidend für die Patientenselektion. Im Allgemeinen sprechen neurogene Schmerzen besser auf Verfahren der Neurostimulation an, während nozizeptive Schmerzformen eher von einer kontinuierlichen intrathekalen Medikamentengabe profitieren. Viele Patienten weisen einen hohen Grad der Chronifizierung mit entsprechenden psychischen und sozialen Folgen auf. Neuromodulationsverfahren sollten nur in spezialisierten Zentren mit der Möglichkeit einer multimodalen, interdisziplinären Behandlung chronischer Schmerzen durchgeführt werden. Bei chronifizierten Patienten sind Neuromodulationsverfahren als Einzeltherapie ungeeignet. Indikationsstellung und Durchführung der Therapie sollten in einem multimodalen Setting erfolgen.

In einer jüngst erschienenen Studie über den Behandlungserfolg in einem dänischen multidisziplinären Schmerzzentrum wurde die multimodale Behandlung im Schmerzzentrum im Rahmen einer randomisierten kontrollierten Studie verglichen mit der Behandlung durch einen Allgemeinarzt unter Supervision eines Schmerzspezialisten und in einer Kontrollgruppe von Patienten auf einer 6-monatigen Warteliste. [3] Die Untersuchung zeigte eine signifikant bessere Reduktion von Schmerz, Angst und Depression in der multimodalen Therapiegruppe. Das allgemeine Wohlbefinden, die Schlafqualität, die körperliche und psychische Funktionalität waren deutlich verbessert. Die Behandlung durch den Allgemeinarzt mit Supervision durch den Schmerzspezialisten erbrachte keine Verbesserung. Die Patienten auf der Warteliste verbesserten sich nicht in den Parametern Schmerz, Angst und Depression, verschlechterten sich allerdings im allgemeinen Wohlbefinden, in der Schlafqualität und in der körperlichen und psychischen Funktionalität.

Es ist also davon auszugehen, dass Patienten mit einem höheren Chronifizierungsgrad von einem multimodalen Therapiesetting profitieren. Es ist in der Zwischenzeit unbestritten, dass invasive Verfahren wie die der Neuromodulation bei Patienten mit höherer Chronifizierung in ein multimodales Diagnostik- und Therapiesetting eingebunden sein müssen. Strittig bleibt allerdings die Frage, in welcher Reihenfolge die Verfahren der Neuromodulation und die multimodalen nicht invasiven Verfahren angewandt werden. So stellen sich in der Praxis zwei Hypothesen dar:

■ **Hypothese 1.** Durch invasive Verfahren wird eine bessere Schmerzreduktion erreicht. Diese führt zu einer Reduktion der Depression, einer Verbesserung der körperlichen und psychischen Funktionalität und der Arbeitsfähigkeit. Diese Hypothese besagt also, dass durch invasive Verfahren erst multimodale Therapieverfahren ermöglicht werden.

■ **Hypothese 2.** Invasive Verfahren chronifizieren den Patienten zusätzlich. Der Patient bleibt in seinem passiven, somatischen Modell verhaftet. Durch die Anwendung von invasiven Verfahren wird die Motivation zur Teilnahme an einer aktiven Schmerzkontrolle verhindert.

In der Literatur existiert weder für die eine noch für die andere Hypothese ein Beweis. In allen Richtlinien [13] wird immer wieder betont, dass der Patient keine psychiatrischen Erkrankungen haben sollte. Einigkeit besteht allerdings darüber, dass ein psychologisches Screening vor der Anwendung von Verfahren der Neuromodulation wichtig ist [11]. Das psychologische Screening geschieht auf der Basis der psychometrischen Testverfahren, die in den Schmerzfragebogen der Deutschen Gesellschaft zum Studium des Schmerzes (DGSS) integriert sind. Zusätzlich findet ein psychologisches In-

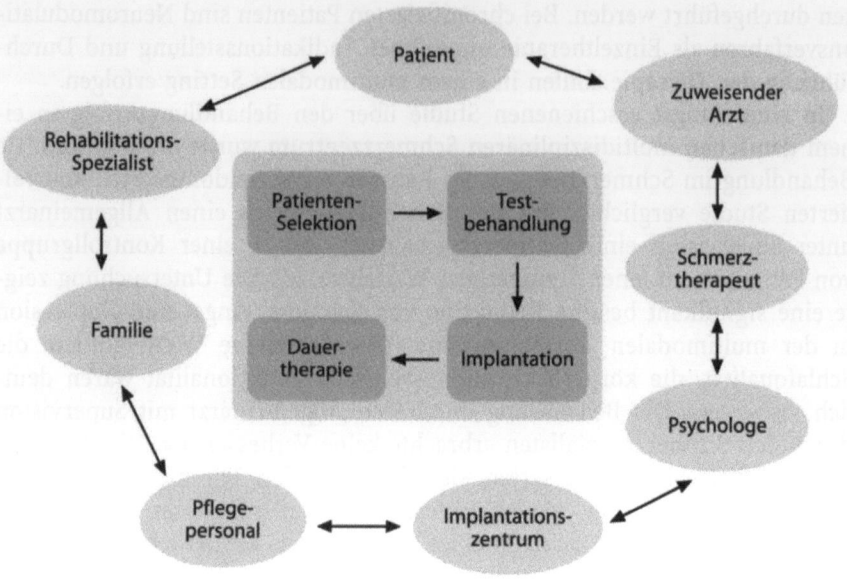

Abb. 3. Teamarbeit in der Neuromodulationsbehandlung

terview mit der Abklärung der Motivation für aktivierende Verfahren statt. Es kommen insbesondere Instrumente der Selbsteinschätzung zum Einsatz.

Es gibt bisher keine prospektive Studie über die Wirkung des psychologischen Screenings auf die langfristigen Ergebnisse der intrathekalen Verabreichung von Opiaten. Solche Studien gibt es allerdings für die SCS. Die Daten deuten darauf hin, dass eine Auswahl der Patienten durch eine psychologische Bewertung die langfristige Erfolgsrate der Stimulation signifikant verbessert. Es kann davon ausgegangen werden, dass dies auch für die intrathekale Opioidapplikation gilt. Die Ergebnisse beruhen allerdings auf retrospektiven Analysen. Prospektive Studien existieren nicht.

Für den Erfolg der Neuromodulationstherapie ist Teamarbeit unabdingbar. Der Ablauf der einzelnen Schritte (Patientenselektion, Testbehandlung, Implantation und Dauertherapie) kann nur erfolgreich in einer interdisziplinären Abstimmung zwischen zuweisendem Arzt, Schmerztherapeut, Psychologen, Patient und Familie erfolgen (Abb. 3).

Outcome-Kriterien der Therapie

Ein Problem der meisten Studien zur Neuromodulation sind die unterschiedlichen Outcome-Kriterien. Meist wird als einziges Erfolgskriterium der Methode eine ausreichende Schmerzreduktion angenommen. Hier variieren die Studien von 30% Schmerzreduktion bis 70% Schmerzreduktion. Die meis-

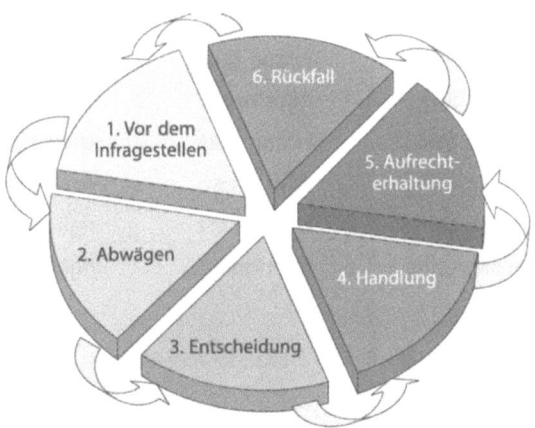

Abb. 4. Stadien der Motivationsentwicklung

ten Studien gehen davon aus, dass eine effektive Schmerzreduktion dann besteht, wenn mehr als 50% der Schmerzen positiv beeinflusst werden.

Bei chronischen Schmerzpatienten reicht allerdings die Schmerzreduktion als einziges Outcome-Kriterium nicht aus. Wichtig ist die Dokumentation der Verbesserung der Lebensqualität und hierbei insbesondere der körperlichen und psychischen Rollenfunktion. Auch ein Wiedererlangen der Arbeitsfähigkeit kann ein Outcome-Kriterium sein.

Die Auswertung eigener aktueller Daten, die mit der Qualitätssicherungs-Software der DGSS (QUAST) [12] erfasst wurden, zeigt, dass in vielen Fällen, in denen keine Schmerzreduktion oder sogar eine leichte Verschlechterung der Schmerzsituation dokumentiert wurden, sich die Parameter der Lebensqualität verbesserten. Für die Vielzahl der schwerst chronifizierten Schmerzpatienten, die mit der Fragestellung der Indikation für ein Verfahren der Neuromodulation in der Schmerzambulanz vorgestellt werden, ist ein solches Hilfsmittel der Qualitätssicherung und der Dokumentation der Verlaufsparameter unabdingbar.

Entscheidend für den Erfolg des Gesamtkonzeptes scheint der Zeitpunkt der Anwendung des Verfahrens zu sein. Aus der verhaltensmedizinischen Forschung kennen wir unterschiedliche Stadien der Motivationsentwicklung [1, 10, 29, 33]. Wichtig ist in diesem Zusammenhang die Frage, ob es Phasen in der Motivationsentwicklung des Patienten gibt (Abb. 4), in denen invasive Verfahren mit hoher Wahrscheinlichkeit zur weiteren Chronifizierung führen.

Zielsetzung muss also weniger die Schmerzreduktion als die Verbesserung der Funktionsfähigkeit und die Motivation zum Erlernen von Maßnahmen der aktiven Schmerzkontrolle sein. Wie bei allen therapeutischen Verfahren hängt die Compliance des Patienten in ganz erheblichem Maße von der verständlichen Aufklärung ab. Entscheidend für Erfolg oder Misserfolg einer jeden therapeutischen Maßnahme wird sein, dass die richtige Methode zur richtigen Zeit beim richtigen Patienten eingesetzt wird (Abb. 5).

right thing	wrong time	wrong person
right thing	wrong time	right person
right thing	right time	wrong person
wrong thing	wrong time	wrong person
wrong thing	right time	wrong person
wrong thing	wrong time	right person
wrong thing	right time	right person
right thing	right time	right person

Abb. 5. Kriterien für den Erfolg oder Misserfolg der Neuromodulationsbehandlung

■ Zusammenfassung

Die epidurale Rückenmarkstimulation (SCS) und intrathekale Applikation von Medikamenten sind seit vielen Jahren erprobte und bewährte Verfahren der invasiven Schmerztherapie. Voraussetzung für den Einsatz von Verfahren der Neuromodulation bei chronischen Schmerzen ist also eine genaue Diagnose von Schmerzätiologie und Schmerztyp. Hierzu sind ein neurologisches Assessment und häufig auch diagnostische Blockaden notwendig.

Neuromodulierende Techniken wie die Implantation einer SCS-Elektrode oder eines spinalen Kathetersystems sind speziellen Zentren vorbehalten. Entscheidend für den Erfolg der Indikationsstellung und der Auswahl der geeigneten Patienten ist ein multi-, besser noch interdisziplinäres Management. Die Therapie wird durch ein standardisiertes Nachsorgekonzept begleitet, das den Kriterien der Qualitätssicherung genügt. Ziel des multimodalen Therapiekonzeptes ist die Vermittlung eines neuen Schmerzmodells, die Motivation des Patienten zum Erlernen von Schmerzbewältigungsstrategien und die allgemeine Aktivierung des Patienten ist.

Es bleibt weiteren Untersuchungen überlassen, ob es bestimmte Stadien der Motivationsentwicklung gibt, die einen Erfolg des angewandten Verfahrens prädestinieren.

■ Literatur

1. Abellanas L, McLellan A.T (1993) „Stage of change" by drug problem in concurrent opioid, cocaine, and cigarette users. J Psychoactive Drugs 25:307–313
2. Barolat G, Zeme S, Ketcik B (1991) Multifactorial analysis of epidural spinal cord stimulation. Stereotact Funct Neurosurg 56:77–103
3. Becker N, Sjogren P, Bech P, Olsen AK, Eriksen J (2000) Treatment outcome of chronic non-malignant pain patients managed in a danish multidisciplinary pain centre compared to general practice: a randomised controlled trial. Pain 84:203–211

4. Burchiel KJ, Anderson VC, Brown FD, Fessler RG, Friedman WA, Pelofsky S, Weiner RL, Oakley J, Shatin D (1996) Prospective, multicenter study of spinal cord stimulation for relief of chronic back and extremity pain. Spine 21:2786–2794
5. Corderre TJ, Katz J, Vaccarino AI, Melzack R (1993) Contribution of central neuroplasticity to pathological pain: review of clinical and experimental evidence. Pain 52:259–285
6. Davis R, Emmonds SE (1992) Spinal cord stimulation for multiple sclerosis: quantifiable benefits. Stereotact Funct Neurosurg 58:52–58
7. De La Porte C, Van de Kelft E (1993) Spinal cord stimulation in failed back surgery syndrome. Pain 52:55–61
8. Devulder J, De Laat M, Van Bastelaere M, Rolly G (1997) Spinal cord stimulation: a valuable treatment for chronic failed back surgery patients. J Pain Symptom Manage 13:296–301
9. Devulder J, Vermeulen H, De Colvenaer L, Rolly G, Calliauw L, Caemaert J (1991) Spinal cord stimulation in chronic pain: evaluation of results, complications, and technical considerations in sixty-nine patients. Clin J Pain 7:21–28
10. DiClemente CC, Hughes SO (1990) Stages of change profiles in outpatient alcoholism treatment. J Subst Abuse 2:217–235
11. Dumoulin K, Devulder J, Castille F, De Laat M., Van Bastelaere M, Rolly G (1996) A psychoanalytic investigation to improve the success rate of spinal cord stimulation as a treatment for chronic failed back surgery syndrome. Clin J Pain 12:43–49
12. Gockel H-H, Maier C (2000) QUAST, Auswertungsorientiertes EDV-System zur Dokumentation und Qualitätssicherung in der Schmerztherapie, Schmerz 14:401–415
13. Gybels J, Erdine S, Maeyaert J, Meyerson B, Winkelmuller W, Augustinsson L, Bonezzi C, Brasseur L, DeJongste M, Kupers R, Marchettini P, Muller-Schwefe G, Nitescu P, Plaghki L, Reig E, Spincemaille G, Thomson S, Tronnier VV, Van Buyten J (1998) Neuromodulation of Pain A consensus statement prepared in Brussels 16–18 January 1998 by the following Task Force of the European Federation of IASP Chapters (EFIC). Eur J Pain 2:203–209
14. Hassenbusch SJ, Pillay PK, Magdinec M, Currie K, Bay JW, Covington EC, Tomaszewski MZ (1990) Constant infusion of morphine for intractable cancer pain using an implanted pump. J Neurosurg 73:405–409
15. Hassenbusch SJ, Stanton-Hicks M, Covington EC (1995) Spinal cord stimulation versus spinal infusion for low back and leg pain. Acta Neurochir Suppl (Wien) 64:109–115
16. Hassenbusch SJ, Stanton-Hicks M, Covington EC, Walsh JG, Guthrey DS (1995) Long-term intraspinal infusions of opioids in the treatment of neuropathic pain. J Pain Symptom Manage 10:527–543
17. Klomp HM, Spincemaille GH, Steyerberg EW, Habbema JD, and van Urk H (1999) Spinal-cord stimulation in critical limb ischaemia: a randomised trial. ESES Study Group. Lancet 353:1040–1044
18. Krin JS (1992) Intrathecal drug administration: present use and future trends. Clin Pharmacokinet 22:319–326
19. Kumar K, Toth C, Nath RK (1996) Spinal cord stimulation for chronic pain in peripheral neuropathy. Surg Neurol 46:363–369
20. Landau B, Levy RM (1993) Neuromodulation techniques for medically refractory chronic pain. Annu Rev Med 44:279–287

21. Lang P (1997) The treatment of chronic pain by epidural spinal cord stimulation - a 15 year follow up; present status. Axone 18:71-73
22. Meyerson BA, Brodin E, Linderoth B (1985) Possible neurohumoral mechanisms in CNS stimulation for pain suppression. Appl Neurophysiol 48:175-180
23. Meyerson BA, Cui JG, Yakhnitsa V, Sollevi A, Segerdahl M, Stiller CO, O'Connor WT, Linderoth B (1997) Modulation of spinal pain mechanisms by spinal cord stimulation and the potential role of adjuvant pharmacotherapy. Stereotact Funct Neurosurg 68:129-140
24. North RB, Ewend MG, Lawton MT, Kidd DH, Piantadosi S (1991) Failed back surgery syndrome: 5-year follow-up after spinal cord stimulator implantation. Neurosurgery 28:692-699
25. North RB, Kidd DH, Lee MS, Piantodosi S (1994) A prospective, randomized study of spinal cord stimulation versus reoperation for failed back surgery syndrome: initial results. Stereotact Funct Neurosurg 62:267-272
26. North RB, Kidd DH, Piantadosi S (1995) Spinal cord stimulation versus reoperation for failed back surgery syndrome: a prospective, randomized study design. Acta Neurochir Suppl (Wien) 64:106-108
27. North RB, Kidd DH, Zahurak M, James CS, Long DM (1993) Spinal cord stimulation for chronic, intractable pain: experience over two decades. Neurosurgery 32:384-394; discussion 394-395.
28. Saal JA, Saal JS, Herzog RJ (1990) The natural history of lumbar intervertebral disc extrusions treated nonoperatively. Spine 15:683-686
29. Sutton S (2001) Back to the drawing board? A review of applications of the transtheoretical model to substance use. Addiction 96:175-186
30. Turner JA, Loeser JD, Bell KG (1995) Spinal cord stimulation for chronic low back pain: a systematic literature synthesis. Neurosurgery 37:1088-1095; discussion 1095-1096
31. Velasco F (2000) Neuromodulation: an overview. Arch Med Res 31:232-236
32. Weber H (1983) Lumbar disc herniation: A controlled, prospective study with ten years of observation. Spine 8:131-140
33. Willoughby FW, Edens JF (1996) Construct validity and predictive utility of the stages of change scale for alcoholics. J Subst Abuse 8:275-291
34. Winkelmüller W (1999) Neuromodulationstechniken in der Behandlung chronischer Schmerzkrankheiten. Nervenheilkunde 18:250-256
35. Winkelmüller W, Winkelmüller M (1996) Long term effects of continuous intrathecal opioid treatment in chronic pain of nonmalignant etiology. J Neurosurg 85:458-467

18 Grenzen der minimal invasiven Techniken an der Wirbelsäule aus neurochirurgischer Sicht

U. NISSEN, R. FAHLBUSCH

■ Einleitung

Minimalinvasive Operationsverfahren wurden in erster Linie zur Reduzierung der operationsbedingten Morbidität eingeführt. Dieser Effekt soll durch eine Verminderung der Gewebetraumatisierung, Senkung des Blutverlustes und Verkürzung der Operationszeit erzielt werden. Darüber hinaus spielen ökonomische Erwägungen bei der forcierten Einführung dieser Verfahren eine große Rolle. In diesem Zusammenhang ist die Kostensenkung durch weniger aufwändige Operationstechniken, kürzere stationäre Liegezeiten und die Möglichkeit minimalinvasive Eingriffe zumindest teilweise ambulant durchzuführen zu nennen. Aufgrund der großen Zahl wirbelsäulenchirurgischer Eingriffe wird gerade in diesem Bereich versucht, die Vorteile der neuen Techniken zu nutzen. So hat sich das Spektrum minimalinvasiver Eingriffe an der Wirbelsäule in den letzten Jahren deutlich erweitert. Da für die meisten dieser Operationsverfahren die Ergebnisse aussagefähiger, randomisierter klinischer Vergleichsstudien noch ausstehen, ist eine kritische Auseinandersetzung mit den Grenzen und spezifischen Problemen dieser Techniken dringend erforderlich.

■ Minimalinvasive Operationsverfahren an der Wirbelsäule

Der Einsatz minimalinvasiver Techniken ist gerade in der Neurochirurgie keine Entwicklung der letzten Jahre. Bereits in den frühen 60er Jahren des vorangegangenen Jahrhunderts verbreiteten sich mikrochirurgische Techniken in der Neurochirurgie. Zunächst für die kranielle Neurochirurgie entwickelt, folgte rasch der Einsatz bei Eingriffen an der Wirbelsäule, insbesondere bei Operationen von spinalen Tumoren und Bandscheibenvorfällen. Die Mikrochirurgie kann als Vorläufer aller minimalinvasiver Techniken gelten, erfüllt sie doch fast alle in der Einleitung genannten Kriterien zur Verbesserung des postoperativen Ergebnisses. Insbesondere stellte sie einen wichtigen Schritt zur Minimierung der operativen Zugangswege und damit der Gewebetraumatisierung dar. Wie die Geschichte der Mikrochirurgie zeigt ist die Entwicklung minimalinvasiver Techniken in der Regel an Fortschritte in der medizinischen Technologie gebunden. In diesem Zusammenhang ist beispielsweise die Entwicklung leistungsfähiger Endoskope sowie neuer Mikroinstrumente oder Implantate, die minimalinvasive Operationen erst ermöglicht haben, zu nennen.

Im Folgenden sind exemplarisch einige minimalinvasive Techniken, die heute in der Wirbelsäulenchirurgie Anwendung finden, aufgelistet:
- Mikrochirurgische Techniken
- Perkutane Nukleotomie
- Endoskopische und endoskopisch-assistierte Bandscheibenoperation
- Endoskopisch assistierte Spondylodese
- Mini-ALIF (Anterior Lumbar Interbody Fusion)
- Minimalinvasive Kathetertechniken

Wie diese Aufstellung zeigt werden minimalinvasive Techniken nicht nur bei dekomprimierenden, sondern auch bei stabilisierenden Eingriffen an der Wirbelsäule sowie in des Schmerztherapie verwendet. Zahlenmäßig spielen besonders die diversen minimal invasiven Techniken der zervikalen und lumbalen Bandscheibenoperation eine Rolle. Der Beweis, dass diese Verfahren bessere postoperative Ergebnisse als die inzwischen als Standard geltende offene mikrochirurgische Operation erzielen, steht derzeit jedoch noch aus.

Grenzen minimalinvasiver Techniken

Neben den unbestreitbaren Vorteilen minimalinvasiver Techniken ergeben sich Grenzen und spezifische Probleme in der Anwendung dieser Verfahren, deren Missachtung die postoperativen Resultate nachhaltig negativ beeinflussen kann. Prinzipiell gestaltet sich der Einsatz minimalinvasiver Operationsverfahren an der Wirbelsäule aufgrund der anatomischen Verhältnisse schwieriger als zum Beispiel in der Bauchhöhle. Nur im Bereich der ventralen Anteile der Wirbelsäule finden sich größere, präformierte Räume (Thorax- bzw. Bauchhöhle), die ausreichend Platz für minimalinvasive Zugäng bieten. Im Bereich des Spinalkanals ergeben sich dagegen durch die knöcherne Begrenzung und die engen natürlichen Öffnungen (Foramina intervertebralia, Ligamenta flava) eher ungünstige Bedingungen für minimalinvasive Operationen. Die postoperativen Ergebnisse minimalinvasiver Eingriffe an der Wirbelsäule hängen daher entscheidend von der Güte der Indikationsstellung ab. Medizinische Faktoren die es zu berücksichtigen gilt sind:
- Die anatomische Ausdehnung des pathologischen Prozesses.
- Die intraoperativen Komplikationsmöglichkeiten.
- Die eventuelle Notwendigkeit größerer mechanischer Manipulationen.

Bei der Auswahl des geeigneten Operationsverfahrens muss an erster Stelle die anatomische Ausdehnung des pathologischen Prozesses beurteilt werden. Dies gilt vor allem für den Bereich der Tumorchirurgie. Große, infiltrativ wachsende Wirbelkörpermetastasen lassen sich beispielsweise endoskopisch zwar gut darstellen, eine ausreichende Übersicht für die Tumorentfernung ist jedoch im Rahmen minimalinvasiver Verfahren in der Regel nicht gegeben. Diese Einschränkung gilt selbstverständlich auch für viele intraspinale Prozesse. Insbesondere die in der Tumorchirurgie notwendige Radikalität bei der Resektion ist aufgrund des eingeschränkten Sichtfeldes bei minimal invasiven Zugängen nicht ausreichend gewährleistet.

Eine weitere Grenze minimalinvasiver Verfahren ergibt sich aus der Gefahr intraoperativer Komplikationen. Nicht beherrschbare, intraoperativ auftretene Blutungen können aufgrund der Nähe und Verletzbarkeit wichtiger neuraler Strukturen schnell schwerwiegende Folgen haben.

Sollten größere mechanische Manipulationen, wie zum Beispiel bei der Reposition einer Spondylolisthesis, notwendig sein sind minimalinvasive Operationstechniken ebenfalls nicht indiziert. So führen die technisch bedingten Einschränkungen der Übersicht und des mechanischen Arbeitsraumes bei der Anwendung minimalinvasiver Techniken zu klaren medizinischen Kontraindikationen in der Wibelsäulenchirurgie.

Neben den medizinischen lassen sich auch Grenzen ökonomischer Natur ausmachen. Zum einen erfordern die meisten minimal invasiven Techniken zunächst einmal hohe Investitionskosten zur Anschaffung des Instrumentariums und der optischen Hilfsmittel. Diese lohnen sich erst wenn auch eine genügend große Zahl an Patienten mit den neuen Verfahren behandelt werden. Zum anderen ergibt sich anfänglich ein deutlich höherer Zeitaufwand, der erst mit zunehmender Erfahrung des Operateurs abnimmt. Dabei hängt der Verlauf der Lernkurve ebenfalls eng mit der Zahl der behandelten Patienten zusammen. Gerade die anspruchsvolleren Techniken sollten deshalb speziellen wirbelsäulenchirurgischen Zentren mit den entsprechenden Patientenzahlen vorbehalten bleiben.

Zusammenfassend stellen minimalinvasive Techniken, unter Berücksichtigung der oben genannten Grenzen und spezifischen Problemen, eine wesentliche Bereicherung der chirurgischen Behandlungsmöglichkeiten von Wibelsäulenerkrankungen dar. Besonders in der chirurgischen Therapie degenerativer Erkrankungen haben sich zwischenzeitlich einige minimalinvasive Operationsverfahren gleichwertig neben Standardtechniken etabliert. Solange es noch nicht gelingt pathologische Prozesse wie Tumorerkrankungen oder degenerative Veränderungen kausal mit Hilfe der Molekularbiologie zu heilen, muss der Entwicklungsschwerpunkt in der chirurgischen Therapie auf einer Minimierung der Gewebetraumatisierung bei maximaler Effizienz in Bezug auf das chirurgische Ziel liegen. Neben den minmalinvasiven Techniken werden in Zukunft die Wiederherstellung der Segmentfunktion (Bandscheibenprothese) und Verbesserungen der Implantationstechnologie (Neuronavigation, Op-Roboter) eine besondere Rolle in der Wirbelsäulenchirurgie spielen. Angesichts der rasch fortschreitenden tech-

nischen Entwicklung kommt dem erfahrenen Wirelsäulenchirurgen die
schwierige Aufgabe der Indikationsstellung zu. Diese sollte auch in Zukunft
nicht im Sinne des technisch Machbaren, sondern des medizinisch und
ärztlich Sinnvollen gestellt werden.

■ Zusammenfassung

In der Wirbelsäulenchirurgie haben sich in den letzten Jahren zunehmend
minimalinvasive Techniken etabliert. Die Resultate minimalinvasiver Eingriffe an der Wirbelsäule hängen dabei entscheidend von der Güte der Indikationsstellung ab. Hierfür ist die Kenntnis der Grenzen minimalinvasiver
Verfahren unabdingbar. Diese Grenzen werden hauptsächlich durch die
anatomischen Gegebenheiten der Wirbelsäule und die Ausdehnung der zu
behandelnden pathologischen Prozesse bestimmt. Darüber hinaus ergeben
sich Einschränkungen ökonomischer und operationstechnischer Natur.

■ Literatur

1. Foley K, Smith M (1997) Microendoscopic Discectomy. Techniques in Neurosurgery Vol 3, 4:301–307
2. Schmid U (2000) Mikrochirurgie lumbaler Bandscheibenvorfälle. Nervenarzt 71: 265–274

Muskelschmerz interdisziplinär

19 Muskelschmerz interdisziplinär

D. PONGRATZ

■ Zur Pathophysiologie von Muskelschmerzen

Die lokale Entstehung von Muskelschmerzen basiert entweder auf einer chemischen oder mechanischen Erregung freier Nervenendigungen im Mesenchym des Muskels. Verschiedenste Reize, wie z.B. Ischämie, Muskelfaseruntergänge oder entzündlicher Prozesse führen zur Freisetzung von biogenen Aminen und Prostaglandinen. Die Weiterleitung der so entstehenden Schmerzen erfolgt überwiegend über unmyelinisierte langsam leitende Nervenfasern (Gruppe IV) oder in geringerem Ausmaß über dünne myelisinierte Fasern (Gruppe III). Durch Verschaltung der Schmerzfasern im Bereich des zentralen Nervensystems können Schmerzen, die nicht primär in der Muskulatur entstehen, in diese projiziert werden. Komplexe Steuerungsmechanismen auf spinaler und supraspinaler Ebene bedingen, dass die Schmerzempfindung nicht allein von „äußeren", durch Rezeptoren aufgenommenen Reizen, sondern zu einem großen Teil auch von höheren Funktionen, von Aufmerksamkeit und Erwartungshaltung geprägt wird.

■ Ursachen von Muskelschmerzen

Gemäß ihrer topographischen Entstehung können Myalgien im Wesentlichen folgenden 4 Krankheitsgruppen zugeordnet werden:
- Erkrankungen von Muskulatur und Faszie
- Läsionen benachbarter Strukturen des Bewegungsapparates
- Affektionen des zentralen und peripheren Nervensystems sowie
- psychischen Erkrankungen

■ **Erkrankungen von Muskulatur und Faszie.** Das Muskelparenchym selbst ist nicht von Schmerzfasern versorgt. Muskelschmerzen sind damit in aller Regel Ausdruck eines Mitbefalls der umgebenden mesenchymalen Strukturen des Muskels sowie der Faszien und Sehnen. Die wesentlichen Ursachen, auf deren schmerzhaften Erkrankungen nachfolgend noch näher eingegangen werden soll, sind:

- entzündliche Muskelkrankheiten
- andere schmerzhafte Myopathien sowie
- myofasziales Schmerzsyndrom und Fibromyalgie

Läsionen benachbarter Strukturen des Bewegungsapparates. Hier ist im wesentlichen an Muskelschmerzen bei Gelenk- und Knochenerkrankungen zu denken.

Neben den degenerativen Skelettkrankheiten sind entzündliche Knochenerkrankungen, Osteoporose und Knochenmetastasen in die Differenzialdiagnose einzubeziehen.

Affektionen des zentralen und peripheren Nervensystems. Sämtliche Störungen des Nervensystems, die zu einer Spannungsvermehrung der Muskulatur führen, können zum Symptom „Muskelschmerz" Anlass geben. Insbesondere in Frühstadien, z.B. eines M. Parkinson wird die Ursache häufig verkannt, wenn weitere neurologische Defizite noch nicht augenfällig sind. Die Tatsache, dass zentrale Innervationsstörungen zusätzlich zu degenerativen Skeletterkrankungen führen können, macht die Abgrenzung gegenüber Myalgien bei Gelenkerkrankungen manchmal schwierig. Neben allen Formen von Tonuserhöhungen (Spastik, Rigor) sind seltene Formen einer kontinuierlichen Aktivität der motorischen Einheiten und Stiffman-Syndrom zu nennen, daneben gibt es eine Vielfalt projizierter Muskelschmerzen bei Polyneuropathien.

Psychische Erkrankungen. Bei Myalgien im Rahmen psychischer Erkrankungen ist vor allem an
- die somatisierte Depression
- die somatiforme Schmerzstörung sowie
- Medikamentenmissbrauch

zu denken.

Zusammenfassung

Gemäß ihrer Entstehung können Muskelschmerzen bei folgenden 4 Krankheitsgruppen auftreten:
- Erkrankungen von Muskulatur und Faszie
- Erkrankungen des übrigen Bewegungsapparates
- Störungen des zentralen und peripheren Nervensystems sowie
- Psychiatrischen Erkrankungen

Unter den schmerzhaften Myopathien sind die entzündlichen Muskelkrankheiten von besonderer Bedeutung, auch wenn sie neben den Leitsymptomen Parese und Atrophie nur in einem Teil der Fälle von muskelkaterartigen Muskelschmerzen begleitet werden.

Weitere schmerzhafte Myopathien sind u.a. bestimmte metabolische (z. B. McArdle-Syndrom), endokrine (z. B. Hypothyreose) und toxische Myopathien (z. B. akute toxische Myopathie unter Statinen). Gelegentlich werden auch Muskelschmerzen bei den sonst schmerzlos verlaufenden hereditären degenerativen hereditären Myopathien beobachtet.

Streng abzutrennen von den entzündlichen Muskelkrankheiten ist die Fibromyalgie, ein klinischer Symptomenkomplex, der durch chronifizierte generalisierte Myalgien gekennzeichnet ist und dessen Ätiologie sowie Pathogenese bisher nur lückenhaft bekannt sind.

Die häufigste Ursache von lokalen Myalgien ist sicherlich das durch Trigger-Punkte charakterisierte myofasziale Schmerzsyndrom.

Literatur

1. Engel AG, Franzini-Armstrong C (Hrsg) (1994) Myology, Vol 1+2, 2nd edn., McGraw-Hill Inc, New York
2. Müller-Felber W, Pongratz D (1998) Muskelschmerzen. In: Classen M, Diehl V, Koch KM, Kochsiek K, Pongratz D, Scriba PC (Hrsg) Differentialdiagnose Innere Medizin. Urban & Schwarzenberg, München Wien Baltimore, S 609–618
3. Pongratz D (Hrsg) (1990) Atlas der Muskelkrankheiten. Urban & Schwarzenberg, München Wien Baltimore

20 Entzündliche Muskelkrankheiten aus der Sicht des Neurologen

D. Pongratz

■ Anamnese und klinische Befunde

Gemeinsame klinische Kardinalsymptome

Allen drei Krankheitsbildern – (Dermatomyositis, Polymyositis, Einschlusskörpermyositis) – gemeinsam sind Muskelschwäche und Muskelatrophie. In der Regel werden die proximalen Muskeln von Armen und Beinen bevorzugt betroffen. Nur bei der Einschlusskörpermyositis ist von Anfang an eine deutliche Mitbeteiligung distaler Muskeln charakteristisch. Die Muskulatur des Pharynx sowie der Kopfheber ist häufig mitbetroffen, was zu Dysphagien und Schwierigkeiten beim Halten des Kopfes führen kann.

Muskelatrophien entwickeln sich im Verlauf der Erkrankung. Sie sind bei der chronischen Polymyositis sowie besonders bei der Einschlusskörpermyositis am ausgeprägtesten und nicht selten auch etwas asymmetrisch. Bei der Einschlusskörpermyositis betreffen sie vor allem einzelne Muskeln (z. B. M. quadriceps femoris, M. tibialis anterior, Fingerbeuger).

Muskelschmerzen, insbesondere in Form eines überstarken oder inadäquaten Muskelkaters mit bevorzugter Lokalisation in der Tiefe der Extremitätenmuskeln, finden sich am häufigsten bei der akuten Dermatomyositis. Bei der Polymyositis sind sie ein nur fakultatives Symptom, bei der Einschlusskörpermyositis werden sie fast immer vermisst.

Die Sensorik ist ungestört. Faszikulationen kommen nicht vor. Die Muskeleigenreflexe sind meist erhalten, aber abgeschwächt. Nur bei ausgeprägten Muskelatrophien, besonders bei der Einschlusskörpermyositis können sie fehlen. Tabelle 1 fasst die klinischen Kardinalsymptome zusammen.

Besonderheiten der Dermatomyositis

Für die Dermatomyositis sind zusätzliche Hauterscheinungen charakteristisch, welche neben den Muskelsymptomen auftreten oder diesen sogar vorangehen können.

Besonders typisch für das akute Stadium ist das heliotropfarbene Erythem (lilac disease) mit Schwerpunkt im Bereich der Augenlider, der Wan-

Tabelle 1. Klinische Kardinalsymptome der Dermatomyositis, Polymyositis und Einschlusskörpermyositis

	Dermatomyositis	Polymyositis	Einschlusskörpermyositis
Beginn der Symptome	Kindheit und Erwachsenenalter	meist über 18 Jahre	meist über 50 Jahre
Entwicklung der Muskelsymptome	akut	subakut	langsam
Verteilung der Muskelschwäche	gering	vor allem bei chronischen Formen	nahezu immer ausgeprägt in bestimmten Muskeln (z.B. M. quadriceps, M. trizeps, Fingerflexoren)
Myalgien	oft (speziell bei akuten Erkrankungen)	manchmal	selten
Hautefloreszenzen	vorhanden	fehlend	fehlend

gen und des vorderen Halsdreiecks. Es kann sich auf andere Körperabschnitte (Streckseiten der Extremitäten, Nacken, Brust) ausdehnen.

Chronische Studien zeigen De- und Hyperpigmentierungen. Am Nagelfalz zeigen sich schmerzhafte erweiterte Kapillaren (Keinig-Zeichen). In einem Teil der Fälle bilden sich aufgeraute aufgesprungene Hautpartien an Handflächen und Fingern („Mechanikerhände"). Im weiteren Verlauf treten häufig, besonders bei der kindlichen und jugendlichen Dermatomyositis, subkutane Kalzifikationen auf.

Besonderheiten der Einschlusskörpermyositis

Der extrem chronische Verlauf der Einschlusskörpermyositis, starke Asymmetrien des Muskelbefalles, die oft schon von Anfang an deutliche Mitbeteiligung distaler Muskeln sowie selektive sehr ausgeprägte Atrophien sind klinische Besonderheiten. Der nicht selten zu beobachtende Reflexverlust lässt differenzialdiagnostisch auch immer an eine Neuropathie denken. Faszikulieren wird jedoch nie beobachtet.

Mitbefall anderer Organe

Der Mitbefall anderer Organe ist bei der Dermatomyositis am häufigsten, bei der Polymyositis seltener und bei der Einschlusskörpermyositis in aller Regel gering.

Mit mindestens 50% führt der Befall des Pharynx und des unteren Ösophagus. Bei maximal 40% finden sich kardiale Symptome, von Herzrhythmusstörungen angefangen bis hin zur Entwicklung einer dilatativen Kardiomyopathie. Pulmonale Symptome haben eine unterschiedliche Genese. Auf dem Boden von Schluckstörungen kommen Aspirationspneumonien vor. Eine Schwäche der Atemhilfsmuskulatur entwickelt sich eher selten. Eine fibrosierende Alveolitis findet sich bevorzugt bei Patienten mit Jo-1-Syndrom (vgl. Overlap-Syndrome). Vaskulitische Komplikationen in vielen anderen Organen finden sich praktisch nur bei der infantilen und juvenilen Dermatomyositis.

Paraneoplastisches Syndrom

Eine eindeutige Inzidenz mit malignen Tumoren besteht bei der Dermatomyositis jenseits des 40. Lebensjahres. Unter den Malignomen ist das kleinzellige Bronchialkarzinom die häufigste Tumorart.

Overlap-Syndrome

Overlap-Syndrome werden überwiegend bei der Dermatomyositis beobachtet. Sie betreffen im Wesentlichen die progressive Sklerodermie sowie die Mischkollagenose (mixed connective tissue disease). Das Jo-1-Syndrom ist eine eigene klinische Entität mit den Leitbefunden Myositis, Synovitis und fibrosierende Alveolitis.

Diagnostik

Die heute gültigen diagnostischen Kriterien sind in Tabelle 2 zusammengefasst.

Tabelle 2. Diagnostische Kriterien

Hauptkriterien
- Passendes klinisches Bild
- Erhöhung der CK im Serum
- Elektromyographischer Nachweis eines sog. Myopathiemusters mit pathologischer Spontanaktivität (Fibrillationen, positive scharfe Wellen) in Ruhe
- Muskelbioptischer Nachweis einer entzündlichen Muskelerkrankung (ggf. einer speziellen Form)
- Klinischer bzw. serologischer Nachweis einer anderen entzündlichen Bindegewebserkrankung oder von myositisassoziierten Antikörpern (Overlap-Syndrome)

Labormethoden

Üblicherweise korreliert die Erhöhung der Kreatinkinase mit der Krankheitsaktivität. Die Werte können im akuten Stadium bis auf das 50fache der Norm ansteigen. Es gibt jedoch selten eine akute Polymyositis bzw. insbsondere Dermatomyositis mit normalen CK-Werten. Bei der Einschlusskörpermyositis ist die CK meist geringer, d. h. maximal auf das 10fache der Norm erhöht, kann aber immer wieder auch normal sein.

Der Nachweis myositisassoziierter Autoantikörper gelingt nur in einem Teil der Fälle, insbesondere bei der Dermatomyositis, den Overlap-Syndromen sowie einer seltenen akuten Sonderform der Polymyositis.

Neurophysiologische Untersuchungen

Die Elektromyographie zeigt in der Regel in zahlreichen Muskeln eine sog. „Myopathiemuster", charakterisiert durch kurze Dauer, niedrige Amplitude und polyphasische Konfiguration der Muskelaktionspotenziale. Zusätzlich findet sich bei allen floriden Stadien vermehrt pathologische Spontanaktivität in Ruhe in Form von Fibrillationspotenzialen, positiven scharfen Wellen bzw. komplexen repetitiven Entladungen. Diese Veränderungen kommen jedoch auch bei einer Reihe anderer aktiver myopathischer Prozesse vor und sind demgemäß nicht beweisend für das Vorliegen einer entzündlichen Muskelkrankheit.

Ein Mischbild aus einem „Myopathiemuster" sowie „Neuropathiemuster" kommt bei chronischen Formen mit Regeneration vor. Bei einigen Patienten mit Einschlusskörpermyositis finden sich zusätzlich neurophysiologische Hinweise auf eine sensorische axonale Neuropathie.

Bildgebende Verfahren

Unter den bildgebenden Verfahren hat der kernspintomographische Nachweis eines Muskelödems bei den akuten Stadien entzündlicher Muskelkrankheiten die größte Aussagekraft. Dabei handelt es sich um eine in den T1-betonten Sequenzen nur sehr gering, in den T2-betonten Sequenzen aber deutlich zutage tretende Signalintensitätssteigerung (Abb. 1). Der Befund kann neben dem klinischen Bild und den Ergebnissen der Elektromyographie auch zusätzlich für die Auswahl einer geeigneten Biopsiestelle herangezogen werden.

Chronische Stadien von Myositiden zeigen, wie viele andere chronische neuromuskuläre Erkrankungen, zusätzlich intertitielle Umbauvorgänge, vor allem in Form von Fettgewebseinlagerungen, welche sowohl in den T1-, als auch in den T2-betonten Sequenzen Signalintensitätssteigerungen bedingen. Die Differenzierung von Fett und Ödem (letzteres als Hinweis auf einen noch bestehenden akuten entzündlichen Prozess) gelingt allerdings mit bestimmen fettunterdrückenden Sequenzen (z. B. sog. STIR-Sequenzen).

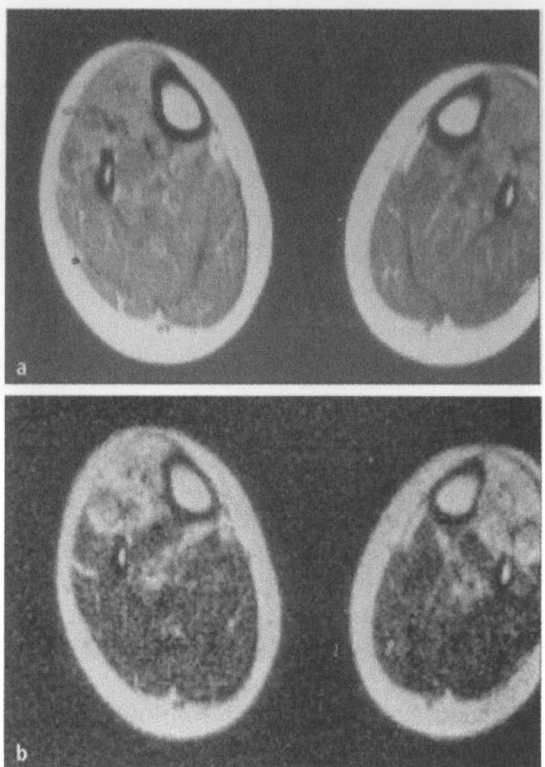

Abb. 1. Akute Dermatomyositis. Kernspintomographie der Unterschenkel. **a** Im T1-betonten Bild nur mäßige Signalintensitätssteigerungen im Bereich des anterioren Unterschenkelkompartiments; **b** Im T2-betonten Bild deutliche Signalintensitätssteigerungen im anterioren Unterschenkelkompartiment als Hinweis auf ein Ödem. (Zusammenarbeit mit der Radiologischen Klinik der Universität München)

Muskelbiopsie

Die Muskelbiopsie ist die definitive diagnostische Methode nicht nur für den Beweis der Diagnose der Polymyositis, Dermatomyositis oder Einschlusskörpermyositis, sondern auch zum Ausschluss anderer neuromuskulärer Erkrankungen (Differenzialdiagnose). Eine adäquate morphologische Technik mit Histologie, Enzym- und Immunhistologie sowie ggf. Elektronenmikroskopie muss allerdings gewährleistet sein.

Bei der Dermatomyositis finden sich entzündliche Infiltrate vorwiegend im perivaskulären und perifaszikulären Bereich. Sie bedingen das typische Bild einer Polymyositis vom perifaszikulären Typ (Abb. 2). Im Muskelparenchym entsteht eine sog. perifaszikuläre Atrophie. Zusätzlich bestehen entzündliche Veränderungen der kleinen Muskelgefäße mit Endothelzellproliferation und elektronenmikroskopisch nachweisbaren sog. tubulovesi-

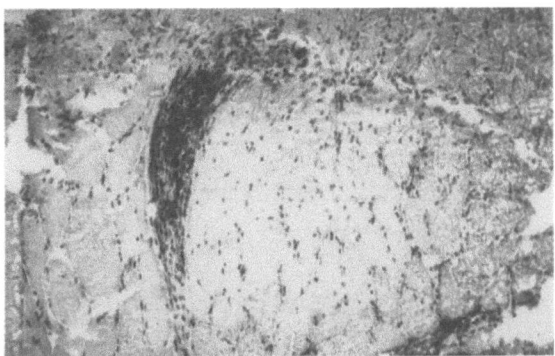

Abb. 2. Polymyositis vom perifaszikulären Typ. Perimysial und perivaskulär betonte Infiltrate mit Parenchymreaktion im Bereich der Faszikelperipherie. Darstellung von B-Lymphozyten. AP-A-AP-Methode, Vergrößerung 100fach

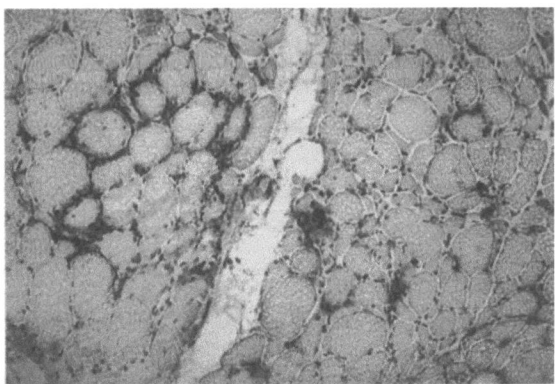

Abb. 3. Diffuse Polymyositis. Darstellung CD8-positiver Lymphozyten im Endomysium. AP-A-AP-Methode. Vergrößerung 100fach. (Abb. 2 u. 3 aus: Internist 41(2000):439–444 mit freundlicher Genehmigung des Springer-Verlages, Heidelberg)

kulären Einschlüssen. Immunhistologisch setzen sich die zellulären Infiltrate überwiegend aus B-Lymphozyten sowie CD4-positiven Zellen zusammen. Eher charakteristisch sind C5b-9-Komplementablagerungen im Bereich der kleinen Arteriolen und Kapillaren.

Bei der Polymyositis finden sich die zellulären Infiltrate vorwiegend endomysial und bedingen das histologische Bild einer diffusen Polymyositis (Abb. 3). Eine perifaszikuläre Atrophie bzw. eine Mikroangiopathie werden nicht beobachtet. Immunhistologisch dominieren zytotoxische CD8-positive Lymphozyten endomysial. Dabei wird immer wieder eine Invasion dieser Zellen in nicht nekrotische Muskelfasern beobachtet.

Die Einschlusskörpermyositis ist ebenfalls charakterisiert durch endomysiale Infiltrate mit vorwiegend CD8-positiven Lymphozyten. Zusätzlich fin-

Tabelle 3. Wesentliche muskuläre Differenzialdiagnosen einer möglichen Polymyositis

- Sporadische Fälle von progressiven Muskeldystrophien
- Toxische Myopathien
- Infektiöse Myopathien
- Metabolische Myopathien (insbesondere Glykogenosen)

den sich „rimmed vacuoles" mit eosinophilen Einschlüssen. Elektronenmikroskopisch handelt es sich dabei um autophagische Vakuolen. In ihnen sowie im Zellkern ist der Nachweis filamentärer Einschlüsse pathognomonisch.

Differenzialdiagnose

Differenzialdiagnostische Überlegungen sind vor allem bei einer „möglichen Polymyositis" anzustellen, wobei entweder die Diagnose myopathologisch nicht eindeutig untermauert werden kann oder das therapeutische Ansprechen nicht den Erwartungen entspricht. Hier ist ggf. eine Wiederholung der Muskelbiopsie anzuraten bevor man sich zu einer längerfristigen immunsuppressiven Therapie entschließt. Die wichtigsten Differenzialdiagnosen einer möglichen Polymyositis sind in Tabelle 3 zusammengefasst.

Verlauf und Prognose

Der Spontanverlauf der Polymyositis und Dermatomyositis ist nahezu unbekannt, da seit langem praktisch alle Patienten mit Kortikosteroiden behandelt werden.

Dabei ist es bei über 90% der Patienten mit Polymyositis bzw. Dermatomyositis möglich, eine Remission zu erzielen. Die Langzeiterhaltungstherapie dient der Stabilisierung des Behandlungseffektes sowie der Vermeidung eines Rezidivs. Mögliche Rezidive treten vorwiegend innerhalb der ersten 5 Jahre auf. Bei schwerwiegenden initialen Manifestationen oder verzögertem Eintritt der Therapie muss mit Defektheilungen gerechnet werden.

Als neues Therapieprinzip stehen intravenöse Immunglobuline zur Verfügung. Diese werden bei der Dermatomyositis vor allem an Stelle von Immunsuppressiva bei Kindern und Jugendlichen eingesetzt. Ansonsten ist bei Erwachsenen der Einsatz von Immunglobulinen angezeigt, wenn Kontraindikationen für die etablierte Therapie bestehen oder in seltenen Fällen mit den o. g. Therapieprinzipien erster Wahl keine Remission erzielt werden kann.

Nur die Einschlusskörpermyositis reagiert nicht auf die Behandlung mit Kortikoiden und Immunsuppressiva. Hier sind Immunglobuline die derzeit einzig mögliche therapeutische Option insbesondere bei jüngeren Patienten oder rasch progredientem Spontanverlauf.

Zusammenfassung

Die entzündlich-immunogenen Muskelerkrankungen lassen sich in 3 Hauptgruppen einteilen:
- die Dermatomyositis (DM)
- die idiopathische Polymyositis (PM)
- die Einschlusskörpermyositis (IBM)

Die klinischen Kardinalsymptome dieser Krankheitsbilder sind im Beginn Muskelschwäche und im weiteren Verlauf Muskelatrophie bei ungestörter Sensorik. Diese Symptome entwickeln sich bei der DM akut, bei der PM subakut und bei der IBM chronisch. Muskelschmerzen treten am häufigsten bei der DM auf, gelegentlich bei der PM und in aller Regel nicht bei der IBM. Für die DM sind heliotropes Erythem insbesondere der Augenlider sowie im Verlauf Kalzinosis charakteristisch. Bei der IBM zeigen sich starke Asymmetrien des Muskelbefalles, ausgeprägte Muskelatrophien und Reflexverlust. Wenn andere Organe mitbetroffen sind, was bei der DM am häufigsten vorkommt, sind es Pharynx, Ösophagus und Herz.

Während die IBM weitgehend therapieresistent ist, kann bei DM und PM in über 90% mit Kortikoiden und Immunsuppressiva eine Remission erzielt werden.

Literatur

1. Dalakas MC, Illa I, Dambrosia JM, Soneidan SA, Stein DP, Otero C, Dinsmore ST, McGrosky S (1993) A controlled trial of high-dose intravenous immune globulin infusions at treatment for dermatomyositis. N Engl J Med 27:1993-1999
2. Salmeron G, Greenberg SD, Lidsky MD (1981) Polymyositis and diffuse interstitial lung disease: A review of the pulmonary histopathologic findings. Arch. Intern. Med 141:1005-1010
3. Banker BQ (1994) Parasitic myositis. In: Engel AC, Franzini Armstrong C (ed.) Myology Vol. 2 Diseases of muscle. McGraw-Hill, New York, pp 1438-1460
4. Engel AG (1992) Immuneffektormechanismen bei entzündlichen Myopathien. Klinische Bedeutung und therapeutische Auswirkungen. In: Pongratz D., Reimers CD, Schmidt Achert M. (Hrsg.) Aktuelle Myologie. Urban & Schwarzenberg, München-Wien-Baltimore, S 42-54
5. Engel AG, Hohlfeld R, Banker BQ (1994) The polymyositis and dermatomyositis syndromes. In Engel AG, Franzini-Armstrong C (eds.) myology Vol 2 Diseases of muscle McGraw-Hill, New York, pp 1335-1383
6. Genth E., Reininghaus A, von Mühlen CA (1992) Serologische Befunde bei entzündlichen Muskelerkrankungen. In: Pongratz D, Reimers CD, Schmidt-Achert M (Hrsg) Aktuelle Myologie. Urban & Schwarzenberg, München-Wien-Baltimore, S 90-101
7. Hays AP, Gamboa ET (1994) Acute viral myositis. In: Engel AG, Franzini-Armstrong C (eds.) Myology Vol 2. Diseases of muscle. McGraw Hill New York, pp 1399-1418

8. Pongratz D, Dalakas MC (1996) Inflammatory myopathies. In: Brandt T, Caplan L, Dichgans J et al (eds) Neurol Disorders Course and Treatment. Acad Press Inc, pp 965–969
9. Pongratz D (2000) Entzündliche Muskelkrankheiten. Internist 41:439–444

21 Myofasziales Syndrom – Klinik, Diagnostik und Therapie

A. INGENHORST, R. FORST

■ Einleitung

50% der Patienten in der orthopädischem Praxis leiden an Rückenschmerzen. Meistens sind nicht rein bandscheibenbedingte Erkrankungen, sondern sehr häufig Muskelschmerzen (Myalgien) hierfür verantwortlich. Vielfach werden diese Beschwerden rein deskriptiv mit dem Schlagwort „myofasziales Syndrom" (MFS) belegt, ohne zu wissen, dass sich dahinter ein klinischer Symptomenkomplex mit bereits teilweise pathophysiologisch und morphologisch nachweisbaren Veränderungen in der betroffenen Muskulatur verbirgt.

Außer dem typischen Rückenschmerz können zahlreiche andere Schmerzbilder in der alltäglichen Praxis, wie z. B. Epikondylitiden, Spannungskopfschmerzen, Pseudoischialgien, Bursitiden, Schwindel, Ataxie etc. auch myofaszialer Genese sein.

Im Rahmen dieser Schriftenreihe soll der große Themenkomplex des MFS systematisch für die Nutzung in der täglichen Praxis aufgearbeitet werden, ohne den Anspruch zu erheben, das unbedingt notwendige Studium der relevanten Literatur zu ersetzen.

■ Grundlagen

Muskuläre Dysbalance

Zum Verständnis des myofaszialen Syndroms (MFS) sind einige Grundlagen erforderlich.

Der Mensch besitzt grundsätzlich zwei unterschiedliche Muskelfaserqualitäten, die tonischen und die phasischen. Anteil und Verteilung an tonischen und phasischen Fasern eines jeden Skelettmuskels sind phylogenetisch vorbestimmt. Tonische Fasern neigen bei Störungen des arthromuskulären Systems eher zur Verkürzung, phasische zur Abschwächung. Dieser Mechanismus wird vermutlich reflektorisch auf spinaler Ebene sowohl über hemmende als auch erregende Verbindungen zu Motoneuronen von Flexoren und Extensoren vermittelt.

Phasische und tonische Muskeln befinden sich normalerweise im Gleichgewicht, im Zustand der so genannten *Eutonie*. Führt eine Noxe, wie z. B. Schmerz, Inaktivität, Überaktivität oder Überforderung, Fehlbelastung und Fehlhaltung oder ein Trauma zu einem Überwiegen der tonischen Muskulatur, bildet sich eine *muskuläre Dysbalance* aus. Die Verkürzung der tonischen Muskulatur führt über die so genannte *reziproke Innervation* im Sinne der Hemmung zu einer Schwäche der phasischen Muskulatur. Dies ist in der medizinischen Trainingstherapie dahingehend zu berücksichtigen, als dass zunächst verkürzte Muskeln gedehnt und sekundär abgeschwächte gekräftigt werden müssen.

Werden die auslösenden Faktoren nicht beseitigt, kann hieraus eine komplexe Änderung der Körpergrundhaltung sowie der Bewegungsabläufe resultieren, die wiederum, z. T. begünstigt durch psychische Faktoren, im Sinne eines Circulus vitiosus die muskuläre Dysalance unterhält.

Triggerpunkte und Referenzzonen

Die Begriffe Triggerpunkt und „tender point" werden häufig unkorrekterweise synonym verwendet. Zutreffend ist, dass beim myofaszialen Syndrom ausschließlich Triggerpunkte zu finden sind, während beim Fibromyalgie-Syndrom beide nebeneinander vorkommen können.

Der *myofasziale Triggerpunkt* ist eine lokale Verspannung von einzelnen Muskelzellen, der prinzipiell in jedem Muskel auftreten kann. Die Mehrzahl der Triggerpunkte stimmen mit der Lokalisation von Akupunkturpunkten überein. Zu beachten ist, dass die in vielen Büchern graphisch zusammengestellten Triggerpunkte der einzelnen Muskeln anders als Akupunkturpunkte ihr Lokalsation innerhalb eines Muskelareals ändern können. Damit können die schematischen Triggerpunkt-Tafeln lediglich als grobe Orientierung dienen.

Ein Triggerpunkt besteht aus mehreren *Kontraktionsknoten*, die zusammen ein palpables Knötchen bilden und häufig im Bereich der motorischen Endplatte lokalisiert sind (s. Abb. 1). Infolge dessen werden angrenzende Muskelfasern passiv gedehnt, die das so genannte *„taut band"* formen. Die kontinuierliche maximale Kontraktionsaktivität eines Kontraktionsknotens erhöht den lokalen Energiebedarf. Dadurch wird in dieser Region eine Hypoxie und Ischämie induziert, was im Sinne einer *Energiekrise* zur Ausschüttung von neuroreaktiven Substanzen (z. B. Bradykinin, Serotonin, Prostaglandin E2) und zur Sensibilisierung von Nerven führt.

Bezüglich der Entstehung von myofaszialen Triggerpunkten geht man heute basierend auf tierexperimentellen Ergebnissen von der *„Endplattenhypothese"* aus. Demnach soll ein muskulärer Gewebeschaden z. B. infolge einer Überlastung zu einer bisher nicht abschließend geklärten funktionellen Schädigung an der neuromuskulären Endplatte führen. Diese bewirkt über eine überschießende Acetylcholin-Ausschüttung letztlich über eine Depolarisation der Muskelzelle eine lokale Kontraktur in einem kleinen Teil

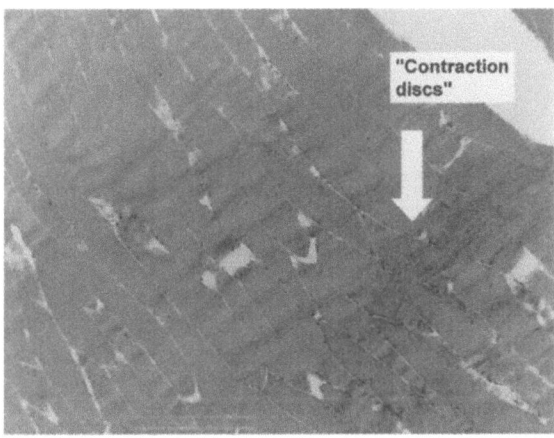

Abb. 1. „Contraction discs" in längsgeschnittenen Muskelfasern aus einem Triggerpunkt (HE; Vergr. 200fach, mit freundlicher Genehmigung v. D. Pongratz)

der Muskelzelle unterhalb der motorischen Endplatte (Kontraktionsknoten).

Durch mechanische Reizung (Druck, Nadelung) eines Triggerpunktes wird eine lokale Zuckungsreaktion, die so genannte *„twitch response"*, ausgelöst. Abnorm schmerzhafte Triggergebiete können beim Patienten eine heftige Schmerzreaktion (*jump sign*), im Sinne einer reflektorischen Ausweichbewegung, hervorrufen.

Eine Stimulation von Triggerpunkten überträgt eine Schmerzreaktion (*referred pain*) in ein für jeden Triggerpunkt spezifisches Areal, die so genannte *Referenzzone*. Diese kann in unmittelbarer Nachbarschaft, aber auch sehr weit entfernt von dem betroffenen Muskel gelegen sein. Die Referenzzone ist in der Regel nicht dermatombezogen und hat keine Beziehung zu den peripheren nervalen Versorgungsgebieten. Ferner können durch Triggerpunkt-Aktivität übertragene motorische, sensorische und autonome Phänomene auftreten.

Während die Entstehung von Triggerpunkten ein rein peripherer Vorgang ist, basiert die Schmerzübertragung aus heutiger Sicht auf nur teilweise geklärten Mechanismen auf spinaler und supraspinaler Ebene, wie z. B. neuroplastischen Veränderungen rezeptiver Felder im Rückenmark mit Ausbreitung des Einflussbereiches afferenter Nervenfasern oder Störungen des deszendierenden antinozeptiven Systems.

Es werden primäre von sekundären Triggerpunkten unterschieden.

Ein Triggerpunkt kann aufgrund einer akuten oder chronischen Überlastung *primär* entstehen. Im Gegensatz dazu entwickeln sich *sekundäre Triggerpunkte* durch eine kompensatorische Überlastung eines Synergisten oder Antagonisten, ausgelöst durch eine primäre Triggerpunkt-Aktivität in einem anderen Muskel.

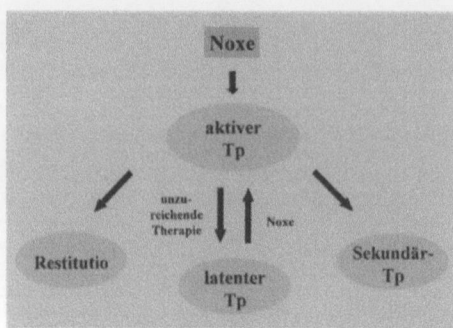

Abb. 2. Triggerpunkt-Genese

Ein so genannter *myofaszialer Satelliten-Triggerunkt* wird in einem solchen Muskel aktiviert, der in der Übertragungszone eines anderen Triggerpunktes liegt.

Darüber hinaus werden *aktive* und *latente* Triggerpunkte unterschieden. Ein aktiver Triggerpunkt ist empfindlich, schmerzhaft und ruft bereits bei physiologischen Belastungen ausstrahlende Schmerzen hervor. Fehlen Auslösefaktoren kann ein aktiver in einen latenten Triggerpunkt übergehen, der lediglich bei Palpation schmerzhaft ist und zu einer verminderten Dehnbarkeit des betroffenen Muskels führen kann.

Diese komplexen Verknüpfungen müssen bekannt sein, um eine eine erfolgreiche Therapie durchführen zu können.

Myofasziales Schmerzsyndrom

Das myofasziale Schmerzsyndrom ist häufig Ursache regionaler oder polytoper Muskelschmerzen.

Leitsymptome sind lokale und *fortgeleitete Schmerzen*, die durch in Skelettmuskeln lokalisierte Triggerpunkte und deren assoziierten Fazie hervorgerufen werden, *autonome Begleitphänomene* sowie eine *muskuläre Dysfunktion* mit verminderter Dehnbarkeit des betroffenen Muskels und damit eingeschränktem Bewegungsumfang bis hin zur Ausbildung kompensatorischer Fehlhaltungen.

Es ist eine *primäre Form* als akute oder chronische muskuläre Überlastungsreaktion von einer *sekundären Tendomyose* infolge einer primären neurologischen, internistischen oder orthopädischen Erkrankung mit der Verselbstständigung der Muskeldysbalance zu unterscheiden.

Wie bei vielen anderen komplexen Schmerzerkrankungen sind die exakten Pathomechanismen auch für das myofasziale Syndrom nicht vollständig geklärt. Aus dem klinischen Alltag lassen sich zahlreiche mögliche *Auslösefaktoren* ableiten.

Epidemiologisch scheinen im Gegensatz zur Fibromyalgie Männer und Frauen zwischen 30 und 50 Jahren etwa gleich häufig betroffen zu sein. Ei-

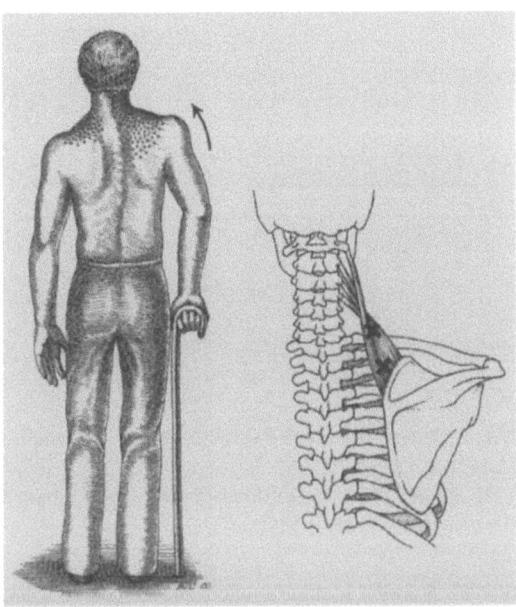

Abb. 3. Beispiel einer Triggerpunkt-Aktivierung des M. levator scapulae durch zu hoch eingestellte Stockstütze. (Modifiziert nach Travell J. G. und D. G. Simons. Handbuch der Muskel-Triggerpunkte, Obere Extremitäten, Kopf und Thorax, Urban & Fischer, München, Jena, 1998, S. 375 und 377)

ne typische Patientengruppe besteht aus Frauen mittleren Alters mit sitzender beruflicher Tätigkeit. Die Wahrscheinlichkeit aktive Triggerpunkte zu entwickeln ist bei starkem täglichem Gebrauch der Muskeln geringer. Das myofasziale Syndrom kann auch bereits im Kindesalter beobachtet werden.

Klinisch imponiert der myofasziale Schmerz selten symmetrisch, meistens ist eine Körperhälfte betont. Am häufigsten ist die *posturale Muskulatur* des Nackens, der Schultern, des Beckengürtels sowie die *Kaumuskulatur* betroffen. *Der Schlüssel zur Diagnose ist das Muster des Übertragungsschmerzes.* Der Patient fühlt sich meist viel stärker durch die Symptomatik des übertragenen Schmerzes als durch die Triggerpunktbeschwerden beeinträchtigt. Die Ausdehnung der jeweiligen Referenzzone korreliert mit der Aktivität des zugehörigen Triggerpunktes, d.h. je höher die Aktivität desto größer ist das Areal der Schmerzzone.

Ergänzend gilt es zu beachten, dass ein und dieselbe Referenzzone durchaus durch Triggerpunkte unterschiedlicher Muskeln unterhalten werden kann. Umgekehrt kann sich ein Referenzgebiet auch aus mehreren, sich überschneidenden Referenzzonen unterschiedlicher Muskeln mit Triggerpunkt-Aktivität zusammensetzen. Für die gezielte Therapie ist es daher notwendig, systematisch alle für eine bestimmte Referenzzone in Frage kommenden Triggerpunkte abzusuchen.

Eine ausführliche körperliche *Untersuchung* sollte neben der Überprüfung der Gelenkbeweglichkeit und Dehnbarkeit der Muskulatur, die Er-

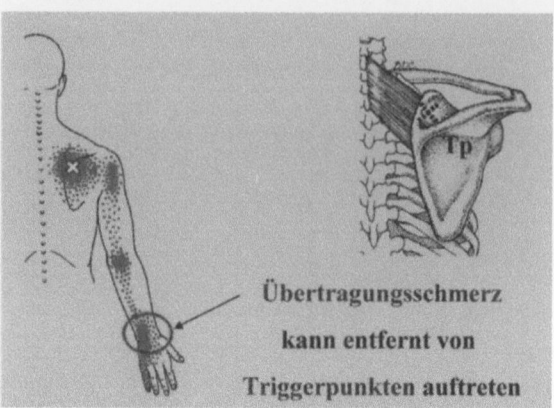

Abb. 4. Triggerpunkt und Referenzzone des M. serratus posterior superior. Der Übertragungsschmerz kann entfernt vom Triggerpunkt auftreten. (Modifiziert nach Travell J. G. und D. G. Simons. Handbuch der Muskel-Triggerpunkte, Obere Extremitäten, Kopf und Thorax, Urban & Fischer, München, Jena, 1998, S. 685)

fassung von Haltungsanomalien und möglichen Auslösefaktoren für ein myofasziales Syndrom (z. B. Beinverkürzung, Beckenasymmetrie) sowie die systematische *Triggerpunkt-Diagnostik* umfassen.

Für die *Triggerpunkt-Palpation* werden unterschiedliche Untersuchungstechniken eingesetzt: liegen Muskeln direkt über knöchernen Strukturen, z. B. der M. supraspinatus über der Scapula, so kann die *flächige Palpation* senkrecht zum Faserverlauf mit Druck gegen den Knochen erfolgen. Der *Zangengriff* wird bei schmalen, freiliegenden Muskelbäuchen, wie z. B. dem M. sternocleidomastoideus angewendet, wobei hier die Muskelfasergruppen zwischen den Fingern gerollt werden. Bei der so genannten „schnellenden Fingerpalpation" wird eine Fingerspitze gegen das „taut band" gelegt und plötzlich nach unten gepresst, wobei der Finger wie beim Zupfen einer Gitarrensaite darübergezogen wird. Dadurch kann die „twitch response" ausgelöst werden.

Zur Erleichterung der Triggerpunkt-Lokalisation zu seiner Palpation muss eine Dehnung des Muskels bis zur Anspannung der Fasern des „taut band" erfolgen. Hierdurch sollte lediglich ein lokales Unbehagen, aber kein Schmerz provoziert werden.

In verschiedenen Studien wurde versucht, die manuelle Triggerpunkt-Diagnostik durch technische Hilfsmittel und Messverfahren zu ergänzen bzw. sogar zu ersetzen. Beschrieben wurden Algometer zur Erfassung der Drucktoleranz/-schwelle, die Messung der Gewebeelastizität mit einem „tissue compliance meter", die Thermografie, Messung der Hautleitfähigkeit (verringerter Hautwiderstand über Triggerpunkt). Keines der genannten Verfahren konnte reproduzierbare Ergebnisse liefern, sodass die Triggerpunkt-Palpation nach wie vor das diagnostische Standardverfahren darstellt.

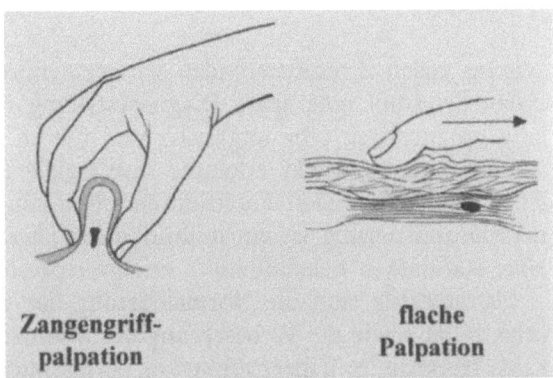

Abb. 5. Techniken der Triggerpunkt-Palpation **a** Zangengriffpalpation, **b** Flachpalpation. (Aus: Pöntinen P.J., J. Gleditsch, R. Pothmann. Triggerpunkte und Triggermechanismen, Hippokrates Verlag Stuttgart, 1997, S. 11)

Laborchemische und bildgebende Untersuchungen, wie z. B. konventionelle Radiologie, CT und NMR sowie Szintigrafie *zeigen keine für das myofasziale Syndrom spezifischen Auffälligkeiten.*

Im *EMG* werden bei Einführen einer EMG-Nadel genau in den Triggerpunkt wiederholte Entladungen von Aktionspotenzial-Spikes mit hoher Frequenz, hoher Amplitude und kurzer Dauer registriert. Der übrige Muskel befindet sich elektrophysiologisch in Ruhe. Die Einstichaktivität im Triggerpunkt kann beispielsweise durch Infiltration mit Procain aufgehoben werden. Die EMG-Aktivität wird als Ausdruck einer Endplattendysfunktion gesehen, wobei die spontane elektrische Aktivität des Triggerpunktes durch eine exzessive Acetylcholin-Ausschüttung der postjunktionalen Membran, entweder induziert durch ein hohes Acetylcholin-Release oder eine Inaktivierung der Acetylcholin-Esterase im synaptischen Spalt, erklärt wird.

Histologisch verbirgt sich hinter dem Kontraktionsknoten im Triggerpunkt in longitudinalen Schnitten eine lokale Verdickung eines Teils einer Muskelfaser. Diese ist durch eine Verkürzung der Sarkomere und konsekutiver Dehnung der umliegenden Faseranteile gekennzeichnet. Der Durchmesser eines Kontraktionsknotens beträgt ca. 100 µm und ist damit doppelt so groß wie eine normale Muskelfaser.

Differentialdiagnostisch ist zu berücksichtigen, dass das myofasziale Syndrom eine *Ausschlussdiagnose* bildet. Stets müssen primäre Erkrankungen anderer Fachgebiete abgeklärt werden. So können beispielsweise Triggerpunkte in der Brust- oder Bauchmuskulatur eine Angina-pectoris-Symptomatik imitieren und andererseits ein Myokardinfarkt Triggerpunkte in diesen Arealen hervorrufen. Prinzipiell ist das myofasziale Syndrom *keine alleinige psychogene Erkrankung.*

Therapie

Wie bei vielen chronifizierenden Schmerzsyndromen ist auch beim myofaszialen Syndrom eine späte Diagnosestellung und inkonsequente Behandlung prognostisch sehr ungünstig und führen zu enormen Kosten im Gesundheitssystem. Nicht erkannte myofasziale Schmerzen können Ursache einer invalidisierenden Funktionseinschränkung sein. Zur Vermeidung einer Chronifizierung ist ein multimodaler Therapieansatz, ggf. im Rahmen einer stationären Rehabilitation, erfolgversprechend.

Therapieziele sind die Normalisierung der pathologisch erhöhten Muskelaktivität sowie die Verbesserung der Mikrozirkulation und damit der lokalen Hypoxie im triggerpunktassoziierten Muskel. Ferner gilt es durch gezielte Dehnung verkürzter und Kräftigung abgeschwächter Muskeln, die *muskuläre Balance* und *Eutonie* wiederherzustellen.

Etablierte Verfahren in der Behandlung des myofaszialen Syndroms sind die *Spray-and-Stretch-Therapie*, *Physiotherapie*, und die *Triggerpunkt-Infiltration*. Ergänzend werden die manuelle Therapie, Akupunktur, -pressur sowie verschiedene Massagetechniken, Elektrotherapie, Biofeedback, TENS, feucht-heiße Packungen angewendet. Ein sinnvolle Ergänzung stellt ein *aktives Trainingsprogramm* dar, das der Patient idealerweise auch zuhause selbstständig durchführen kann.

Pharmakotherapeutisch kommen Muskelrelaxantien, Antidepressiva und Neuroleptika mit schmerzmodulatorischer Wirkung, NSAR und Opiate zum Einsatz.

Darüberhinaus ist bei chronifizierten Fällen eines myofaszialen Syndroms eine begleitende *psychotherapeutische Behandlung* zu empfehlen.

Bei der *Spray-and-Stretch-Therapie* handelt es sich um ein Kombinationsverfahren aus flächiger Kühlung, aber nicht Vereisung, der Haut über triggerpunktassoziierten Muskeln und deren anschließender systematischer Dehnung. Die Dehnungsbehandlung sollte durch das zuvorige Besprühen mit einem Kältespray erleichtert werden. Die dadurch induzierte Kälteanalgesie und spezielle Sprühtechnik zur Vermeidung einer Adaptation der Mechanorezeptoren helfen bei der Schmerzhemmung und Anbahnung spinaler Dehnungsreflexe.

Die *Triggerpunkt-Infiltration* wird in der Regel mit einem Lokalanästhetikum nach Wahl durchgeführt. Interessanterweise rufen sowohl eine *trockene Nadelung* als auch eine *Infiltration mit isotoner Kochsalzlösung* einen vergleichbaren Effekt hervor. Hierfür werden als mögliche Wirkungsmechanismen u.a. ein rein mechanischer Effekt, das lokale Freisetzen von Kalziumionen, ein Auswaschen von lokalen Triggersubstanzen, eine lokale Vasodilatation durch das Lokalanästhetikum sowie die Zerstörung des Triggerpunktes diskutiert. Zunehmend erfolgt auch der Einsatz von Botulinum-Toxin A zur Triggerpunkt-Infiltration (vgl. Kap. 6), das eine längere Wirksamkeit zeigt als Infiltrationen mit Lokalanästhetika bzw. Steroide (Porta 2000, Wheeler et al 1998).

Kausale Behandlungsmaßnahmen zur Ausschaltung einer auslösenden Noxe, z. B. unergonomische Körperhaltungen, Beinlängendifferenz, muskuläre Überlastungen, Schlafstörungen durch mangelhafte Matratzenqualität sind beim primären myofaszialen Syndrom unerlässlich. Die Vermeidung dieser perpetuierenden Störfaktoren bildet die Grundlage der *Prävention* des myofaszialen Syndroms.

Beim sekundären myofaszialen Syndrom sind die zugrundeliegenden Primärerkrankungen, z. B. Gelenk- und Nervenaffektionen sowie internistische Erkrankungen, gezielt zu therapieren.

■ Literatur

Forst R, Ingenhorst A (2003) Myofasziales Syndrom. In: Pongratz D, Zierz S (Hrsg) Neuromuskuläre Erkrankungen. Deutscher Ärzteverlag Köln, S 252–265

Gobel H, Heinze A, Heinze-Kuhn K, Austermann K (2001) Botulinum toxine A for the treatment of headache disorders and pericranial pain syndromes. Nervenarzt 72:261–274

Ingenhorst A, Forst R (2001) Myofasziales Syndrom. In: Forst R, Neeck G, Pongratz D (Hrsg) Schriftenreihe: Muskelschmerz interdisziplinär 2/2001

Laser T (1999) Muskelschmerz. Thieme, Stuttgart New York

Pöntinen PJ, Gleditsch J, Pothmann R (1997) Triggerpunkte und Triggermechanismen. Hippokrates, Stuttgart

Pongratz D, Späth M (2001) Differentialdiagnose von Muskelschmerzen aus neurologischer Sicht. Muskelschmerz interdisziplinär, S 1

Porta M (2000) A comparative trial of Botulinum toxin type A and methylprednisolone for the treatment of myofascial pain syndrome and pain from chronic muscle spasm. Pain 85:101–105

Simons D (1989) Diagnostic criteria of myofascial pain caused by trigger points. J Musculo Pain 7:111–120

Travell JG, Simons DG (1998) Handbuch der Muskel-Triggerpunkte, Obere Extremitäten, Kopf und Thorax. Urban & Fischer, München Jena

Travell JG, Simons DG (2000) Handbuch der Muskel-Triggerpunkte, Untere Extremitäten. Urban & Fischer, München Jena

Wheeler AH, Goolkasian P, Gretz SS (1998) A randomised, double-blind, prospective pilot study of Botulinum toxin injection for refractory, unilateral, cervicothoracic, paraspinal, myofascial pain syndrome. Spine 23:1662–1666

22 Fibromyalgie

M. Späth, D. Pongratz

■ Klinisches Bild, Klassifikations- und Diagnosekriterien

Die Voraussetzung für die Erfassung eines für wissenschaftliche Studien vergleichbaren Patientenkollektivs stellen die vom American College of Rheumatology 1990 formulierten Klassifikationskriterien (Tabelle 1) dar, in deren Mittelpunkt 18 definierte Tender-points stehen, von welchen mindestens 11 bei der Palpation druckschmerzhaft sein müssen.

Dabei hat die Zahl von 18 Tender-points eine gewisse Willkür in sich, gibt es doch im Einzelfall sehr viel mehr Tender-points. Sie berücksichtigt jedoch die Forderung, dass generalisierte, weitgehend symmetrische Muskelschmerzen vorliegen müssen und ist die Voraussetzung für eine den Patienten nicht allzu sehr belastende, in kurzer Zeit durchführbare und reproduzierbare Befunderhebung.

Differenzialdiagnostisch wichtig ist die Abgrenzung der Fibromyalgie (Tender points) vom myofaszialen Schmerzsyndrom (Trigger-points). Hier sei auf den Beitrag von A. Ingenhorst und R. Forst in diesem Band verwiesen (Kap. 21).

Die Untersuchung der Tender-points ist einfach, die der Trigger-points erfordert inbesondere in tiefen Muskeln viel Erfahrung! Während man beim regionalen myofaszialen Schmerzsyndrom niemals positive Tender-points findet, sind zusätzliche Trigger-points bei der Fibromyalgie außerordentlich häufig, bei guter Untersuchungstechnik möglicherweise sogar obligat zusätzlich vorhanden.

Schwieriger als die Klassifikationskriterien für die Fibromyalgie sind diagnostische Kriterien, wobei in Deutschland vor allem diejenigen von Müller und Lautenschläger (Tabelle 2) Verwendung finden. Sie berücksichtigen im klinischen Bild neben den Tender-points zusätzlich die begleitenden autonomen Funktionsstörungen sowie die psychischen Auffälligkeiten. Damit beschreiben sie das typische Vollbild des klinischen Symptomenkomplexes, von dem allerdings *jedes einzelne Symptom unspezifisch* ist.

Die Einführung der Forderung, dass bei der Diagnose der Fibromyalgie gängige Laboruntersuchungen normale Befunde aufweisen sollen, könnte eines Tages zu Diagnosekriterien der Fibromyalgie führen, wobei fest-

Tabelle 1. Klassifikationskriterien der Fibromyalgie des American College of Rheumatology

---

Anamnese generalisierter Schmerzen

Definition: Schmerzen mit der Lokalisation in der linken und rechten Körperhälfte, im Ober- und Unterkörper und im Bereich des Achsenskelettes (Halswirbelsäule, Brustwirbelsäule oder tiefsitzender Kreuzschmerz) werden als generalisiert bezeichnet. Bei dieser Definition wird der Schulter- und Beckengürtelschmerz als Schmerz der jeweiligen Körperhälfte betrachtet.

Schmerzen an 11 von 18 definierten Tender-points auf Fingerdruck

Definition: Bei digitaler Palpation muss Schmerz in mindestens 11 von 18 der folgenden *Tender-points* (9 auf jeder Körperhälfte) als solcher palpierbar sein:

1. Ansätze der subokzipitalen Muskeln
2. Querfortsätze der Halswirbelsäule C5 bis C7
3. M. trapezius (Mittelpunkt der oberen Begrenzung)
4. M. supraspinatus
5. Knochen-Knorpel-Grenze der 2. Rippe
6. Epicondylus radialis (2 cm distal)
7. Regio glutaea lateralis (oberer äußerer Quadrant)
8. Trochanter major
9. Fettpolster des Kniegelenks medial, proximal der Gelenklinie

Bewertung: Für die Klassifikation einer Fibromyalgie müssen beide Kriterien erfüllt sein. Die generalisierten Schmerzen müssen für die Dauer von mindestens 3 Monaten bestanden haben. Der Nachweis einer weiteren klinischen Erkrankung darf die Diagnose einer Fibromyalgie nicht ausschließen.

---

zuschreiben ist, dass eine ganze Reihe technischer Untersuchungen in der Differenzialdiagnose zu sog. sekundären Formen normal ausfallen müssen (vgl. Abschnitt Differenzialdiagnose).

Derzeitiger Wissensstand zur Ätiologie und Pathogenese der Fibromyalgie

Die *Ätiologie der Fibromyalgie* ist noch weitgehend unklar. Erste Befunde weisen auf mögliche Besonderheiten bestimmter Allele von Genen hin, die Serotonin und dessen Stoffwechsel steuern. Die Ergebnisse weiterer Untersuchungen sind abzuwarten.

Was die *Pathogenese* anlangt, sind sowohl Veränderungen im peripheren neuromuskulären und nozizeptiven System als auch in der Schmerzleitung und -verarbeitung auf spinaler und supraspinaler Ebene zu beachten. Bei einer auf der Grundlage entsprechender experimenteller Untersuchungsergebnisse zu postulierenden neuronalen Übererregbarkeit spielt die Ko-aktivierung von Glutamatrezeptoren und Rezeptoren für Substanz P eine wichtige Rolle. Es kommt dabei zu einer Ausweitung schmerzrezeptiver Areale. Die genannten Daten korrelieren auch mit ersten klinischen Untersuchungen bei der Fibromyalgie, welche solche auf einen standardisierten Schmerzreiz vergrößerten Schmerzareale im Vergleich zu Kontrollen nachweisen konnten.

Tabelle 2. Diagnostische Kriterien der Fibromyalgie nach Müller und Lautenschläger

- Spontane Schmerzen in der Muskulatur, im Verlauf von Sehnen und Sehnenansätzen mit typischer stammnaher Lokalisation, die über mindestens 3 Monate in 3 verschiedenen Regionen vorhanden sind
- Druckschmerzhaftigkeit an mindestens der Hälfte der typischen Schmerzpunkte (Druckdolometrie oder digitale Palpation mit ca. 4 kp/cm^2, sichtbare Schmerzreaktion)
- begleitende vegetative und funktionelle Symptome inkl. Schlafstörungen
- psychopathologische Befunde (seelische und Verhaltensauffälligkeiten)
- normale Befunde der gängigen Laboruntersuchungen

Bewertung: Für die Diagnose der Fibromyalgie sollen mindestens je 3 der folgenden vegetativen Symptome und funktionellen Störungen nachweisbar sein:

Vegetative Symptome
- kalte Akren (Hände)
- trockener Mund
- Hyperhidrosis (Hände)
- Dermographismus
- orthostatische Beschwerden (lage- und lagewechselabhängiger Schwindel)
- respiratorische Arrhythmie
- Tremor (Hände)

Funktionelle Störungen
- Schlafstörungen
- gastrointestinale Beschwerden (Obstipation, Diarrhö)
- Globusgefühl
- funktionelle Atembeschwerden
- Par- (Dys-)ästhesien
- funktionelle kardiale Beschwerden
- Dysurie und/oder Dysmenorrhö

Eine wichtige Rolle spielen zusätzlich nach tierexperimentellen Untersuchungen von Mense deszendierende schmerzmodulierende Systeme im Rückenmark, wobei sowohl eine reduzierte Aktivität des schmerzhemmenden antinozizeptiven Systems als auch eine gesteigerte Aktivität des schmerzfazilitierenden pronozizeptiven Systems vorliegen kann. Jedenfalls kommt es im Tierversuch nach Unterbrechung des dorsalen deszendierenden Systems zu einer Hyperaktivität der spinalen nozizeptiven Neurone.

Myopathologisch ist die häufigste, allerdings sehr unspezifische Veränderung eine Typ-II-Faser-Atrophie, wie man sie bei allen Formen von Inaktivitätsatrophie findet und wie sie bei der Fibromyalgie nach schon längerer Vorgeschichte praktisch nie vermisst wird. Häufig findet man auch relativ frühzeitig eine anderweitig nicht zu erklärende Mikroangiopathie sowie eine leichte Lipid- und Mitochondrienakkumulation im Fasertyp I.

Sog., nur in einem kleinen Teil der Fälle meist nach längeren Verläufen zu findende Ragged-red-fibers korrelieren mitunter mit Einzelfaserdefekten der Zytochrom-c-Oxidase, elektronenmikroskopisch nachweisbaren abnormen Mitochondrien mit parakristallinen Einschlüssen (Ausfällungen von

Kreatinkinase) sowie teilweise Deletionen im mitochondrialen Genom. Die Genese ist unklar.

Nur in einem kleinen Prozentsatz findet man eine etwas deutlichere diffuse Lipidvermehrung, welcher biochemisch immer wieder ein Carnitinmangel zugeordnet werden kann.

Überdurchschnittlich häufig ist die Syntropie einer Fibromyalgie mit einem homozygoten Myoadenlat-Desaminase-Mangel.

Erste Untersuchungen in unserem eigenen Biopsiegut deuten eine vermehrte Produktion von Substanz P im Muskel an, welche immunhistologisch zunächst in kleinen Muskelgefäßen sichtbar wird und von dort durch endomysiale Mesenchymspalten wohl zu den nozizeptiven freien Nervenendigungen gelangt.

Was die Bedeutung dieser myopathologischen Befunde für die Pathogenese der Fibromyalgie anlangt, so muss wohl zwischen frühen, möglicherweise an der Entstehung beteiligten Mechanismen wie der Erhöhung von Substanz P, späteren Epiphänomenen (z. B. Ragged-red-fibers) und begleitenden Faktoren (z. B. Myoadenylat-Desaminase-Mangel) unterschieden werden.

Unbestritten ist heute die in weiteren Beiträgen noch näher zu beschreibende, zum Teil beträchtliche Erhöhung von Substanz P im Liquor cerebrospinalis sowie die Erniedrigung von Serotonin und Tryptophan in Serum und Liquor.

Zusätzlich ist aus neuroendokrinologischen Untersuchungen bekannt, dass im Rahmen der chronischen Stressreaktion bei Fibromyalgie hypothalamische CRH-produzierende Neurone aktiviert werden. CRH ist nicht nur für die Ausschüttung einer ganzen Reihe von Zytokinen wie Interleukin I, Interleukin VI und Tumornekrosefaktor verantwortlich, seine Aktivitätssteigerung führt auch zu Ängstlichkeit und Depression, was im Falle der Fibromyalgie die begleitenden psychischen Auffälligkeiten möglicherweise erklären könnte.

Die gegenwärtig attraktivste Interpretation all dieser Einzelbefunde besteht darin, dass aus chronischen, häufig lokalisierten Muskelschmerzen über spinale und supraspinale Mechanismen ein generalisiertes Muskelschmerzsyndrom entsteht und sich verselbstständigt.

Differenzialdiagnose

Die Differenzialdiagnose des Symptomenkomplexes Fibromyalgie muss sowohl aus organischer als auch aus psychiatrischer Sicht mit großer Sorgfalt erfolgen, geht es doch darum, dass bis auf die im Abschnitt zur Pathogenese erwähnten, derzeit noch weitgehend der Forschung und nicht der Routinediagnostik zuzuordnenden Befunde die gängigen technischen Untersuchungsverfahren regelrecht ausfallen.

Hier knüpft die organische Differenzialdiagnose an. Jedes bei der subtilen internistischen und neurologischen Untersuchung auffallende abnor-

Tabelle 3. Sekundäre Fibromyalgie

- Entzündlich-rheumatische Systemerkrankungen
- Andere entzündliche Erkrankungen (z.B. Colitis ulcerosa)
- Infektionskrankheiten
- Endokrine Störungen (insbesondere Hypothyreose, Hypo- und Hyperparathyreodismus)
- Maligne Tumoren
- Arzneimittelreaktion

me Symptom muss die Frage nach einer sog. *sekundären Fibromyalgie* aufkommen und entsprechende technische Untersuchungen als indiziert erscheinen lassen.

Die wichtigsten Differenzialdiagnosen aus internistischer Sicht sind in Tabelle 3 zusammengefasst.

Aus neurologisch-myologischer Sicht sind permanente Paresen, eine stärkere Muskelermüdbarkeit sowie deutlichere, vor allem lokalisierte Atrophien der Muskulatur stets verdächtig auf eine zugrundeliegende andere neuromuskuläre Erkrankung und bedürfen folgender ergänzender Diagnostik:

- Bestimmung der Kreatinkinase (CK im Serum),
- EMG-Untersuchung sowie
- ggf. Muskelbiopsie.

Nur so kann im Einzelfall eine entzündliche oder metabolische Muskelkrankheit sicher nachgewiesen oder ausgeschlossen werden.

Schwierig gestaltet sich zumindest in einem Teil der Fälle die *psychiatrische Differenzialdiagnose*. Unter den somatoformen Störungen wird im ICD 10 unter F45.4 die *anhaltende somatoforme Schmerzstörung* beschrieben. Nach Ansicht der Autoren spricht die klare Akzentuierung des Muskelschmerzes in bestimmten anatomischen Strukturen (Tender-points!) eher für einen medizinischen Krankheitsfaktor, eine generalisierte Schmerzhaftigkeit im Bewegungsapparat (positive Kontrollpunkte!) eher für eine primär somatoforme Störung.

Die meist deutliche Erhöhung von Substanz P im Liquor (höher als bei anderen chronischen Schmerzerkrankungen) lässt in jedem Fall die Fibromyalgie auch im Formenkreis psychiatrischer Krankheitsbilder eine Sonderstellung einnehmen, welche sie biochemische von anderen chronischen Schmerzkrankheiten und auch von der Depression abgrenzt.

Therapie

Zur Behandlung der Fibromyalgie etablierten sich bisher 3 Therapiemodalitäten, die durchaus komplementär eingesetzt werden:

- Aufklärung, Selbsthilfestrategien und psychotherapeutische Maßnahmen,
- physikalische sowie
- medikamentöse Behandlungsmethoden.

Im Rahmen letzt genannter kommen im klinischen Alltag vorrangig Analgetika, Muskelrelaxanzien und Antidepressiva zum Einsatz. Die ausführlichsten Daten aus kontrollierten Studien zur Wirksamkeit liegen für die trizyklischen Antidepressiva vor. Die Gabe von Amitriptylin in einer abendlichen Dosis von 25–75 mg gilt als Standard. Allerdings haben entsprechende placebokontrollierte Studien auch gezeigt, dass sich der initiale Therapieeffekt bei längerer Therapiedauer dem Placeboniveau angleicht. Eigene gute Erfahrungen mit Trimipramin (abendliche Dosis 25–100 mg) liegen vor. In der Regel genügen niedrigere Dosierungen der trizyklischen Antidepressiva als bei psychiatrischen Patienten üblich. Die Effektivität von Serotonin-reuptake-Inhibitoren (SSRI) ist noch nicht ausreichend durch entsprechende Studien belegt, jedoch werden sie zunehmend häufiger eingesetzt. Auch die Kombination verschiedener Antidepressiva scheint sich als ein mögliches Therapieprinzip zu etablieren (z.B. SSRI morgens, kleine Dosis eines Trizyklikums abends), allerdings fehlen hier ebenfalls noch entsprechende Studienergebnisse.

Die pathogenetische Bedeutung des Serotonins und die relevanten Veränderungen des Serotoninstoffwechsels begründen den Einsatz von 5-HT_3-Rezeptorantagonisten. Eine prospektive, doppelblinde, placebokontrollierte und multizentrische Dosisfindungsstudie an 403 Fibromyalgie-Patienten zur Wirksamkeit von Tropisetron, einem 5-HT_3-Rezeptorantagonisten, ergab für die tägliche Dosis von 5 mg p.o. über 10 Tage eine im Placebovergleich signifikante Schmerzreduktion bei 39,2% der Patienten (Abb. 1). Berücksichtigt man die bisherigen Daten zur möglichen Rolle des Serotoninstoffwechsels in der Pathogenese der Fibromyalgie, bedeutete der Einsatz von 5-HT_3-Rezeptorantagonisten ein pathogenetisch orientiertes Therapieprinzip.

■ Zusammenfassung

Die Fibromyalgie ist ein klinischer Symptomenkomplex, welcher gemäß den Klassifikationskriterien des American College of Rheumatology 1990 definiert ist.

Für die Diagnose ist zusätzlich das Vorhandensein autonomer Dysfunktionen und psychischer Auffälligkeiten von Bedeutung. Die Unterscheidung zwischen Fibromyalgie (Tender-points) und myofaszialem Schmerzsyndrom (Trigger-points) erscheint essentiell. Internistische und neurologische Erkrankungen sind auszuschließen. Ätiologie und Pathogenese der Fibromyalgie sind bis heute nur lückenhaft bekannt. Auch myopathologisch finden sich im wesentlichen unspezifische Veränderungen wie eine Typ-II-Faser-

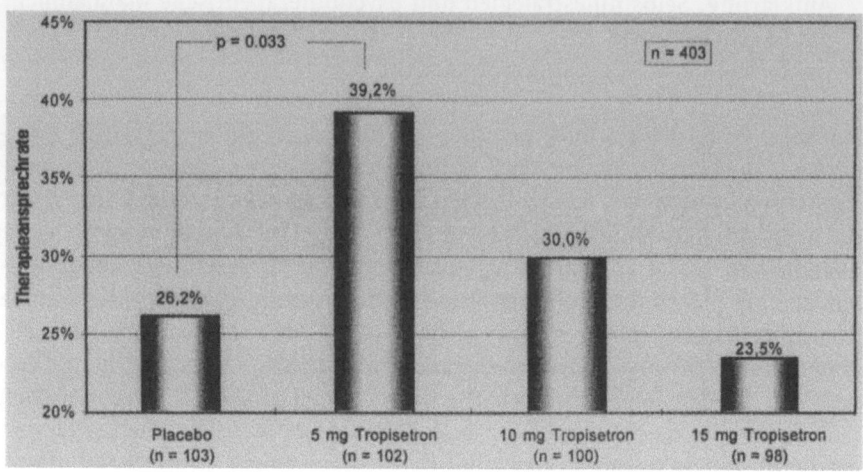

Abb. 1. Tropisetron bei Fibromyalgie. Ansprechrate nach zehntägiger Therapie (Reduktion >35% bezogen auf die Änderung des Schmerzsummenscores)

Atrophie, eine leichte Lipid- und Mitochondrienvermehrung in Typ-I-Fasern und gelegentlich eine grenzwertige Anzahl sog. Ragged-red-fibers. Pathogenetisch bedeutsam erscheinen Veränderungen im Serotonin-System sowie insbesondere eine deutlich erhöhte Konzentration von Substanz P im Liquor. Aus der Grundlagenforschung abgeleitete Konzepte, welche die Generalisierung und Chronifizierung muskuloskeletaler Schmerzen betreffen, werden diskutiert. Die Diagnose der primären Fibromyalgie bedarf einer sorgfältigen Ausschlussdiagnostik. Die Differenzialdiagnose zu chronischen somatoformen Schmerzstörungen ist fließend.

■ Literatur

Bondy B, Spaeth M, Offenbaecher M, Glatzeder K, Stratz T, Schwarz M, et al. (1999) The T102C polymorphism of the 5-HT2A-receptor gene in fibromyalgia. Neurobiol Dis 6:433–339

Mense S (2000) Neurobiological concepts of fibromyalgia – the possible role of descending spinal tracts. Scand J Rheumatol 29 (Suppl 113):24–29

Müller W, Lautenschläger J (1990) Die generalisierte Tendomyopathie (GTM) – Teil 1: Klinik, Verlauf und Differentialdiagnose. Z Rheumatol 49:11–21

Neeck G, Riedel W (1994) Neuromediator and hormonal perturbations in fibromyalgia syndrome: results of chronic stress? Baillieres Clin Rheumatol 8:763–75

Neto FL, Schadrack J, Ableitner A, Castro-Lopes JM, Bartenstein P, Zieglgansberger W, et al. (1999) Supraspinal metabolic activity changes in the rat during adjuvant monoarthritis. Neuroscience 94:607–621

Pongratz DE, Späth M (1998) Morphologic aspects of fibromyalgia. Z Rheumatol 57, Suppl 2:47–51

Russell IJ (1998) Advances in fibromyalgia: possible role for central neurochemicals. Am J Med Sci 315:377-384

Russell IJ, Orr MD, Littman B, Vipraio GA, Alboukrek D, Michalek JE, et al. (1994) Elevated cerebrospinal fluid levels of substance P in patients with the fibromyalgia syndrome. Arthritis Rheum 37:1593-1601

Sorensen J, Graven-Nielsen T, Henriksson KG, Bengtsson M, Arendt-Nielsen L (1998) Hyperexcitability in fibromyalgia. J Rheumatol 25:152-155

Späth M, Stratz T, Schmalisch P, Müller W, Pongratz D (1998) Myoadenylate deaminase deficiency and fibromyalgia. Arthritis Rheum 41:256

Späth M, Stratz T, Schmalisch P, Mueller W, Pongratz D (1999) Carnitine deficiency and fibromyalgia. Arthritis Rheum 42:150

Wolfe F, Smythe HA, Yunus MB, Bennett RM, Bombardier C, Goldenberg DL, et al. (1990) The American College of Rheumatology 1990 Criteria for the Classification of Fibromyalgia. Report of the Multicenter Criteria Committee. Arthritis Rheum 33:160-172

Yunus MB, Khan MA, Rawlings KK, Green JR, Olson JM, Shah S (1999) Genetic linkage analysis of multicase families with fibromyalgia syndrome. J Rheumatol 26:408-412

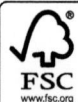

MIX
Papier aus verantwortungsvollen Quellen
Paper from responsible sources
FSC® C105338

If you have any concerns about our products,
you can contact us on
ProductSafety@springernature.com

In case Publisher is established outside the EU,
the EU authorized representative is:
**Springer Nature Customer Service Center GmbH
Europaplatz 3, 69115 Heidelberg, Germany**

Printed by Libri Plureos GmbH
in Hamburg, Germany